Principles of
Geriatric Critical Care
老年重症医学原则

原著　[美] Shamsuddin Akhtar

　　　[美] Stanley Rosenbaum

主审　张抒扬

主译　王小亭　丁　欣

中国科学技术出版社
·北京·

图书在版编目（CIP）数据

老年重症医学原则 / （美）沙姆苏丁·阿赫塔 (Shamsuddin Akhtar) , （美）斯坦利·罗森鲍姆 (Stanley Rosenbaum) 原著；王小亭，丁欣主译 . — 北京：中国科学技术出版社，2023.8

书名原文 : Principles of Geriatric Critical Care

ISBN 978-7-5046-9845-2

Ⅰ . ①老⋯ Ⅱ . ①沙⋯ ②斯⋯ ③王⋯ ④丁⋯ Ⅲ . ①老年病－险症－诊疗 Ⅳ . ① R592.059.7

中国版本图书馆 CIP 数据核字 (2022) 第 201255 号

著作权合同登记号 : 01-2022-5017

策划编辑	孙　超　焦健姿	
责任编辑	孙　超	
文字编辑	张　龙	
装帧设计	佳木水轩	
责任印制	徐　飞	

出　　版	中国科学技术出版社
发　　行	中国科学技术出版社有限公司发行部
地　　址	北京市海淀区中关村南大街 16 号
邮　　编	100081
发行电话	010-62173865
传　　真	010-62179148
网　　址	http://www.cspbooks.com.cn

开　　本	889mm×1194mm　1/16
字　　数	279 千字
印　　张	13
版　　次	2023 年 8 月第 1 版
印　　次	2023 年 8 月第 1 次印刷
印　　刷	北京盛通印刷股份有限公司
书　　号	ISBN 978-7-5046-9845-2/R·2961
定　　价	128.00 元

版权声明

译校者名单

主　审　张抒扬

主　译　王小亭　丁　欣

副主译　许强宏　朱　然

译校者（以姓氏笔画为序）

丁　欣	中国医学科学院北京协和医院	李志亮	中国医科大学第一附属医院
王　慧	中日友好医院	邸晨义	北京医院
王小亭	中国医学科学院北京协和医院	陈　焕	中国医学科学院北京协和医院
王广健	中国医学科学院北京协和医院	陈上仲	浙江医院
尹万红	四川大学华西医院	陈铭铭	中国医科大学第一附属医院
巩师毅	中国医学科学院北京协和医院	赵　华	中国医学科学院北京协和医院
朱　然	中国医科大学第一附属医院	段　军	中日友好医院
刘　楠	首都医科大学附属北京安贞医院	黄道政	广东省人民医院
汤　铂	中国医学科学院北京协和医院	常志刚	北京医院
许强宏	浙江医院	曾学英	四川大学华西医院
李呈龙	首都医科大学附属北京安贞医院		

内容提要

　　本书引进自剑桥大学出版社，原著由美国耶鲁大学医学院 Shamsuddin Akhtar 教授和 Stanley Rosenbaum 教授共同编写，聚焦于老年重症患者临床治疗的特殊性。全书共 15 章，全面涵盖了老年重症相关流行病学、老年重症患者的药物治疗、营养与代谢、免疫与感染、应激反应、围术期处理及老年呼吸重症、老年心血管重症等相关内容，对慢性重症、药理学、免疫学、认知问题及理想的老年患者重症治疗方式等相关主题进行了系统阐述。本书有助于读者快速了解和掌握老年重症治疗要点，适合重症医学、老年医学、麻醉学、护理学相关医务工作者参考阅读。

主审简介

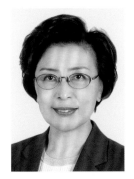

张抒扬

　　主任医师，教授，博士研究生导师，北京协和医院院长、党委副书记，中国医学科学院北京协和医学院副院校长。国家卫生健康委员会罕见病诊疗与保障专家委员会主任委员，中华医学会常务理事，心血管病学分会常委兼秘书长，中国医师协会心血管内科医师分会候任会长，世界医学会常务理事。主持"十三五"重点研发计划"罕见病临床队列"等国家和省部级科研项目 12 项。曾获国家卫生健康委员会突出贡献中青年专家、全国三八红旗手标兵、全国抗击新冠肺炎疫情先进个人、五一劳动奖章、美国心脏病学院（ACC）杰出服务奖等荣誉称号及奖项。主持制订"罕见病诊疗指南"等指南 6 项，创办《罕见病研究》期刊并任主编。主编《罕见病学》等规划教材及学术专著 11 部，以第一作者或通讯作者身份在 *NEJM*、*Science*、*Lancet* 等期刊发表学术论文 300 余篇。

主译简介

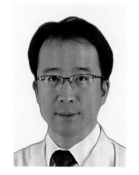

王小亭

重症医学博士，主任医师，教授，博士研究生导师，中国医学科学院北京协和医院保健ICU主任兼重症医学科副主任。北京重症超声研究会会长，中国重症超声研究组（CCUSG）常务组长，国家卫生健康委员会重症医学专业重症超声质量控制小组组长，中华医学会重症医学分会青年委员会副主任委员，中国医师协会心脏重症专业委员会全国委员，中华医学会5C培训师。在休克与血流动力学、感染性休克相关的心肌抑制等方面进行大量工作，是我国重症医学界早期开展重症超声临床与科研的工作者之一。《协和医学杂志》和《Critical Care Medicine（中文版）》等期刊编委，《中华医学杂志》《中华医学杂志（英文版）》《中华内科杂志》等期刊审稿专家。

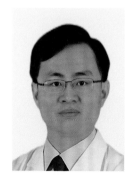

丁　欣

医学博士，副主任医师，中国医学科学院北京协和医院重症医学科医疗组长。中国重症超声研究会秘书长，北京重症超声研究会监事长兼副秘书长，国家援鄂医疗队队员，世界重症超声联盟（WINFOCUS）重症超声国际培训师。长期从事北京协和医院保健ICU的临床救治工作，擅长于老年重症患者的救治。致力于重症超声的研究与推广。作为主创人员参与了《重症医学质量管理》《重症超声》《超声血流动力学监测》的编写工作。

中文版序

　　席卷全球的 COVID-19 使重症医学又一次被推向聚光灯下。自 2008 年被批准为临床医学二级学科以来，重症医学发展迅速，学科建设持续加强，专科培训体系逐步建立，人才队伍不断壮大，已成为临床医学的重要专科之一。

　　随着老龄化社会的到来，老年人的重症诊疗更是备受关注。与其他重症患者相比，老年重症患者在诸多方面均具有其特殊性，其中包括循环系统、呼吸系统和脑的退行性改变，甚至发生功能衰竭等。此外，常见的慢性病（如冠心病、高血压、糖尿病、慢性阻塞性肺疾病等）也与老年重症患者如影随形。老年重症医学、老年医学与重症医学研究全方位交叉，深度贯通，密不可分。同时，老年重症在发生发展、药物使用、医学伦理等方面又存在显著不同。

　　来自美国耶鲁大学的 Shamsuddin Akhtar 教授和 Stanley Rosenbaum 教授共同编写的这部 *Principles of Geriatric Critical Care*，对老年重症患者在老化过程中所面临的常见问题进行了全面论述，不仅涵盖了老化过程本身对心血管系统、呼吸系统、消化系统、肾脏功能等器官功能的影响，还对认知功能障碍、免疫反应、围术期管理、伦理问题等老年重症患者所特有的问题进行了深入讨论，并切实有效地提出了可行的解决方案和进一步的研究方向，是老年重症发展的代表作，对我国重症医学研究有十分重要的参考价值。该书中文版由具有重症理论基础与老年重症实践经验的中青年专家团队进行翻译，并邀请刘大为、严静等重症医学权威专家进行指导，相信广大读者可以从中汲取有价值的知识。希望本书的出版对我国重症医学、老年医学、护理学、保健健康医学、急诊医学、麻醉学等相关专业的发展有所帮助。

北京协和医院院长、党委副书记
中国医学科学院北京协和医学院副院校长
心血管病学主任医师，教授，博士研究生导师

译者前言

近年来，我国老龄人口占比持续增加。以北京为例，2019 年常住居民中 65 岁及以上的老年人共计 246 万，占总人口的 11.4%，已远高于联合国相关标准。老年人出现重症的风险明显高于其他人群，重症患者中老年患者的占比也高于其他人群。因此，临床对老年重症患者的认知与救治成为值得关注的热点问题。

由美国耶鲁大学教授 Shamsuddin Akhta 和 Stanley Rosenbaum 共同编写的这部 *Principles of Geriatric Critical Care*，全方位描述了老年重症医学相关知识内容，既有基础理论，又有临床实践，值得相关专业医务工作者及医学生作为案头常备参考书。

重症医学是研究损伤或疾病导致机体向死亡发展过程的特点和规律，并根据这些特点和规律对重症患者进行治疗的学科。重症的发展表现为五个"不同"，即不同的机体与宿主、不同的疾病与损伤（原发病因与先导疾病）、不同的机体反应、不同的干预和不同特点的重症。目前普遍认为，危及重症患者生命的主要原因是在损伤或疾病（原发先导病因）因素基础上引发不同机体（年龄、性别和基础病）的失调反应，在不同的干预下导致以心肺功能受损为核心的致命性多器官衰竭。而老年重症患者又具有其特殊性：其一，基础情况特殊，老年重症患者经常面临机体的老化与慢性疾病共存的问题；其二，引起重症的原发病因与直接损伤有老年特点，如误吸肺炎比较常见，摔伤后常表现为低能量脑损伤等；其三，机体反应具有老年特点，如老年人常会出现持续性炎症及免疫抑制综合征；其四，形成的重症器官损伤具有老年特点；其五，救治的选择有老年特点，更需要进行精细的评估与精准的救治。书中也着重强调了老年重症与其他重症诊疗明显不同的几个方面，如药物使用时药效学与药代动力学特点、伦理问题、慢性重症问题、多学科综合诊疗（multi-disciplinary treatment，MDT）的需求问题等。相较于重症医学领域的其他著作，本书的"重症"特点更为显著，既充分阐释了老年重症与普通重症的关系，又充分体现了老年重症自身的体系与特色。

在书稿翻译过程中，为更准确地表达原意，翻译团队组织了全国 20 余位既有重症医学和老年医学理论基础又有老年重症实践的相关专家，倾心翻译了书中相关内容，并邀请刘大为、严静等对重症医学和老年重症有高深造诣的权威专家帮忙审校。在此，衷心感谢所有译者及审校专家的辛勤付出。希望本书能够成为国内重症医学、老年医学及相关从业人员了解、认识、学习老年重症的一个窗口，并最终对老年重症患者及所有重症患者有所裨益。

中国医学科学院北京协和医院

原书前言

人口"老龄化海啸"即将来临，这不只是西方国家面临的问题，而是一个全球性问题。老年人，尤其是 80 岁以上者，是目前人口增长最快的群体之一。随着人口结构悄然发生变化，临床上因重症疾病而接受治疗的老年患者比例持续且迅速增加。随着医学的不断进步，越来越多老年重症患者有机会接受外科手术治疗，而在数十年前此类手术被认为是具有极高风险的。即便如此，对于大多数老年患者而言，术后仍需在 ICU 接受密切监测和术后治疗。

老年患者随着年龄增长身体会发生显著的生理变化，如衰老和生理储备减少。多种并发症和多种药物的使用，使得老年患者的治疗复杂化。此外，老年患者也更易罹患慢性重症疾病和认知功能障碍。从重症疾病中恢复，不仅意味着躯体的恢复和存活，还意味着成功地恢复到基线功能并保证生活质量。但不幸的是，许多老年患者的预后无法实现这些目标。

本书全面阐释了老年重症患者临床治疗的特殊性及注意事项，涉及慢性重症疾病的优化治疗，药理学、免疫学方面的考量，以及认知问题等内容。希望本书能为从业者提供有价值的帮助，进而促进老年重症患者的临床诊疗及循证医学的发展。

Shamsuddin Akhtar & Stanley Rosenbaum
Yale University School of Medicine

目 录

第1章　老年重症的流行病学

Epidemiology of Critical Illness in the Elderly

Kristin Oliveira　Linda L. Maerz　著

邱晨义　译　　常志刚　校

要　点

- 老年人的医疗服务是 21 世纪最重要的挑战之一。重症治疗是老年人医疗服务的关键组成部分。

- 除生理年龄外，失能、共病和衰弱也是定义老年人群的组成部分。衰弱是一种临床综合征，可具体表现为体重减轻、疲劳、虚弱、活动水平低、运动迟缓、平衡调节与步态异常，以及认知功能衰退等特征。将年龄与功能和社会定义相结合，是准确定义老年人群的关键。

- 两个世纪以来，由于人口转型，美国和全球的人口结构发生了巨大的变化。人口转型是指由于经济的发展，人口从高出生率、高死亡率，向低出生率、低死亡率的转型。

- 2015 年，世界人口达到 73 亿，人口老龄化速度前所未有。预计到 2050 年，世界老年人口的数量将在历史上首次超过年轻人口数量。

- 1946—1964 年，美国的出生率急剧上升，史称婴儿潮时期。这也导致了人口年龄分布的急剧变化。2015 年，美国人口年龄中位数为 37 岁，预计到 2050 年将升高至 42 岁。与此相反，美国的总生育率却一直在下降，其中 2015 年为 1.89%。因此，美国老年人口的增长率远高于年轻人口。

- 慢性疾病治疗费用昂贵。共病是指罹患两种或两种以上的慢性疾病，多见于老年人，发生率为 40%～80%。它对患者的心理健康、生活质量和总体健康结局有重大影响，并可导致死亡率显著升高。失能对老年人死亡率的影响可能比共病更严重。

- 老年人在重症监护病房 / 重症医学科病房（intensive care unit，ICU）收治的患者中，所占比例越来越高，这些患者的死亡率很高。与此同时，ICU 幸存者的躯体功能和整体健康水平却在显著下降。

- 2014 年，美国医疗支出近 3 万亿美元，占国内生产总值（gross domestic product, GDP）的 17.5%，比其他任何国家都要高。由于老年人住院率与入住照护机构率较高，其医疗支出占全国医疗总开支的很大一部分。此外，医疗费用也随着年龄的增长而成比例增加。

- 加强教育提升认知，对老年人进行精准定义并对其进行分层的研究，将工作重点从保障生存转移到减轻认知障碍、改善生活质量和提高功能自主性，这些都将改善老年人医疗资源分配。以增强沟通和实现预期结果的方式，确定从外科治疗、重症治疗到姑息治疗范围内的多学科最佳治疗方案，将有助于提高治疗质量，减少医疗支出。

一、概述

老年人的医疗服务是 21 世纪最重要的挑战之一。各大媒体、政治人物、各类书籍和电视节目经常阐述人口老龄化带来的难题[1]。研究还表明，人们不仅可以活得更久，而且可以获得更多有质量的生活，这就意味着人们在生命末期的认知功能，以及自我感觉健康的状态更好[2]。因此，人口老龄化已经成为医学界值得关注的话题。

随着老年人口的增加，研究老年人最佳的医疗实践的文献也越来越多。然而，要理解这些文献，我们必须首先定义老年人口，评估这类人群对医疗系统的影响，并了解其在当前医疗文化中的意义。重症医疗服务是老年人医疗服务的关键组成部分。

二、老年的定义

为了了解老年患者的独特复杂性，我们必须首先定义老年人口。传统方式是基于寿命进行定义的。在 19 世纪，英国"友好社会法"将老年定义为"50 岁以上的任何年龄"。当时，社会预期寿命只有 47.3 岁，50 岁以上的人口群体占比较低[3]。当今，大多数流行病学家认为，老年人口的定义应该是灵活的，并应根据不断增长的预期寿命进行调整。根据美国疾病控制与预防中心的数据显示，2013 年美国人均预期寿命为 78.8 岁，相较于 2000 年增加了 2 岁[4]。随着医疗水平的持续提高和人均预期寿命的不断增长，现在需要使用除实际年龄外的其他指标来定义老年人口。

（一）医疗保险领域的定义

美国约翰逊总统于 1965 年根据"社会保障法"第 18 条通过了"医疗保险法"。医疗保险旨在为老年人（65 岁及以上的人）提供医疗保障[5]。基于该法案对医学界产生的重大影响，也因为医疗保险覆盖了大量老年患者，许多医学文献使用 65 岁及以上这一年龄指标来定义老年人口。2010 年，美国医疗保险覆盖了近 4000 万名老年人，2011 年，医疗保险为约 1530 万名老年住院患者提供了资助，占 2011 年美国住院总费用的近 47%[6]。

（二）全球定义

根据世界卫生组织（World Health Organization，WHO）的数据显示，2013 年全球人口平均预期寿命为 71 岁。然而，发展中国家的平均预期寿命只有 50 岁[7]。因此，尽管大多数发达国家使用 65 岁作为老年人口界定标准，但这一标准在发展中国家并不适用。

衰老是生物学的必然过程，但也受文化社会结构的影响。在美国等发达国家，实际年龄对于定义老年人口至关重要。然而，在发展中国家，社会角色的变化在界定老年人口方面更为关键[8]。在大多数发达国家，60 岁或 65 岁是退休年龄，因此往往被用来界定老年人口。相比之下，发展中国家的退休现象并不常见，社会角色变化和身体衰退导致的社会地位丧失，在定义老年人口中更为关键。在发展中国家，当一个人不能再为自己的社会角色做出贡献时，就视为步入老年阶段[9]。

（三）衰弱或生物学年龄

在美国等发达国家，人们的实际年龄和生理年龄并不一致。发达国家多次尝试将老年人进行归类，不仅基于实际年龄，也基于其功能状态。Fried 等通过定义衰弱来区分失能、衰弱和共病，衰弱被定义为一种多特征的临床综合征，其中包括体重减轻、疲劳、

虚弱、活动水平低、运动缓慢、平衡调节和步态异常，以及认知功能衰退[10]。尽管许多研究试图根据衰弱、共病和失能建立一个参数，来预测生物学年龄，但由于定义老年患者的复杂性，没有一项研究能够完全成功[11]。Jacobs 等的研究评估了大量的老年患者，这些老年人在 70 岁时总体健康状况良好，但在 78 岁及以上时，健康状况逐渐恶化，在 85 岁及以上时则更为恶化[12]。基于这些数据，许多人认为 70 岁可能是更好定义老年人的年龄界值。然而，仍需要进一步的研究来区分自然衰老过程与疾病患病[13]。

尽管观点不一，但大多数科学家一致认为，仅仅依据年龄或功能状态等的简单表征不足以解决老年人口定义这一复杂问题。基于年龄、躯体功能和社会功能等特征的综合定义可能更为恰当。

三、老龄化世界的人口统计特征

人口学起源于两个希腊单词，一是"dēmos"，意为"人民"；二是"graphō"，意为"测量"。历史上，人口学是一门研究人口随时间变化的科学[14]。过去两个世纪以来，受到人口转型的影响，全球人口发生了巨大变化。这个概念是由沃伦·汤普森（Warren Thompson）提出，指的是由于经济的发展，人口从高出生率、高死亡率，向低出生率、低死亡率的转型[15]。前工业化社会的出生率很高，因为儿童可以为家庭经济做出贡献。然而，死亡率也相对较高。因此，前工业化社会主要由年轻人组成。相反，随着各国开

始工业化进程，由于健康状况的改善和资源增加，死亡率相应下降。因此，工业化国家的人口呈指数级增长。随着避孕、城市化、识字率提高和女性就业率上升，后工业化社会的出生率最终会下降。随后，后工业化社会的年龄分布转向以老年人口为主[16]。

（一）全球老龄化

根据 2015 年联合国"世界人口展望"显示，世界人口已达 73 亿，在过去 12 年中增加了近 10 亿[17]。据估计，世界人口正以每年 1.18% 的平均速度增长[18]。最不发达国家的人口增长率特别高，如非洲等高生育率地区，在过去十年中人口增长率最高，为每年 2.5%[17]。

鉴于全世界工业化国家增多，人口老龄化的增速前所未有。预计在过去的十年中，全球预期寿命增加了 3 岁（从 67 岁增加到 70 岁）。非洲预期寿命涨幅最大。然而，仍大大低于北美预期寿命（60 岁 vs. 79 岁）[17]。由于预期寿命的增加，全球 60 岁以上的人口年增长率最高（每年涨幅为 3.2%），几乎是整体增长速度的 3 倍[17]。2015 年联合国报道指出，全球 60 岁以上的人口达 9.01 亿，约占世界总人口的 12%。据联合国估计，到 2050 年，老年人口数量将在历史上首次超过年轻人口数量。

（二）国家老龄化

美国人口年龄结构也发生了类似变化。二战后，美国人口年出生率出现了历史性增长，1946 年有 340 万名婴儿出生，比前一年增长 20%。出生率的急剧增长保持了近 18 年，直至 1964 年，有 7600 万名婴儿出生[19]。出生率的急剧上升被称为婴儿潮，美国人口年龄结构因此而持续大幅改变。2015 年据联合国报道，美国人年龄中位数为 37 岁，比 1980 年高 7 岁。预计到 2050 年，美国人年龄中位数将继续增长至 42 岁。2010 年美国最新人口普查显示，美国人中位年龄因地理和性别而有很大差异。东北部各州人口年龄中位数最高，为 39.2 岁，西部各州最低，为 35 岁。此外，女性年龄中位数最高[20]。美国人均预期寿命，从 1990 年的 75 岁增长到 2015 年的 79 岁。

相比之下，美国的总生育率（每位女性平均生育子女数）一直在缓慢下降。2015 年，美国的总生育率为 1.9%，比 2005 年下降 8%。美国是世界上生育率较低的国家之一[21]。这些数据对年龄分布产生了重大影响。2010 年美国人口普查数据表明，18 岁以下的人口占总人口的 24%，年增长率为 2.6%。相比之下，65 岁及以上的人口仅占总人口的 13%，但其增长率几乎是 18 岁以下人口增长率的 6 倍[20]。

四、结局及趋势

许多研究表明，与年轻人相比，老年人的慢性疾病的患病率增加，生理储备能力降低[22]。治疗慢性病的成本几乎是非慢性病的 5 倍[23]。Kodner 等认为，慢性病治疗是美国医疗体系中成本最高、增长最快的部分[24]。共病，即存在两种或两种以上的慢性病，多见于老年人群，患病率为 40%～80%，比 19 岁以下群体的发病率高 8 倍[25]。认知功能障碍和心血管疾病是老年人最常见的疾病。在老年人群中，慢性神经系统疾病的患病率与年龄呈正相关，高于心血管疾病的患病率。对于年龄较大的部分老年人（85 岁以上），神经系统疾病患病率高达 36%[26]。许多研究表明，共病对老年人的心理健康、生活质量[27, 28] 和总体健康状况有重大影响[29]。在老年人群中，共病与死亡率大幅增加有关，一些研究报道老年共病患者死亡风险可高达 53%[30]。然而，失能对老年人生活质量和死亡率的影响比共病更大。根据疾控中心的最新测算结果，65 岁以上群体中有近 36% 存在失能[31]。多项研究表明，失能严重影响老年人死亡率。Landi 等认为失能对死亡风险的影响甚至高于共病，且与共病无关。然而，既存在共病又存在失能的情况，则大大增加了老年人群的死亡风险[32]。

重症治疗的预后

老年患者占 ICU 住院患者的比例越来越高。尽管 65 岁以上人口仅占总人口的 12% 左右，但在 ICU 的住院患者中，却有约 50% 的人年龄在 65 岁以上[33]。尽管医疗水平已取得进展，但 ICU 的老年患者死亡率仍然居高不下。Tabah 等的研究表明，因非计划手术进入 ICU 的老年患者亚组中，一年死亡率为 67%[34]。另外，de Rooij 等的研究显示，对于内科和非计划手术住院的老年人，一年死亡率为 89%[35]，与上述结论一致。

对于在 ICU 治疗成功的患者而言，对其转出后的功能状态的关注也同样重要。Roch 等发现，与总体人群相比，既往入住 ICU 的 80 岁以上的患者，两年死亡率高的令人无法置信。而在 ICU 治疗后成功出院的老年患者中，约有 50% 在两年后去世。此外，与年轻人群相比，出院后的老年人的躯体功能和整体健康状况显著下降[36]。

五、老年人的医疗支出

被抚养人（18 岁以下儿童和 64 岁以上成人）与 100 名抚养人（18—64 岁人群）的比值称为年龄抚养比，可用来估算非劳动人口对劳动人口的经济负担。美国总年龄抚养比从 2000 年的 61% 下降到 2010 年的 59%，这意味着在每 100 名处于工作年龄的人中，被抚养人减少了 2.7 名[37]。这一比值既包括年轻人也包括老年人。在未来二十年中，年轻人抚养比（即＜18 岁的人与 100 名抚养人的比值）预计不会显著增加；然而，若婴儿潮一代向老年过渡，则老年人抚养比（即 64 岁以上的人与 100 名抚养人的比值）预计将从 22% 迅速攀升至 35%[38]。在美国医疗成本不断上升的背景下，老年人抚养比的增长尤其令人担忧。根据美国医疗保险和医疗补助服务中心（Centers for Medicare and Medicaid Services，CMS）的最新数据显示，2014 年美国的医疗支出接近 3 万亿美元，创历史新高，约占全国 GDP 的 17.5%，高于其他任何国家[39]。

老年人的医疗支出占全国医疗总支出的比例很高，这主要是由于老年人住院和入住照护机构的比例很高。Rice 等表示，每年会有 20% 的老年人住院，近 1/4 的老年人会在有生之年住进照护机构[40]。根据疾控中心的数据，每年有近 96% 的老年人需要支付医疗费用。美国医疗保险和医疗补助服务中心表示，2010 年，64 岁以上人群的医疗保健支出为 18 424 美元 / 人，比儿童的平均支出（3628 美元 / 人）高出 5 倍，比工作年龄人群的平均支出（6125 美元 / 人）高出 3 倍[41]。

医疗支出的增长与年龄增长呈正相关，在 70—90 岁几乎增长了一倍，在 96 岁时达到峰值，然后逐渐减少。2011 年，96 岁人群的平均医疗保险支出为 16 145 美元 / 人，是 70 岁人群 7566 美元 / 人的 2 倍多[42]。在老年人中，高龄老人（80 岁及以上）占医疗保险覆盖人口的 24%，其支出占医疗保险总开支的 1/3。相比之下，65—69 岁的老年人群，占医疗保险覆盖人口的 26%，其支出仅占医疗保险总开支的 15%[43]。考虑到高龄老年人的数量激增，这一支出模式尤其令人担忧。预计 2010—2050年，美国 65 岁及以上人口将增加近 1 倍，但80 岁及以上人口预计将增加 3 倍[44]。

假设老年人群的死亡率不会大幅变化，老年人的医疗总费用将继续增长。美国医疗保健研究与质量局（Agency for Healthcare Research and Quality，AHRQ）显示，2011年老年人医疗费用总额为 4143 亿美元，经通货膨胀调整后，比 2001 年高出 1000 多亿美元[45]。

始于 19 世纪的人口过渡，将继续对世界年龄结构产生影响。预期寿命的增加和生育率的下降，极大改变了所有国家的年龄分布情况。年轻人口和老年人口比例的空前逆转，将继续对发展中国家和发达国家的医疗支出和经济状况产生重大影响。

六、有待改进的领域

鉴于老龄人口数量激增，医疗界必须集中精力改善老年人的医疗状况。有待改进的领域包括加强教育提升认知，研究如何精确定义老年人并对其进行分层，将工作重点由保障患者生存转移至减轻认知障碍、改善生活质量和提高功能自主性。

由于此前许多研究将老年人定义为 65 岁以上的人群，因此，高龄人群（80 岁以上）的临床数据很少。目前许多新的研究以年龄为标准对老年人群进行分层，关注高龄老人、老年人和最年长者的需求和临床结局差异。这些不同老年人群的年龄划分标准因研究而异，但基本指 70—90 岁以上的老年人[46]。随着人口的持续老龄化，定义高龄老人并集中研究这一特定人群的医疗需求和预后将越来越重要。

临床实践文化也有待改进。过去临床主要针对特定疾病进行治疗，未来需通过大量具体改进和相应数据支撑，将工作重点转移到总体健康状况及长期目标上。如前所述，老年患者出院后的死亡率及发病率很高。很多研究已经强调了咨询的重要性，以帮助患者及其家属做好准备，以应对出院后的困难[36]。同时，在这些高危人群中，临终讨论的教育和准备也同样重要。相关文献正在逐渐出现，有助于制订临床指南来确定哪些患者从 ICU 姑息治疗中获益最多[47]。以增强沟通和实现预期结果的方式，确定从外科治疗、重症治疗到姑息治疗范围内最佳的多学科治疗方案，将变得越来越重要。

七、结论

美国及世界各地的人口老龄化，将对医疗系统产生重大影响，并将为医学界专业人士带来许多新的挑战和机遇。医学界必须直面患者人口结构的变化，尤其对老年患者，不仅要努力提高其预期寿命，更要提升护理质量和其生活质量。期待越来越多的文献可以关注老年人，使我们能更好地了解这一独特群体的具体需求和关切。重要的是需要记住，人总会变老，临床医生应该学习 Tia Walker 在其关于护理者的书中所倡导的心态，"照护曾经照护过我们的人，是最高的荣誉之一。"[48]。

参 考 文 献

[1] Gusmano MK, Allin S. Framing the issue of ageing and health care spending in Canada, the United Kingdom and the United States. *Health Econ Policy Law* 2014; **9**:313–28.

[2] Jagger C, Matthews FE, Wohland P, et al. A comparison of health expectancies over two decades in England: results of the Cognitive Function and Ageing Study I and II. *Lancet* 2015; **387**:779–86.

[3] Center for Diseases Control and Prevention. Life expectancy at birth, at age 65, and at age 75, by sex, race, and Hispanic origin: United States, selected years 1900–2010, 2011, available at www.cdc.gov/nchs/data/hus/2011/022.pdf (accessed February 12, 2016).

[4] Center for Diseases Control and Prevention. Deaths: final data for 2013, 2016, available at www.cdc.gov/nchs/data/hus/hus14.pdf–016 (accessed February 21, 2016).

[5] Oliver TR, Lee PR, Lipton HL. A political history of medicare and prescription drug coverage. *Milbank Q* 2004; **82**:283–54.

[6] TorioCM, Andrews RM. National inpatient hospital costs: the most expensive conditions by payer, 2011, 2013, available at www.hcup-us.ahrq.gov/reports/statbriefs/s b160.pdf (accessed February 10, 2016).

[7] World Health Organization. Global health observatory data: life expectancy, 2013, available at www.who.int/gho/mortality_burden_disease/life_tables/situation_trends_text/en/(accessed February 10, 2016).

[8] Glascock AP, Feinman S, Holocultural A. Analysis of old age. *Comp Soc Res* 1980; **3**:311–33.

[9] Shah E. The ageing and development report 1999: poverty, independence and the world's older people. *BMJ* 2000; **321**:517.

[10] Fried LP, Ferrucci L, Darer J, et al. Untangling the concepts of disability, frailty, and comorbidity: implications for improved targeting and care. *J Gerontol A Biol Sci Med Sci* 2004; **59**:255–63.

[11] Rockwood K, Mitnitski A. Frailty defined by deficit accumulation and geriatric medicine defined by frailty. *Clin Geriatr Med* 2011; **27**:17–26.

[12] Jacobs JM, Maaravi Y, Cohen A, et al. Changing profile of health and function from age 70 to 85 years. *Gerontology* 2012; **58**:313–21.

[13] Newman AB, Ferrucci L. Aging versus disease. *J Gerontol A Biol Sci Med Sci* 2009; **64**:1163–64.

[14] Fitzgerald JF. An introduction to the practice of preventive medicine. *Am. J Public Health* 1923; **19**:47–48.

[15] Demeny PG, McNicoll G. *Encyclopedia of Population*. New York: Macmillan Reference USA, 2003.

[16] Holmes KK. Human ecology and behavior and

sexually transmitted bacterial infections. *Proc Natl Acad Sci USA* 1994; **91**:2448–55.

[17] United Nations Department of Economic and Social Affairs. World population prospects: the 2015 revision, 2015, available at http://esa.un.org/unpd/wpp/(accessed February 10, 2016).

[18] American Statistical Association. World population likely to surpass 11 billion in 2100: US population projected to grow by 40 percent over next 85 years, 2015, available at www.sciencedaily.com/releases/2015/08/150810110634.htm (accessed February 10, 2015).

[19] Tice C, Perkins K. Case management for the baby boom generation: a strengths perspective. *J Case Manag* 1998; **7**:31–36.

[20] United States Census Bureau. 2010 Census, 2012, available at www.census.gov/ipc/www/usinterimproj (accessed January 29, 2016).

[21] Jensen MB, Priskorn L, Jensen TK, et al. Temporal trends in fertility rates: a nationwide registry based study from 1901 to 2014. *PLoS One* 2015; **10**:e0143722.

[22] Milzman DP, Boulanger BR, Rodriguez A, et al. Pre-existing disease in trauma patients: a predictor of fate independent of age and injury severity score. *J Trauma* 1992; **32**:236–43.

[23] Schlesinger M, Mechanic D. Challenges for managed competition from chronic illness. *Health Aff* 1993; **12**:123–37.

[24] Kodner DL, Kyriacou CK. Fully integrated care for frail elderly: two American models. *Int J Integr Care* 2000; **1**:e08.

[25] Akker MV, Buntinx F, Metsemakers JF, et al. Multimorbidity in general practice: prevalence, incidence, and determinants of co-occurring chronic and recurrent diseases. *J Clin Epidemiol* 1998; **51**:367–75.

[26] Marengoni A, Winblad B, Karp A, et al. Prevalence of chronic diseases and multimorbidity among the elderly population in Sweden. *Am J Public Health* 2008; **98**:1198–200.

[27] Fortin M, Bravo G, Hudon C, et al. Psychological distress and multimorbidity in primary care. *Ann Fam Med* 2006; **4**:417–22.

[28] Fortin M, Bravo G, Hudon C, et al. Relationship between multimorbidity and health-related quality of life of patients in primary care. *Qual Life* Res 2006; **15**:83–91.

[29] St John PD, Tyas SL, Menec V, et al. Multimorbidity, disability, and mortality in community-dwelling older adults. *Can Fam Physician* 2014; **60**:272–80.

[30] Lu FP, Chang WC, Wu SC. Geriatric conditions, rather than multimorbidity, as predictors of disability and mortality among octogenarians: a population-based cohort study. *Geriatr Gerontol Int* 2016; **16**:345–51.

[31] Courtney-Long EA, Carroll DD, Zhang QC, et al. Prevalence of disability and disability type among adults. *MMWR Morb Mortal Wkly Rep* 2015; **64**:777–83.

[32] Landi F, Liperoti R, Russo A, et al. Disability, more than multimorbidity, was predictive of mortality among older persons aged 80 years and older. *J Clin Epidemiol* 2010; **63**:752–9.

[33] Adelman RD, Berger JT, Macina LO. Critical care for the geriatric patient. *Clin Geriatr Med* 1994; **10**:19–30.

[34] Tabah A, Philippart F, Timsit JF, et al. Quality of life in patients aged 80 or over after ICU discharge. *Crit Care* 2010; **14**:R2.

[35] Rooij SE, Govers AC, Korevaar JC, et al. Cognitive, functional, and quality-of-life outcomes of patients aged 80 and older who survived at least one year after planned or unplanned surgery or medical intensive care treatment. *J Am Geriatr Soc* 2008; **56**: 816–22.

[36] Roch A, Wiramus S, Pauly V, et al. Longterm outcome in medical patients aged 80 or over following admission to an intensive care unit. *Crit Care* 2011; **15**:R36.

[37] Lindsay JAM, Howden M. Age and sex composition: 2010 US Census briefs, 2010, available at www.census.gov/population/age/data/2010comp.html (accessed January 29, 2016).

[38] Grayson K, Velko VA. The next four decades: the older population in the United States: 2010 to 2050. *Curr Pop Reps US Census* 2010; **186**:1–16.

[39] Martin AB, Hartman M, Benson J, et al. National health spending in 2014: faster growth driven by coverage expansion and prescription drug spending. *Health Aff* 2016; **35**:150–60.

[40] Rice T, Gabel J. Protecting the elderly against high health care costs. *Health Aff* 1986; **5**:5–21.

[41] Centers for Medicare and Medicaid Services. Medicare data for the geographic variation: a methodological overview, 2010, available at www.cms.gov/research –statistics-data-and-systems/statistics –trends-and-reports/medicare-geographic-variation/downloads/geo_var_puf_methods_paper.pdf (accessed January 29, 2016).

[42] Neuman P, Cubanski J, Damico A. Medicare per capita spending by age and service: new data highlights oldest beneficiaries. *Health Aff* 2015; **34**:335–39.

[43] Anderson GF, Steinberg EP. Hospital readmissions in the Medicare population. *N Engl J Med* 1984; **311**:1349–53.

[44] Ortman JM, Velkoff VA, Hogan H. An aging nation: the older population in the United States, 2014, available at www.census.gov/content/dam/Census/library/publications/2014/demo/p25–1140.pdf (accessed January 29, 2016).

[45] Lisa KC, Mirel B. Trends in health care expenditures for the elderly, age 65 and over: 2001, 2006, and 2011, 2014, available at www.meps.ahrq.gov/mepsweb/data_files/publications/st429/stat429.pdf (accessed January 29, 2016).

[46] Greenwald PW, Stern ME, Rosen T, et al. Trends in short-stay hospitalizations for older adults from 1990 to 2010: implications for geriatric emergency care. *Am J Emerg Med* 2014; **32**:311–14.

[47] Bradley CT, Brasel KJ. Developing guidelines that identify patients who would benefit from palliative care services in the surgical intensive care unit. *Crit Care Med* 2009; **37**:946–50.

[48] Speers P, Walker T. *The Inspired Caregiver: Finding Joy While Caring for Those You Love.* Charlston, NC: CreateSpace Independent Publishing Platform, 2015.

第 2 章　老年患者的慢性重症疾病
Chronic Critical Illness in Geriatric Patients

Amit Bardia　Shamsuddin Akhtar　**著**
曾学英　**译**　尹万红　**校**

要　点

- 慢性重症疾病用于描述那些经历重症急性期后存活，但仍需持续依赖重症治疗的患者。

- 慢性重症疾病通常被定义为需要机械通气，每天超过 6h，连续超过 21 天，同时伴有神经系统变化、内分泌改变、肌肉萎缩、易感倾向和身体成分的变化，以及净体重的下降。

- 老年患者更容易出现慢性重症疾病，普遍在 75—79 岁达到高峰。

- 慢性重症疾病包括免疫功能系统失调、持续的炎症、神经认知问题、内分泌失调、营养不良和肌肉萎缩。

- 由于儿茶酚胺和糖皮质激素水平的升高，从新陈代谢阶段转入分解代谢阶段。垂体前叶激素的脉冲式分泌明显减少。

- 大多数重症患者罹患神经肌无力，大致可分为重症多发性神经病（critical illness polyneuropathy，CIP）、重症相关肌病（critical illness myopathy，CIM）和 CIM/CIP 混合。

- 慢性重症疾病给医疗系统带来了巨大的负担，同时对于这一患者群体的管理缺乏基于指南的建议。

一、概述

在过去的几十年中，随着重症领域的重大进展，如体外生命支持技术等器官支持手段的发展应用，急性重症患者的总体死亡率已经下降[1]。然而，一个新的患者群体，他们的生存仍然长期依赖重症支持，这个群体被称为慢性重症疾病患者。

1985 年，Girard 等首次提出用"慢性重症疾病"一词来描述那些从最初的重症疾病

理学研究显示，运动振幅正常或较低，偶有复合肌动作电位延长[76, 77]。感觉反应通常是保留的。

CIM 和 CIP 可以在 CCI 患者中同时存在[78, 79]。与 CIP 或 CIM/CIP 混合的患者相比，CIM 患者的肌无力恢复得更快[80]。长时间的神经肌肉阻滞是一种罕见的虚弱形式，见于接受长时间神经肌肉接头阻滞且肝肾功能受损的患者[81]。四肢训练的监测通常可以诊断这种形式的虚弱，尽管有时可能需要进行正式的测试。

五、慢性重症疾病的管理

CCI 患者的管理是当今医疗系统面临的一个新挑战。尽管 CCI 给医疗系统带来了巨大负担，但对这一患者群体的管理却缺乏基于指南的建议。

目前的主要挑战之一，仍然是早期识别符合 CCI 诊断的患者。CCI 患者接受治疗的场所也有很多，如 ICU、降阶梯病房、脱机病房、急诊 ICU，以及长期急症护理医院（long-term acute care hospital，LTACH）等专业中心。治疗结果的差异不仅受到场地的影响，而且还受到人员配置比例的影响。治疗团队最好是由多学科组成包括医生、护士、呼吸治疗师、物理治疗师、语言专家和营养师，他们继续以类似于大多数 ICU 的方式提供重症治疗，其目的是为患者制订一个全面的治疗计划，目标是使患者尽可能地恢复到患病前的功能状态。在许多方面，这可能比在急性期的挑战更大，因为不仅患者需求很

多，而且有多种慢性疾病的基础，资源更加有限，且临床失代偿表现持续存在。事实上，这些患者的预后仍然是严峻的，1 年死亡率高达 50%~77%[82, 83]，出院时出现严重衰弱[84]，住院后可能会多次转院[8]，照料者的疲劳感和压力增加[82]。

（一）气管切开和机械通气

脱离机械通气（mechanical ventilation，MV）是管理这类患者的基石之一。在急性期治疗过程中，气管切开的时间越来越短，平均建议机械通气时间为 10 天左右[85]。气管切开后的患者经常会被送入慢性治疗机构，以进行脱机。呼吸机依赖是导致膈肌纤维萎缩的一个独立原因[86]，而机械通气只要 6 天就会导致膈肌收缩产生的压力差下降 30%[87]，这就预示着机械通气时间会延长。与急性期的治疗一样，坚持流程化导向的脱机方案已被证实可以缩短机械通气的时间[88]。尽管缺乏针对慢性病治疗机构的证据，但根据客观指标制订每日治疗计划，加强与团队和家庭的沟通，可以缩短机械通气的时间。在这方面，实施 ABCDEF 集束化管理（即评估、预防和管理疼痛，自发觉醒试验和自主呼吸试验，麻醉和镇痛药物的选择，评估、预防和管理谵妄，早期活动和锻炼，以及家庭参与[89, 90]）可能会缩短该患者群体脱机的时间。呼吸治疗师可以有效地推进脱机流程，与床旁护士、物理治疗师和语言专家协调后，能够使患者获得很好的临床改善。急性期使用的各种方法［如使用浅快呼吸指数（rapid shallow breathing index，RSBI）[91]和使用降

低 50% 的呼吸机支持，或者 T 形管在患者可耐受的范围内（通常 > 120min）进行自主呼吸试验〕是脱机患者可以使用的常规方法[5]。事实证明，难以脱离呼吸机支持的患者，往往需要对脱机困难的原因进行更深入的评估。结合床旁超声进行膈肌收缩力的评估，对于脱机困难的患者可以有效地进行识别和随访[92]。一旦脱离机械通气，需进入标准化气管切开管拔除流程。在慢性病管理机构中，气管切开后的发音障碍及吞咽困难的管理，需要有专门的语言专家参与，以协助患者恢复正常功能。

（二）镇痛、镇静和谵妄

评估老年 CCI 患者的疼痛具有一定挑战性。虽然疼痛在接受过外科手术的患者（如有创伤、神经系统疾病，或外科 ICU 的患者）中很明显，但在其他患者中，疼痛可能被大大低估。过分依赖疼痛的临床标志（高血压、心动过速、出汗、皱眉）、患者无法交流（由于机械通气、意识改变和基础情况，如视觉和听觉障碍），以及在 CCI 人群中缺乏有效的非语言疼痛评估工具，使疼痛管理更加复杂。常规的临床活动包括翻身，以及摆放体位和导管放置 / 更换 / 移除，都是反复出现的疼痛刺激因素。此外，在急性治疗过程中，大多数患者可能会接触到镇痛剂（在通气过程中持续或间断输注），临床医生在制订 CCI 患者的治疗计划时，一定要重视这个问题。如果患者在住院期间注射过阿片类药物，建议对其进行至少 1 周的阿片类药物减量治疗[90]。由于大多数 CCI 机构不应常规持续注射阿片类药物[90]，因此应考虑采用口服阿片类药物和非阿片类药物的多模式疼痛管理策略来管理 CCI 患者的疼痛。镇痛的目标应该是使患者能够运动和进行物理治疗，同时尽量减少镇痛药的不良反应，如恶心、便秘、镇静、呼吸抑制和潜在的依赖性。

在 ICU 的治疗过程中，经常使用镇静药，如丙泊酚、苯二氮䓬和右美托咪定，特别是对机械通气的患者。尽管有高质量的证据支持轻度镇静[93]，但在临床实践时，不同 ICU 之间会有很大的区别。因此，CCI 患者在住院期间接受大剂量镇静药的情况并不少见。标准的推荐意见包括严格进行每日唤醒试验，仅在有指征的情况下使用镇静药，从原剂量的一半开始使用。与苯二氮䓬类药物相比，优先选择非苯二氮䓬类镇静药[94]。

与急性重症患者相似，CCI 患者的谵妄与不良预后显著相关。鉴于存在高龄、共病和使用心理治疗药物的基础情况，谵妄在老年 CCI 患者中尤其普遍。大多数谵妄都是淡漠型的，在很大程度上没有被认识到，因此有必要在 CCI 人群中使用有效的评价工具，如 CAM-ICU[95]。同样，临床医生需要注意的是，在急性重症中使用的镇静药，尤其是苯二氮䓬类药物，会大大增加谵妄的风险。保守的策略可能包括在 CCI 患者中逐渐减少苯二氮䓬类药物的剂量（如果在急性期已经使用）。应高度重视谵妄的预防，如维持昼夜节律和使用适当的灯光提示以促进患者白天保持清醒，尽量减少夜间噪音和临床干扰以保障睡眠。在患者有能力时尽快使用恢复视觉和听觉的辅助设备，并让家属参与探视和互动以促进患者的身心健康。除了出现如幻觉、精神错乱等严重的临床表现时，不建议常规使用药物干预来管理谵妄。由患者或家属撰写日记记录患者在 LTACH 治疗期间的日常，已被证实对创伤后应激障碍的患者有益。

（三）营养

营养的评估和治疗是老年 CCI 患者治疗的基石。由临床医生、护理人员和营养师每日进行评估，在这种情况下至关重要。

1. 营养评估

所有 CCI 患者都应定期进行营养评估，包括在进入 LTACH 时。常用的营养评估措施包括人体测量（入院前的净体重）、全身体格检查（颞部消瘦、肌肉减少）、评估低白蛋白状态与水肿情况（腹水、胸腔积液、骶骨、阴囊和足部水肿）、每日热量计数，以及实验室指标（如前白蛋白、转铁蛋白和视黄醇结合蛋白水平）[96]。此外，这些措施还可用于确定 CCI 患者对营养干预的反应。尽管各种筛查工具，如营养风险指数（nutritional risk index，NRI）、主观整体评估（subjective global assessment，SGA）和简化营养评估已经被用于评估营养风险[97-99]，但目前还没有临床认可的用于 CCI 患者的工具。因此，这类患者营养状况的确定有赖于 CCI 患者的多学科治疗团队共同评估[61]。

2. 营养目标

CCI 患者营养补充的关键是弥补负氮平衡，采用的方式包括确保足够的蛋白质摄入、防止喂养不足或过度喂养，以及尽量减少营养中断。过度喂养和喂养不足都与预后不良

和死亡率增加有关[100-102]。然而，明确老年 CCI 患者足够的能量需求在临床上仍具挑战性。鉴于间接热量测定法应用困难，对预测等式缺乏共识以及 CCI 患者病理生理状态各异，专家常推荐 $20\sim25$ kcal/（kg·d）理想体重的目标[61]。值得重视的是，这种"一刀切"的策略不一定适用于所有的 CCI 患者，特别是老年人，而且不能取代对这些患者进行定期营养评估的要求。同样，建议蛋白质摄入量为 1.5 g/（kg·d）[103]。伤口愈合不良、褥疮、造口引流量大，以及正在接受肾脏替代治疗的患者，通常对蛋白质的需求量更高。但是，过度补充蛋白质会导致高氨血症和氮质血症，从而导致脑病、高渗性脱水和高钠血症[96]。因此，建议定期监测血清尿素氮（blood urea nitrogen，BUN）和钠，以避免"蛋白质过度喂养"的情况发生。

慢性重症疾病患者在重新启动以碳水化合物为基础的饮食后，往往会出现再喂养综合征。这种综合征的主要特征包括急性低磷血症、硫胺素和电解质（如镁和钾）的减少、急性容量扩张、氧输送受损和心肌损伤[51, 104]。低磷酸盐血症可能会影响膈肌功能，并进一步影响脱机。因此，应尽量减少喂养中断，恢复喂食时应高度警惕再喂养综合征。如果患者出现再喂养综合征的症状，应将每天喂养量限制在 1000kcal 左右，并在一段时间内缓慢递增，同时密切监测电解质。

由于气管切开影响吞咽相关肌肉，长期机械通气的患者常常需要补充喂养。肠内喂养的成本较低，并且创伤较小，因此通常优于肠外喂养[105-108]。肠内喂养的优点：保持胃

肠道的完整性、减少细菌移位、调节免疫和分解反应[61, 109, 110]。然而，肠内喂养时通常会出现喂养中断，尤其因为手术的因素，导致喂养不足。要素配方优于整蛋白配方。适当的肠内营养配方的选择应基于患者的基本病理生理改变、钠盐状况、肾脏状况，以及对特定配方的耐受性[61]。常规使用"肺病配方"可能会导致胃排空延迟[111]。

肠外营养通常用于那些仅靠肠内营养，无法满足其热量需求的患者。肠外营养比肠内营养有更高的感染性并发症风险[108]。应特别注意确保中心静脉管路部位的无菌性，对接受肠外营养的患者，应严密监测电解质。

除了常量营养素外，适当地补充微量营养素也至关重要，尤其对于老年 CCI 患者。维生素 D 和帕米膦酸盐有助于减少骨吸收，钙三醇可促进胃肠道对钙的吸收，维生素 C 和硫酸锌能够促进伤口愈合，肉碱有助于脂肪酸的氧化。此外，通过药物补充甲状腺素、哌甲酯或米氮平，可能有助于刺激 CCI 患者的食欲。这些患者经常需要根据甲状腺功能检测结果补充甲状腺激素。通过补充胰岛素合理地控制血糖，是患者管理的重要组成部分。除了强化胰岛素管理外，应进行连续的血糖监测以避免低血糖。

（四）其他管理策略

早期活动及肌肉训练已被证实对插管患者有益[112]。早期物理治疗和运动有助于减少 CCI 患者压疮、肢体挛缩和深静脉血栓的发生率。同样，包括肢体强化练习、躯干控制、身体姿势保持练习在内的全身康复训练，以及随后使用有轮子的助行器行走，已被证实对接受长期机械通气的患者成功脱离呼吸机治疗是有效的[113-115]。此外，这些措施能够使 CCI 患者从重症肌病中得到恢复，进而恢复肌肉力量，使他们在远期仍能够进行日常活动（activities of daily living，ADL）。这对老年患者来说尤其重要，因为日常生活活动是其实现独立的重要基础。因此，物理和职业疗法的早期参与，是 CCI 管理的重要组成部分。

预防和积极治疗压疮在 CCI 患者的管理中十分重要，因为如果不治疗，压疮可能会发展成骨髓炎，使临床过程进一步复杂化。预防压疮要求临床团队进行日常评估，及时改变体位，使用特殊的减压床垫，并涂抹隔离软膏[116, 117]。

CCI 患者通常有留置导管和静脉通路。与急性重症管理类似，应该对这些管路的位置、功能和效用进行日常评估。应尽早拔除这些导管，以防止进一步出现管路相关的并发症。

（五）与患者及家属沟通

由于患者往往不能参与有关治疗的决策，家属经常作为代理决策人参与其中。对大多数人而言，这可能是情绪上的困难时期。根据患者的年龄、病危前的生活质量和慢性病的负担，继续接受重症治疗或姑息治疗的决定往往成为首要问题。在患者意愿明确的情况下，这个决定的负担对代理决策人来说会有所减轻。然而，仍有相当一部分老人可能没有向他们的家人表达过他们的愿望。现代核心家庭的性质会进一步增加为慢性重症疾病患者提供治疗的压力，这不仅只是情感层面，也包括经济和照料的层面。患者从独立的功能状态转变为依赖呼吸机，甚至往往合并虚弱、谵妄和皮肤破损，这对患者和家人来说都是一种创伤性的经历。因此，创伤后应激障碍在 CCI 患者的照料者中也很常见[118]。此外，个别患者和家属的经历还受到其文化和宗教背景、信仰和健康知识的影响。因此，需要采取包容和尊重的方式来满足这一人群的需求。

在治疗过程中，与 CCI 患者（当有认知能力时）及其家属的沟通是最重要的。患者代理决策人和医疗团队可以在不同场合进行沟通。例如，在床边的日常沟通或更正式的会议方式。在许多情况下，临床医生会发现自己处于一个特别的角色，即提供信息，预测患者的临床进展，为家属提供情感支持，并从患者的代理决策人那里获得治疗目标。这通常需要临床团队（包括 ICU 医生、舒缓医疗医生、护理人员、牧师和社会工作者等）采取多学科的方法，在处理 CCI 患者的临终决策时可能更具挑战性[119]。同样重要的是，要预见到决策中的冲突，并在这种情况出现时有相应的方法来处理。舒缓医疗应该是 CCI 患者治疗计划的基本组成部分[3]。由 ICU 和舒缓医疗团队采取综合方法，反复接触，指导患者和家属做出既简单又复杂的决定，可能比"一刀切"的模板化管理方式效果更好[120]。

参考文献

[1] Marchioni A, Fantini R, Antenora F, Clini E, Fabbri L. Chronic critical illness: the price of survival. *Eur J Clin Invest* 2015; **45**:1341–49.

[2] Girard K, Raffin TA. The chronically critically ill: to save or let die? *Respir Care* 1985; **30**:339–47.

[3] Nelson JE, Cox CE, Hope AA, Carson SS. Chronic critical illness.*Am J Respir Crit Care Med* 2010; **182**:446–54.

[4] Carson SS, Bach PB. The epidemiology and costs of chronic critical illness. *Crit Care Clin* 2002; **18**: 461–76.

[5] MacIntyre NR, Epstein SK, Carson S, et al. National Association for Medical Direction of Respiratory C. Management of patients requiring prolonged mechanical ventilation: report of a namdrc consensus conference. *Chest*. 2005; **128**:3937–3954.

[6] Kahn JM, Le T, Angus DC, et al. ProVent Study Group I. The epidemiology of chronic critical illness in the United States. *Crit Care Med* 2015; **43**:282–87.

[7] Lamas D. Chronic critical illness. *N Engl J Med* 2014; **370**:175–77.

[8] Unroe M, Kahn JM, Carson SS, et al. Oneyear trajectories of care and resource utilization for recipients of prolonged mechanical ventilation: a cohort study. *Ann Intern Med*. 2010; **153**:167–75.

[9] Nomellini V, Kaplan LJ, Sims CA, Caldwell CC. Chronic critical illness and persistent inflammation: what can we learn from the elderly, injured, septic, and malnourished? *Shock* 2017.

[10] Angus DC, Shorr AF, White A, et al. Critical care delivery in the United States: distribution of services and compliance with leapfrog recommendations. *Crit Care Med* 2006; **34**:1016–24.

[11] Seneff MG, Zimmerman JE, Knaus WA, Wagner DP, Draper EA. Predicting the duration of mechanical ventilation: the importance of disease and patient characteristics. *Chest* 1996; **110**:469–79.

[12] Clark PA, Lettieri CJ. Clinical model for predicting

prolonged mechanical ventilation. *J Crit Care* 2013; **28**(880): e881–87.

[13]　Estenssoro E, Gonzalez F, Laffaire E, et al. Shock on admission day is the best predictor of prolonged mechanical ventilation in the ICU. *Chest* 2005; **127**:598–603.

[14]　Sapijaszko MJ, Brant R, Sandham D, Berthiaume Y. Nonrespiratory predictor of mechanical ventilation dependency in intensive care unit patients. *Crit Care Med* 1996; **24**:601–7.

[15]　Troche G, Moine P. Is the duration of mechanical ventilation predictable? *Chest* 1997; **112**:745–51.

[16]　Clark PA, Inocencio RC, Lettieri CJ. I-trach: validating a tool for predicting prolonged mechanical ventilation. *J Intensive Care Med* 2016.

[17]　Anon JM, Gomez-Tello V, Gonzalez- Higueras E, et al. Prolonged mechanical ventilation probability model. *Med Intensiva* 2012; **36**:488–95.

[18]　Alves-Filho JC, de Freitas A, Spiller F, Souto FO, Cunha FQ. The role of neutrophils in severe sepsis. *Shock* 2008; **30**(Suppl 1):3–9.

[19]　Adams JM, Hauser CJ, Livingston DH, et al. Early trauma polymorphonuclear neutrophil responses to chemokines are associated with development of sepsis, pneumonia, and organ failure. *J Trauma* 2001; **51**:452–56; discussion 456–57.

[20]　Cummings CJ, Martin TR, Frevert CW, et al. Expression and function of the chemokine receptors cxcr1 and cxcr2 in sepsis. *J Immunol* 1999; **162**: 2341–46.

[21]　Gomez CR, Karavitis J, Palmer JL, et al. Interleukin-6 contributes to age-related alteration of cytokine production by macrophages. *Mediators Inflamm* 2010; 2010:475139.

[22]　Asehnoune K, Roquilly A, Abraham E. Innate immune dysfunction in trauma patients: from pathophysiology to treatment. *Anesthesiology* 2012; **117**: 411–16.

[23]　Kovach MA, Standiford TJ. The function of neutrophils in sepsis. *Curr Opin Infect Dis* 2012; **25**:321–27.

[24]　Stortz JA, Murphy TJ, Raymond SL, et al. Evidence for persistent immune suppression in patients who develop chronic critical illness after sepsis. *Shock* 2017.

[25]　Slotwinski R, Sarnecka A, Dabrowska A, et al. Innate immunity gene expression changes in critically ill patients with sepsis and disease-related malnutrition. *Cent Eur J Immunol* 2015; **40**:311–24.

[26]　Wang H, Ye J. Regulation of energy balance by inflammation: common theme in physiology and pathology. *Rev Endocr Metab Disord* 2015; **16**:47–54.

[27]　Rosenthal MD, Moore FA. Persistent inflammatory, immunosuppressed, catabolic syndrome (PICS): a new phenotype of multiple organ failure. *J Adv Nutr Hum Metab* 2015; 1.

[28]　Gentile LF, Cuenca AG, Efron PA, et al. Persistent inflammation and immunosuppression: a common syndrome and new horizon for surgical intensive care. *J Trauma Acute Care Surg* 2012; **72**: 1491–501.

[29]　Franceschi C, Bonafe M, Valensin S, et al. Inflamm-aging: an evolutionary perspective on immunosenescence. *Ann NY Acad Sci* 2000; **908**: 244–54.

[30]　Fullerton JN, O'Brien AJ, Gilroy DW. Pathways mediating resolution of inflammation: when enough is too much. *J Pathol* 2013; **231**:8–20.

[31]　Castelo-Branco C, Soveral I. The immune system and aging: a review. *Gynecol Endocrinol* 2014; **30**:16–22.

[32]　van Duin D, Mohanty S, Thomas V, et al. Age-associated defect in human tlr-1/2 function. *J Immunol* 2007; **178**:970–75.

[33]　Villanueva JL, Solana R, Alonso MC, Pena J. Changes in the expression of HLA-class II antigens on peripheral blood monocytes from aged humans. *Dis Markers* 1990; **8**:85–91.

[34]　Simell B, Vuorela A, Ekstrom N, et al. Aging reduces the functionality of anti-pneumococcal antibodies and the killing of *Streptococcus pneumoniae* by neutrophil phagocytosis. *Vaccine* 2011; **29**: 1929–34.

[35]　Wenisch C, Patruta S, Daxbock F, Krause R, Horl W. Effect of age on human neutrophil function. *J Leukoc Biol* 2000; **67**:40–45.

[36]　Butcher SK, Chahal H, Nayak L, et al. Senescence in innate immune responses: reduced neutrophil phagocytic capacity and CD16 expression in elderly humans. *J Leukoc Biol* 2001; **70**:881–86.

[37]　Hazeldine J, Hampson P, Lord JM. Reduced release and binding of perforin at the immunological synapse underlies the age-related decline in natural killer cell cytotoxicity. *Aging Cell* 2012; **11**:751–59.

[38]　Grewe M. Chronological ageing and photoageing of dendritic cells. *Clin Exp Dermatol* 2001; **26**:608–12.

[39] Nelson JE, Tandon N, Mercado AF, et al. Brain dysfunction: another burden for the chronically critically ill. *Arch Intern Med* 2006; **166**:1993–99.

[40] Jackson JC, Girard TD, Gordon SM, et al. Long-term cognitive and psychological outcomes in the awakening and breathing controlled trial. *Am J Respir Crit Care Med* 2010; **182**:183–91.

[41] Hope AA, Morrison RS, Du Q, Wallenstein S, Nelson JE. Risk factors for long-term brain dysfunction after chronic critical illness. *Ann Am Thorac Soc* 2013; **10**:315–23.

[42] Girard TD, Jackson JC, Pandharipande PP, et al. Delirium as a predictor of long-term cognitive impairment in survivors of critical illness. *Crit Care Med* 2010; **38**: 1513–20.

[43] Jubran A, Lawm G, Kelly J, et al. Depressive disorders during weaning from prolonged mechanical ventilation. *Intensive Care Med* 2010; **36**:828–35.

[44] Chelluri L, Im KA, Belle SH, et al. Longterm mortality and quality of life after prolonged mechanical ventilation. *Crit Care Med* 2004; **32**: 61–69.

[45] Griffiths J, Fortune G, Barber V, Young JD. The prevalence of post traumatic stress disorder in survivors of ICU treatment: a systematic review. *Intensive Care Med* 2007; **33**:1506–18.

[46] Jones C, Backman C, Capuzzo M, et al. Precipitants of post-traumatic stress disorder following intensive care: a hypothesis generating study of diversity in care. *Intensive Care Med* 2007; **33**: 978–85.

[47] Twigg E, Humphris G, Jones C, Bramwell R, Griffiths RD. Use of a screening questionnaire for post-traumatic stress disorder (PTSD) on a sample of UK ICU patients. *Acta Anaesthesiol Scand* 2008; **52**: 202–8.

[48] Beishuizen A, Thijs LG. The immunoneuroendocrine axis in critical illness: beneficial adaptation or neuroendocrine exhaustion? *Curr Opin Crit Care* 2004; **10**:461–67.

[49] Van den Berghe G, de Zegher F, Veldhuis JD, et al. The somatotropic axis in critical illness: effect of continuous growth hormone (GH)–releasing hormone and Gh-releasing peptide-2 infusion. *J Clin Endocrinol Metab* 1997; **82**: 590–99.

[50] Van den Berghe G, de Zegher F, Veldhuis JD, et al. Thyrotrophin and prolactin release in prolonged critical illness: dynamics of spontaneous secretion and effects of growth hormone-secretagogues. *Clin Endocrinol (Oxf)* 1997; **47**:599–612.

[51] Mechanick JI, Brett EM. Endocrine and metabolic issues in the management of the chronically critically ill patient. *Crit Care Clin* 2002; **18**:619–41, viii.

[52] Boonen E, Vervenne H, Meersseman P, et al. Reduced cortisol metabolism during critical illness. *N Engl J Med* 2013; **368**: 1477–88.

[53] Krinsley JS. Glycemic control in the critically ill: 3 domains and diabetic status means one size does not fit all! *Crit Care* 2013; **17**:131.

[54] Spratt DI. Altered gonadal steroidogenesis in critical illness: is treatment with anabolic steroids indicated? *Best Pract Res Clin Endocrinol Metab* 2001; **15**: 479–94.

[55] Van den Berghe G, de Zegher F, Lauwers P, Veldhuis JD. Luteinizing hormone secretion and hypoandrogenaemia in critically ill men: effect of dopamine. *Clin Endocrinol (Oxf)* 1994; **41**:563–69.

[56] Vanhorebeek I, Langouche L, Van den Berghe G. Endocrine aspects of acute and prolonged critical illness. *Nat Clin Pract Endocrinol Metab* 2006; **2**: 20–31.

[57] Arora NS, Rochester DF. Respiratory muscle strength and maximal voluntary ventilation in undernourished patients. *Am Rev Respir Dis* 1982; **126**:5–8.

[58] Kelly SM, Rosa A, Field S, et al. Inspiratory muscle strength and body composition in patients receiving total parenteral nutrition therapy. *Am Rev Respir Dis* 1984; **130**:33–37.

[59] Doekel RC, Jr, Zwillich CW, Scoggin CH, Kryger M, Weil JV. Clinical semi-starvation: depression of hypoxic ventilatory response. *N Engl J Med* 1976; **295**:358–61.

[60] Fuhrman MP, Charney P, Mueller CM. Hepatic proteins and nutrition assessment. *J Am Diet Assoc* 2004; **104**:1258–64.

[61] Schulman RC, Mechanick JI. Metabolic and nutrition support in the chronic critical illness syndrome. *Respir Care* 2012; **57**:958–77; discussion 977–58.

[62] Nierman DM, Mechanick JI. Bone hyperresorption is prevalent in chronically critically ill patients. *Chest* 1998; **114**: 1122–28.

[63] Van den Berghe G, Van Roosbroeck D, Vanhove P, et al. Bone turnover in prolonged critical illness: effect

of vitamin D. *J Clin Endocrinol Metab* 2003; **88**: 4623–32.

[64] Bonafe L, Berger MM, Que YA, Mechanick JI. Carnitine deficiency in chronic critical illness. Curr *Opin Clin Nutr Metab Care* 2014; **17**:200–9.

[65] Aubier M, Murciano D, Lecocguic Y, et al. Effect of hypophosphatemia on diaphragmatic contractility in patients with acute respiratory failure. *N Engl J Med* 1985; **313**:420–24.

[66] Loftus TJ, Moore FA, Moldawer LL. ICUacquired weakness, chronic critical illness, and the persistent inflammation-immunosuppression and catabolism syndrome. *Crit Care Med* 2017; **45**: e1184.

[67] Fan E, Dowdy DW, Colantuoni E, et al. Physical complications in acute lung injury survivors: a two-year longitudinal prospective study. *Crit Care Med* 2014; **42**: 849–59.

[68] Schweickert WD, Hall J. ICU-acquired weakness. *Chest* 2007; **131**:1541–49.

[69] Kress JP, Hall JB. ICU-acquired weakness and recovery from critical illness. *N Engl J Med* 2014; **370**:1626–35.

[70] Latronico N, Shehu I, Seghelini E. Neuromuscular sequelae of critical illness. *Curr Opin Crit Care* 2005; **11**:381–90.

[71] Batt J, dos Santos CC, Cameron JI, Herridge MS. Intensive care unit–acquired weakness: clinical phenotypes and molecular mechanisms. *Am J Respir Crit Care Med* 2013; **187**: 238–46.

[72] Fenzi F, Latronico N, Refatti N, Rizzuto N. Enhanced expression of E-selectin on the vascular endothelium of peripheral nerve in critically ill patients with neuromuscular disorders *Acta Neuropathol* 2003; **106**:75–82.

[73] Lacomis D. Electrophysiology of neuromuscular disorders in critical illness. *Muscle Nerve* 2013; **47**:452–63.

[74] Lacomis D, Giuliani MJ, Van Cott A, Kramer DJ. Acute myopathy of intensive care: clinical, electromyographic, and pathological aspects. *Ann Neurol* 1996; **40**: 645–54.

[75] Showalter CJ, Engel AG. Acute quadriplegic myopathy: analysis of myosin isoforms and evidence for calpain-mediated proteolysis. *Muscle Nerve* 1997; **20**:316–22.

[76] Crone C. Tetraparetic critically ill patients show

electrophysiological signs of myopathy. *Muscle Nerve* 2017; **56**:433–40.

[77] Goodman BP, Harper CM, Boon AJ. Prolonged compound muscle action potential duration in critical illness myopathy. *Muscle Nerve* 2009; **40**:1040–42.

[78] Koch S, Spuler S, Deja M, et al. Critical illness myopathy is frequent: accompanying neuropathy protracts icu discharge. *J Neurol Neurosurg Psychiatry* 2011; **82**:287–93.

[79] Latronico N. Neuromuscular alterations in the critically ill patient: critical illness myopathy, critical illness neuropathy, or both? *Intensive Care Med* 2003; **29**: 1411–13.

[80] Intiso D, Amoruso L, Zarrelli M, et al. Long-term functional outcome and health status of patients with critical illness polyneuromyopathy. *Acta Neurol Scand* 2011; **123**:211–19.

[81] Segredo V, Caldwell JE, Matthay MA, et al. Persistent paralysis in critically ill patients after long-term administration of vecuronium. *N Engl J Med* 1992; **327**: 524–28.

[82] Cox CE, Martinu T, Sathy SJ, et al. Expectations and outcomes of prolonged mechanical ventilation. *Crit Care Med* 2009; **37**:2888–94; quiz 2904.

[83] Carson SS, Bach PB, Brzozowski L, Leff A. Outcomes after long-term acute care: an analysis of 133 mechanically ventilated patients. *Am J Respir Crit Care Med* 1999; **159**:1568–73.

[84] Scheinhorn DJ, Hassenpflug MS, Votto JJ, et al. Ventilation Outcomes Study G. Post-ICU mechanical ventilation at 23 long-term care hospitals: a multicenter outcomes study. *Chest* 2007; **131**:85–93.

[85] Groves DS, Durbin CG, Jr. Tracheostomy in the critically ill: indications, timing and techniques. *Curr Opin Crit Care* 2007; **13**:90–97.

[86] Levine S, Nguyen T, Taylor N, et al. Rapid disuse atrophy of diaphragm fibers in mechanically ventilated humans. *N Engl J Med* 2008; **358**:1327–35.

[87] Jaber S, Petrof BJ, Jung B, et al. Rapidly progressive diaphragmatic weakness and injury during mechanical ventilation in humans. *Am J Respir Crit Care Med* 2011; **183**:364–71.

[88] Scheinhorn DJ, Chao DC, Stearn- Hassenpflug M, Wallace WA. Outcomes in post-ICU mechanical ventilation: a therapist-implemented weaning protocol. *Chest* 2001; **119**:236–42.

[89] Balas MC, Vasilevskis EE, Olsen KM, et al. Effectiveness and safety of the awakening and breathing coordination, delirium monitoring/management, and early exercise/mobility bundle. *Crit Care Med* 2014; **42**:1024–36.

[90] Balas MC, Devlin JW, Verceles AC, Morris P, Ely EW. Adapting the abcdef bundle to meet the needs of patients requiring prolonged mechanical ventilation in the long-term acute care hospital setting: historical perspectives and practical implications. *Semin Respir Crit Care Med* 2016; **37**:119–35.

[91] Chao DC, Scheinhorn DJ. Determining the best threshold of Rapid Shallow Breathing Index in a therapist-implemented patient-specific weaning protocol. *Respir Care* 2007; **52**:159–65.

[92] Umbrello M, Formenti P. Ultrasonographic assessment of diaphragm function in critically ill subjects. *Respir Care* 2016; **61**:542–55.

[93] Treggiari MM, Romand JA, Yanez ND, et al. Randomized trial of light versus deep sedation on mental health after critical illness. *Crit Care Med* 2009; **37**:2527–34.

[94] Bioc JJ, Magee C, Cucchi J, et al. Cost effectiveness of a benzodiazepine vs a nonbenzodiazepine-based sedation regimen for mechanically ventilated, critically ill adults. *J Crit Care* 2014; **29**: 753–57.

[95] Wei LA, Fearing MA, Sternberg EJ, Inouye SK. The confusion assessment method: a systematic review of current usage. *J Am Geriatr Soc* 2008; **56**: 823–30.

[96] Mechanick JI, Brett EM. Nutrition and the chronically critically ill patient. *Curr Opin Clin Nutr Metab Care* 2005; **8**: 33–39.

[97] Buzby GP, Knox LS, Crosby LO, et al. Study protocol: a randomized clinical trial of total parenteral nutrition in malnourished surgical patients. *Am J Clin Nutr* 1988; **47**:366–81.

[98] Kondrup J, Rasmussen HH, Hamberg O, Stanga Z, Ad Hoc ESPEN Working Group. Nutritional risk screening (NRS 2002): a new method based on an analysis of controlled clinical trials. *Clin Nutr* 2003; **22**:321–36.

[99] Anthony PS. Nutrition screening tools for hospitalized patients. *Nutr Clin Pract* 2008; **23**:373–82.

[100] Artinian V, Krayem H, DiGiovine B. Effects of early enteral feeding on the outcome of critically ill mechanically ventilated medical patients. *Chest* 2006; **129**:960–67.

[101] Barr J, Hecht M, Flavin KE, Khorana A, Gould MK. Outcomes in critically ill patients before and after the implementation of an evidence-based nutritional management protocol. *Chest* 2004; **125**:1446–57.

[102] Grau T, Bonet A, Rubio M, et al. Liver dysfunction associated with artificial nutrition in critically ill patients. *Crit Care* 2007; **11**:R10.

[103] Cerra FB, Benitez MR, Blackburn GL, et al. Applied nutrition in ICU patients: a consensus statement of the American College of Chest Physicians. *Chest* 1997; **111**:769–78.

[104] Solomon SM, Kirby DF. The refeeding syndrome: a review. *JPEN J Parenter Enteral Nutr* 1990; **14**: 90–97.

[105] Loss SH, Nunes DSL, Franzosi OS, et al. Chronic critical illness: are we saving patients or creating victims? *Rev Bras Ter Intensiva* 2017; **29**:87–95.

[106] Kattelmann KK, Hise M, Russell M, et al. Preliminary evidence for a medical nutrition therapy protocol: enteral feedings for critically ill patients. *J Am Diet Assoc* 2006; **106**:1226–41.

[107] McClave SA, Taylor BE, Martindale RG, et al. Guidelines for the provision and assessment of nutrition support therapy in the adult critically ill patient: Society of Critical Care Medicine (SCCM) and American Society for Parenteral and Enteral Nutrition (ASPEN). *JPEN J Parenter Enteral Nutr* 2016; **40**:159–211.

[108] Elke G, van Zanten AR, Lemieux M, et al. Enteral versus parenteral nutrition in critically ill patients: an updated systematic review and meta-analysis of randomized controlled trials. *Crit Care* 2016; **20**:117.

[109] Kompan L, Kremzar B, Gadzijev E, Prosek M. Effects of early enteral nutrition on intestinal permeability and the development of multiple organ failure after multiple injury. *Intensive Care Med* 1999; **25**:157–61.

[110] Oltermann MH. Nutrition support in the acutely ventilated patient. *Respir Care Clin North Am* 2006; **12**:533–45.

[111] Doley J, Mallampalli A, Sandberg M. Nutrition management for the patient requiring prolonged mechanical ventilation. *Nutr Clin Pract* 2011; **26**: 232–41.

[112] Schweickert WD, Pohlman MC, Pohlman AS,

et al. Early physical and occupational therapy in mechanically ventilated, critically ill patients: a randomised controlled trial. *Lancet* 2009; **373**: 1874–82.

[113] Martin UJ, Hincapie L, Nimchuk M, Gaughan J, Criner GJ. Impact of whole-body rehabilitation in patients receiving chronic mechanical ventilation. *Crit Care Med* 2005; **33**:2259–65.

[114] Clini EM, Crisafulli E, Antoni FD, et al. Functional recovery following physical training in tracheotomized and chronically ventilated patients. *Respir Care* 2011; **56**:306–13.

[115] Chiang LL, Wang LY, Wu CP, Wu HD, Wu YT. Effects of physical training on functional status in patients with prolonged mechanical ventilation. *Phys Ther* 2006; **86**:1271–81.

[116] Shahin ES, Dassen T, Halfens RJ. Pressure ulcer prevention in intensive care patients: guidelines and practice. *J Eval Clin Pract* 2009; **15**:370–74.

[117] de Laat EH, Pickkers P, Schoonhoven L, et al. Guideline implementation results in a decrease of pressure ulcer incidence in critically ill patients. *Crit Care Med* 2007; **35**:815–20.

[118] Wintermann GB, Weidner K, Strauss B, Rosendahl J, Petrowski K. Predictors of posttraumatic stress and quality of life in family members of chronically critically ill patients after intensive care. *Ann Intensive Care* 2016; **6**:69.

[119] Truog RD, Campbell ML, Curtis JR, et al. Recommendations for end-of-life care in the intensive care unit: a consensus statement by the American College of Critical Care Medicine. *Crit Care Med* 2008; **36**:953–63.

[120] Carson SS, Cox CE, Wallenstein S, et al. Effect of palliative care-led meetings for families of patients with chronic critical illness: a randomized clinical trial. *JAMA* 2016; **316**:51–62.

第 3 章　老年药物治疗的原则
Principles of Geriatric Pharmacotherapy

John W. Devlin　Jeffrey F. Barletta　**著**

黄道政　**译**　丁　欣　**校**

要　点

- 由于与年龄相关的药代动力学和药效学变化、多药治疗和频繁的治疗过渡，老年人在 ICU 的治疗过程中经常发生药物不良事件。
- 通过个性化的药物剂量调整、尽可能避免不恰当的药物治疗、识别处方级联效应、转出 ICU 时调整用药方案，以及在 ICU 团队中配备一名药剂师等方式，可减少老年 ICU 患者药物不良事件的发生率。
- 在优化 ICU 患者药物治疗时，必须考虑年龄因素对药物吸收、分布容积、药物代谢和清除率的影响。
- 当老年重症患者使用非静脉给药途径时，必须关注剂量因素。
- 极端体重在老年人群中很常见，在优化这一人群的药物治疗时应予以考虑。
- 在优化老年 ICU 患者的药物治疗时，必须仔细评估和考虑患者的肾功能状态，以及是否使用肾替代治疗（renal replacement therapy，RRT）等因素。
- 老年人在接受阿片类药物和镇静药治疗时，应尽可能选择小剂量，因为这些药物在老年人群中使用时，更容易出现不良反应。
- 非药物干预，如早期活动和避免使用苯二氮䓬类等易引起谵妄药物，是预防和减少老年患者谵妄发生的有效策略，而非一味强调抗精神病药物的治疗。
- 在优化老年重症患者的抗感染方案时，应考虑一系列药代动力学和药效学等因素。
- 在老年 ICU 人群中实施抗凝治疗时，应考虑体重、肾功能和抗凝药物是否存在拮抗药等因素。

一、概述

老年人（≥ 65 岁）在 ICU 住院患者中所占比例不断增加[1]，超高龄患者（≥ 80 岁）占 ICU 收治患者的 25% 以上。由于越来越多的老年人患有慢性重症疾病，因此此类人群经常徘徊于长期急症护理医院（long-term acute care hospital，LTACH）和 ICU 之间[2]。药物治疗在改善重症疾病的预后中起着关键作用。在入住 ICU 的普通老年患者中，其住院期间平均应用 30 种不同的药物，ICU 医生每天面临着做出多种与药物相关的决定[3]。许多不同的与年龄相关的效应，增加了药物相关不良事件和药物相互作用的风险。多药物治疗是老年人出现重症的常见后果，与预后变差和成本增加有关[4]。本章回顾了关于老年重症患者的药物选择、剂量和监测的关键概念，并为 ICU 临床医生提供了一些策略，以改善他们治疗老年患者时的药物相关预后。

二、流行病学及药物治疗结果

许多老年人患有多种慢性疾病，因此需要多种药物治疗，平均要开 12 种不同的处方药[5]。在老年住院患者中，30% 以上存在药物不良事件，药物相关原因是入住 ICU 的常见原因[6, 7]。在过去的十年中，老年人草药和非处方药的使用量翻了一番，每年 10% 的人会经历过一次草药 / 非处方药和处方药的相互作用[8]。处方级联反应（即使用一种新的药物来治疗另一种药物的不良反应）仍然是

ICU 环境中多药治疗的一个重要驱动因素。

安全有效的用药对于确保患者最佳治疗和 ICU 预后至关重要。重症相关的急性器官功能障碍会影响药物的吸收、清除和反应，并导致不良事件增加[3]。在非 ICU 环境中产生的数据不应该应用于对 ICU 老年患者的研究，这个人群的疾病敏感度更高，治疗目标不同，随患者病理生理状况频繁变化，药物持续时间一般较短，临床监测更严格[9]。目前缺乏严格的数据来指导重症患者的用药，导致近一半的最终使用药物是"超说明书"应用[10]。

几种经常用于治疗重症疾病的药物被列入低效益、高风险药物 Beers 清单——这是老年医学医生认为在医疗机构中，老年人"最好避免"的药物清单[11]。在 ICU 中，经常使用潜在的不适当的药物（potentially inappropriate medication，PIM）[12]；使用的 PIM 数量与在 ICU 中的住院时间直接相关[13]。研究表明当患者从 ICU 出院时，持续增加 PIM 风险的危险因素包括 ICU 入院期间使用的 PIM 数量、接受外科(相对于内科医疗）治疗，以及出院到其他机构而不是回家[14]。

鉴于老年人居住在长期护理机构的比例很高，因此，此类人群的治疗过度很常见。他们经常经历一段时期的失代偿，或者遭受一种新的急性疾病，需要在 ICU 进行治疗。ICU 后综合征（post-intensive care syndrome，PICS），是一种在重症疾病后出现，在急性住院以后仍持续存在，新出现或不断恶化的精神、认知躯体健康问题，常常发生在入住 ICU 后存活的老年人中[15]。血糖失调和谵妄

进一步加重，或者增加 ICU 获得性虚弱的药物可能会加重 PICS[16]。

三、老年人的药代动力学和药效学改变

药代动力学是指描述药物吸收、分布、代谢和消除（即身体对药物的作用）的学科。药效学是研究药物浓度与患者体内反应（即药物对身体的作用）之间的关系。随年龄的增长，药代动力学和药效学参数发生了一些显著的变化，在老年重症患者中这些因素必须考虑，以最大限度地提高疗效和最大限度地减少药物毒性和不良反应。

（一）药代动力学

1. 吸收

虽然老年人的内脏血流、胃排空时间和小肠吸收能力下降，但多数情况下，药物吸收在该人群中保持相对不变[17]。同时应该考虑几个关键的因素，胃排空延迟对于需要快速起效的药物（如阿片类药物）可能具有临床意义。由于肝脏质量和血流量减少，老年人的首过代谢较低，经过广泛首过代谢的药物（如拉贝洛尔和普萘洛尔）的生物利用度可能更高。

2. 分布

分布容积是一个数学概念，指的是药物扩散到人体的范围。与年龄相关的身体成分的显著变化会影响分布容积和药物浓度。与年龄相关的全身水分减少和全身脂肪增加可能导致亲水药物，如氨基糖苷类和地高辛的浓度增加（由于分布体积较小）[18]。相比之下，亲脂性药物（如地西泮）将具有更大的分布容积，但可能需要调整负荷剂量。然而，临床医生在增加老年患者的剂量时应谨慎，因为与年龄相关的清除率减少可能导致药物积累和作用时间延长。

在大多数患者中，与年龄相关的蛋白质结合变化的临床意义很小，但在重症疾病的情况下，这些变化可能很大。在烧伤、肝病、脓毒症、尿毒症和创伤患者中，酸性药物与白蛋白结合经常减少。低白蛋白水平会导致药物-蛋白结合的减少，从而导致苯妥英和华法林等药理活性药物的非结合部分的增加。一些基础药物（如吗啡等）与 α_1- 酸性糖蛋白结合，这是一种急性期反应物，在肾功能衰竭、烧伤、感染和心肌梗死的患者中，以及近期接受过手术的患者中经常增加。在这些情况下，蛋白质结合水平升高，而非结合的药物浓度降低。

3. 代谢

药物代谢取决于流向肝脏的血流量和肝脏从血液中提取药物的能力，这两个过程都受到年龄的影响。30—75 岁肝血流量减少 30%，因此，依赖肝血流量清除的药物（即高提取药物）代谢可能受到负面影响（如拉贝洛尔、吗啡、维拉帕米）[18]。依赖酶功能清除的药物（与肝血流相反）被认为是低提取药物（如氟哌啶醇、地西泮、苯妥英）。这些药物经历 I 期反应（氧化、还原、水解）或 II 期反应（葡萄糖醛酸化、乙酰化、硫酸化）。I 期反应对年龄更为敏感，通过这些机制代谢，药物清除率可能会减少（如地西泮、咪达唑仑）。相比之下，

Ⅱ期反应在老年人中没有受损，这些药物的清除率也不会因为年龄而减少。

在 ICU 使用的许多药物中，常见清除途径是细胞色素 P_{450}（CYP_{450}）系统。CYP_{450}系统的效率可能同时受到高龄和重症疾病的影响，然而并不是所有的 CYP 亚型都会受到衰老的影响。虽然已经注意到广泛的可变性，但 CYP_{1A2} 和 CYP_{2C19} 的清除率似乎较低，CYP_{3A4} 和 CYP_{2C9} 的清除率降低或不变，而 CYP_{2D6} 的清除率没有变化[19]。

4. 排除

年龄的增长与肾脏的一些结构和功能变化有关，导致肾小球功能下降和肾脏清除率改变。30 岁以后，肾小球滤过率每十年下降约 8ml/min[20]。到 70 岁时，30%～50% 的肾小球功能丧失[21]，这可能是由于肾小球减少、功能肾单位丧失和肾动脉灌注减少所致。

（二）药效学

衰老与一些药效学变化有关，可以改变治疗反应并导致药物不良反应。这些变化可能是由于受体密度、受体亲和力的改变、信号转导（即细胞对受体占据的反应能力），或者稳态机制[22]导致。表 3-1 中常用药物的药效学变化情况描述了 ICU 患者的药效学变化情况[23-25]。

四、药物不良事件

2008 年，1/7 的医疗保险受益人在住院时发生了不良事件。2007—2009 年，在美国 65 岁及以上的老年人中，有近 10 万人是由于的药物不良事件（adverse drug event，ADE）而急诊住院，其中 50% 的患者年龄在 80 岁及以上[26]。ADE 增加了死亡率、住院时间和医疗费用，然而，只有 50% 的病例被美国医院报道。因为只有在有明确的记录证实患者受到伤害时，药物不良反应或用药错误才被认为是不良反应（图 3-1）[27]。在 ICU 中，与 ADE 最有相关性的药物类别是具有中枢神经

表 3-1　ICU 常用药物的年龄相关药效学改变

药物种类	药效学改变
苯二氮䓬类药物	对认知和镇静作用的敏感性存在差异，这不能归因于药代动力学参数的差异，可能是由于药物分布到 CNS 的差异。如果必须使用苯二氮䓬类药物，则应使用较小的剂量。劳拉西泮因为被葡萄糖醛酸化清除并且没有活性代谢物（与咪达唑仑和地西泮不同），因此最不可能蓄积
阿片类药物	阿片类受体密度、亲和力和结合可能会随着年龄的增长而变化。应使用较小剂量的阿片类药物。吗啡有一种活性代谢物，会蓄积并引起不良反应。建议使用替代方案
利尿药	利尿药和钠尿反应降低可能是由于年龄相关的白蛋白（将药物转运至活性部位）降低、药效学相互作用降低、生理反应改变或肾功能年龄相关降低导致
β 受体拮抗药	药效学敏感性随着年龄的增长而下降。这可能是由于受体下调或受体构象导致，但最可能的机制是 β 受体的信号转导受损
华法林	由于维生素 K 储存减少或对维生素 K 依赖性凝血因子的抑制作用增强，抗凝作用可能会增加

引自参考文献 [23-25]

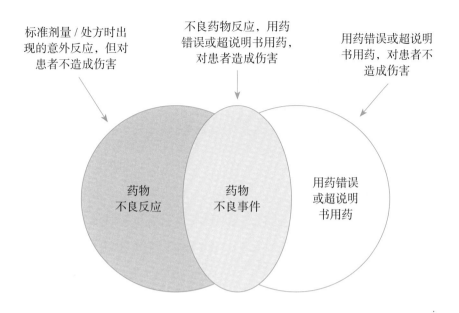

▲ 图 3-1　老年人中药物不良反应、用药错误、超说明书用药和药物不良事件之间的关系
改编自 Nebeker、Barach 和 Samore[27]

系统活性的药物（如阿片类药物、镇静药）、抗菌药物、具有心血管作用的药物和抗凝药。

对于患有复杂疾病的老年人，许多人在住院期间需要进入 ICU，在治疗过渡期间出错的风险特别高，会出现继发于多药治疗和药物 – 药物相互作用的 ADE[4]（表 3-2）。在过渡过程中，患者最容易因为药物的增加或

遗漏而出现用药错误，从而导致 ADE。改善治疗连续性和使治疗差距最小化的策略，如临床医生之间更好地沟通，可以减少用药错误，改善患者的预后[28]。

五、老年人药物剂量的考虑因素

（一）给药途径

当没有静脉剂型时，老年重症患者的用药经常通过非静脉注射方式（如口服、皮下、经皮肤、吸入）给予，以延长药效持续时间，减少监测需求，减少 ICU 患者住院时间，降低药物成本[9]。一般来说，非静脉用药的生物利用度较低，药物吸收的速率和程度、起效时间、效应大小和作用持续时间也会有很大的差异。这些差异可能会对治疗效果和临床结果产生重大影响，因此需要考虑几个重要的因素（表 3-3）。

表 3-2　重症老年患者多药治疗和 ADE 的相关因素

- 未能考虑到年龄和与重症相关的药代动力学变化
- 未能尽可能避免使用高危药物
- 未能筛查疼痛、镇静和谵妄
- 用一种新药来治疗另一种药物的不良反应
- 未能每天下调或停止用药
- 未能识别与药物相关的不良反应
- 开始使用患者在进入 ICU 前停止服用的药物
- 未考虑进入 ICU 前的非处方药、草药、酒精或兴奋剂的使用
- 未能考虑到药物戒断反应
- 缺乏重症药师参与日常 ICU 护理
- 缺乏家人和朋友参与 ICU 的日常护理
- 在 ICU 出院 / 治疗转变期间缺乏药物协调

表 3-3 使用非静脉用药时的剂量考虑事项

口服 / 肠道

- 老年重症患者的许多生理和终末器官的变化很明显，这妨碍了将健康志愿者生物利用度的药代动力学研究的数据应用于重症患者
- 老年重症患者经常存在药物或疾病引起的胃酸分泌减少。这可能会降低弱碱（如酮康唑、伊曲康唑）的吸收，并改变肠溶制剂（如质子泵抑制药）的释放特性
- 胃排空延迟在老年患者中很常见，特别是那些有头部损伤或机械通气的患者。这对于给药后胃管夹闭的患者来说很重要，因为如果药物在胃管或胃内而没有进入小肠，它就会被清除而不被吸收
- 通过胃管给药需要压碎、溶解，并使用口服注射器给药，这些步骤增加了药物残留在药片被压碎的容器、用于给药的注射器或胃管的风险
- 当与肠内营养同时给药时，几种药物（如苯妥英钠、环丙沙星）的生物利用度显著减少。因此，在给药前后均应停止肠内营养。在这些情况下，考虑到需要暂停给药，应重新计算鼻饲的速率（如果持续）

皮下

- 皮下给药会引起吸收不稳定和（或）不完全，导致血清浓度降低
- 这可能是由于低心输出量、外周水肿、脓毒症和血管升压药引起的外周血管收缩
- 对于某些药物，不应鼓励皮下给药（如用于拮抗华法林的维生素 K）

经皮肤

- 皮下组织血流改变（如休克）的患者可能会影响药物经皮肤的吸收
- 经皮肤给药时，效果会出现延迟（应用后），持续时间延长（去除后）。这使得滴定变得困难，在可能出现不良影响时存在安全问题
- 对于某些药物，经皮肤使用会带来伤害（如芬太尼贴剂治疗急性疼痛）

吸入

- 通过气雾剂给药的药物包括 β_2 受体激动药、抗胆碱能药、黏液溶解药、皮质类固醇、前列环素和抗生素
- 由于存在呼吸机回路，通过计量吸入器给予机械通气患者的药物剂量通常是给予非机械通气患者的 2 倍
- 雾化抗生素（如氨基糖苷类）具有增强对肺部的渗透性且全身暴露量最小的优点。一种潜在的不良反应是支气管痉挛

（二）极端体重

1. 肥胖

在老年人中，肥胖的比例越来越高。肥胖在 ICU 患者中出现比例失衡，可能与 ICU 死亡率增加存在相关性[29]。在老年、肥胖、重症患者给药时，最重要的药代动力学参数是分布容积和清除率[30]。一般来说，分布容积小的药物通常是亲水的（如氨基糖苷类），很少分布到脂肪组织中，相比之下，分布容积大的药物往往更具亲脂性，因此广泛分布到脂肪组织和其他身体部位[31]。然而，肥胖和清除之间相关性的研究得出了不同的结果。一些研究表明清除率增加（可能是由于肥胖患者的肾脏大小和血流量增加），而其他研究则没有显示出差异。

关于肥胖重症患者如何用药的数据有限，老年人特有的药物更少。然而，在为肥胖、重症老年患者制订给药方案时，临床医生应首先评估患者的肥胖程度。轻度至中度肥胖的患者［如体重指数（body mass index，BMI）= $25\sim39\text{kg/m}^2$］，公布的给药建议通常是合适的。对于极端的肥胖患者（如 BMI ≥ 40kg/m^2），给药剂量变得更加复杂，因为这些患者经常被排除在正式的药代动力学剂量研究之外[30, 31]。在这些情况下，临床医生应该寻求临床试验来评估病态肥胖的剂量。如果没有临床试验，那么应该在肥胖个体中进行药代动力学研究，并应评估是否存在剂量比例。剂量比例表明，随着体重的增加，分布容积和清除率等药代动力学参数也以相同的比例增加。如果存在剂量比例，那么临床医生必须权衡使用总体重给药（基于体重的给药）或使用给药范围较高剂量（非基于体重的给药）的益处和风险。如果剂量比例不存在，则应使用瘦体重或调整体重作为用药标准。

一般来说，很少有被肾脏消除的药物，显示出剂量比例的特性。肥胖、重症老年患者的其他给药原则见表 3-4。

表 3-4　肥胖、重症老年患者用药剂量原则

- 所有可用的体重测量（如总体重、理想体重、去脂体重）都受到无法评估脂肪含量与去脂体重比值的限制。这对亲水性和亲脂性药物的分布方式会产生影响
- 寻求与用于基于重量的剂量和所有剂量相关计算的重量测量的一致性
- 在查阅文献时，确认特定患者的体重在临床试验的体重范围内。这在处理极端体重（如 BMI > 50kg/m² ）时尤其重要
- 重症患者的分布容积和清除率的变异程度大于非重症患者
- 与较高剂量药物相关的不良反应的风险必须与使用较低剂量时治疗失败的风险相平衡
- 在某些情况下，在不考虑基于体重的给药方式需要首选测量体重时，使用可快速滴定以产生效果的一系列较小剂量可能比单次大剂量更安全
- 应尽可能使用治疗药物监测

2. 低体重

另一个极端是，老年人可能出现体重较轻，特别是当患者患有慢性疾病时会出现严重营养不足时。描述低体重患者的药物剂量的数据有限，一般来说，标准药物剂量或剂量范围下限的剂量应该是适当的。但应谨慎使用固定剂量的抗凝药物（如低分子肝素），因为通常用于预防的标准剂量，实际上可能达到治疗性抗凝水平。

（三）肾功能不全

重症老年患者出现肾功能不全的情况较为常见，且年龄的增长与肾功能下降之间存在有明确的相关性。一项研究表明，65 岁及以上年龄，是急性肾损伤的独立危险因素 [优势比（OR）= 1.5，95%CI 1.16～1.92][32]。

在 ICU 中估计肾功能最常用的方法是内生肌酐清除率。然而，该方法在老年 ICU 患者中的有效性较差，因为该指标主要依赖于血清肌酐浓度。肌酐对肾小球滤过率的变化不是很敏感，因此很难及时识别急性肾功能不全。此外，血清肌酐也受身体肌肉质量的影响，导致多数老年患者的肌酐清除率降低。如果使用常规范围来解释血清肌酐浓度，这可能会导致对肌酐清除率的错误评估。为了解决这个问题，一些机构将血清肌酐低值设置为 1mg/dl。然而，研究表明，这种做法将低估肌酐清除率，因此应该避免，因为它可能导致药物治疗剂量不足 [33, 34]。

许多合并肾功能不全的老年 ICU 患者将需要肾脏替代治疗（renal replacement therapy，RRT）。RRT 的药物清除率取决于多种因素，如药物的分布容积、蛋白结合程度、分子量、RRT 的持续时间和强度等。临床医生必须明确治疗方案，特别是透析流量，因为这将显著影响药物的清除。临床实践和指南的给药建议之间的差异，可能导致对体外药物清除的高估或低估，从而增加治疗失败或药物不良反应的可能性。

部分资料有助于患者在 RRT 时，对药物剂量进行调整，但每个参考文献推荐的剂量存在很大的差异 [35-37]。许多推荐剂量是基于使用旧的透析膜的研究，这些透析膜的渗透性较差；或从非重症患者或慢性肾病患者的药代动力学数据推断出来的。这一点很重要，因为慢性肾病患者也有非肾脏清除机制受损，而在急性肾损伤患者中，可能保留了非肾脏清除机制。这些因素能导致使用亚胺培南、

美罗培南和万古霉素等抗生素的药物剂量不足[38]。事实上，一些报道已经证明，通常RRT推荐的剂量无法达到药效学目标[39]。老年急性肾损伤（acute kidney injury，AKI）或RRT患者的给药原则见表3-5。

表3-5　AKI 或接受 RRT 治疗的老年患者药物剂量调整原则

- 血清肌酐值不会随着年龄的增长而增加，因为肌酐的产生（与肌肉质量成正比）以与肌酐的肾脏清除率近乎相同的速度下降
- 由于浓缩尿液的能力下降，老年患者更容易脱水。脱水与利尿药的使用，可能导致更高的药物毒性倾向
- 在 ICU 中使用的许多药物都有活性代谢物，可在肾功能衰竭时蓄积（如吗啡、咪达唑仑）。这些代谢物可能会产生药理效应并导致不良反应
- 在对 AKI 患者进行剂量调整时，临床医生应首先考虑如果肌酐清除率正常，起始剂量是多少
- 诸如疾病严重程度、药物适应证、不良反应和患者特异性药代动力学（如肥胖）等因素，应包括在药物剂量策略中
- 在为接受连续 RRT 的患者开具 β 内酰胺类抗生素时，应考虑使用负荷剂量和延长输注，以提高达到药效学目标的可能性
- 在连续 RRT 中，影响药物剂量的重要因素之一是处方（和输送的）流量，也称为连续 RRT 剂量
- 临床医生必须检查可能由于过滤器凝血、回路变化或患者外出手术而导致的连续 RRT 中止。这些可导致体外药物清除率显著降低

（四）肝功能障碍

肝功能发生障碍时，药物剂量的调整具有挑战性，因为一般无法估计肝功能。虽然存在检测肝细胞变化［如天冬氨酸转氨酶（aspartate aminotransferase，AST）、丙氨酸转氨酶（alanine aminotransferase，ALT）］和评估合成功能［如国际标准化比值（international normalized ration，INR）］的检查，但这些都不能反映肝脏代谢药物的能力。一些药物可以根据 Child-Pugh 评分进行调整，但对使用该策略

的常用 ICU 药物的具体建议有限。然而，在肝功能障碍变为中度（B 类）或严重（C 类）受损之前，通常不建议调整剂量[40]。

肝功能障碍引起的药代动力学变化与药物代谢、血浆蛋白合成和（或）肝血流的减少有关。肝脏药物清除通常根据对肝血流的依赖（即高提取药物）或药物代谢酶（即低提取药物）的活性进行分类。在与肝血流减少相关的情况下，具有高提取程度的药物有望使生物利用度增加，而清除率降低。对于口服的药物，应减少初始剂量和维持剂量。对于静脉注射的药物，只需要减少维持剂量。对于低提取药物，代谢更多地依赖于与白蛋白的结合程度和代谢酶（如 CYP_{450}）的活性。所有 CYP_{450} 酶并不同步下降，这使事实更加复杂。相反，已经被描述为一个顺序渐进的模型[41]。根据这个模型，患者轻度肝功能障碍会导致 CYP_{2C19} 活性下降，但 CYP_{1A2}、CYP_{2D6} 和 CYP_{2E1} 将持续存在。随着肝功能障碍水平变得更加严重，CYP_{1A2} 活性持续下降，随后 CYP_{2D6} 活性降低。CYP_{2E1} 活性保持相对稳定，直至出现肝失代偿或肝肾综合征。肝功能障碍的给药原则见表3-6。

六、药物/疾病特异性药物治疗的问题

（一）镇痛与镇静

疼痛和不适在重症老年人中很普遍，因此需要进行 24h 的评估和治疗。疼痛的自我评估被认为是这一人群中疼痛评估的参考标

表 3-6　**肝功能衰竭的老年患者药物剂量调整原则**

- 在肝功能衰竭的患者中，与白蛋白高度结合的药物，其游离或未结合部分更高
- 肝功能衰竭会导致水溶性药物的分布容积增加，导致峰浓度较低。因此可能需要更高的负荷剂量
- CYP_{450} 代谢的改变，将根据特定的 CYP 亚基和肝功能不全的程度而有所不同
- 诸如葡萄糖醛酸化等结合反应受肝病的影响较小。因此，苯二氮䓬类药物（如奥沙西泮、劳拉西泮和替马西泮）的清除率不会降低，而地西泮和咪达唑仑（经历 I 期反应）的清除率会降低
- 肝病与襻利尿药和 β 受体拮抗药等药物的药效反应降低有关。相比之下，阿片类镇痛药，抗焦虑药和镇静药的治疗效果有望增强
- 肝硬化患者对非甾体抗炎药（NSAID）的肾脏不良反应更敏感
- 对于慢性肝病患者，高提取率药物的口服生物利用度可以显著提高。初始剂量和维持剂量均应调整
- 对于静脉给药的高提取率药物，由于肝血流量减少，肝脏疾病的清除率可能会降低。应调整维持剂量
- 低提取药物的清除将取决于特定途径、肝功能不足的程度，以及药物的未结合部分

准。2013 年"疼痛、躁动和精神错乱（pain，agitation，and delirium，PAD）指南"建议，如果患者无法进行语言表达，可使用行为疼痛量表或重症疼痛观察工具[42]。大多数 ICU 患者可以成功地接受间歇性阿片类药物治疗，一些患者可能需要持续注射阿片类药物，特别是当使用镇痛 - 镇静方法进行镇痛管理时。老年人尤其容易发生镇静药相关性昏迷和谵妄，特别是在使用苯二氮䓬类药物时。越来越多的证据表明，优先使用阿片类药物的方法更安全，并与改善患者预后相关[42]。尽管有强有力的证据表明，保持轻度镇静状态的患者病情有所改善（如谵妄减少、机械通气时间更短、创伤后应激障碍减少），但过度镇静仍然是许多 ICU 关注的主要问题。应避免在所有老年人进行深度镇静，特别是昏迷患者，除非是实现治疗目标的需要，因为即使

在这种状态下，短时间深度镇静也与死亡率增加有关[42, 43]。

ABCDEF 方法（评估、预防和管理疼痛，自发觉醒试验和自发呼吸试验，药物选择，谵妄评估、预防和管理，早期行动和锻炼，家庭参与和授权）已被证明可以改善老年人的短期和长期结果，并帮助患者恢复到进入 ICU 前的功能和认知状态[2, 42, 44]。需要强调的是，适当选择镇痛和镇静治疗（如果需要），只是影响老年人离开 ICU 后认知和功能状态的一个因素。

在老年人中选择阿片类药物和镇静治疗时，考虑潜在的不良事件是最重要的标准，因为与非 ICU 环境相比，这些药物的剂量更大，用药时间更长[45]。在 ICU 中，这些药物的不良事件很常见，因为与在 ICU 外相比，用药剂量更大，用药时间更长。此外，重症患者有更严重的器官功能障碍（如肾、肝）发生率，这可能导致药物浓度增高。受体后结合改变、受体下调和脑功能障碍等因素，可能会显著改变 ICU 患者对这些药物的反应，心功能障碍可能会增加发生心律失常和低血压的风险[45]。镇静药注射配方中的佐剂（如劳拉西泮静脉制剂中的丙二醇）可能导致额外的毒性作用。

芬太尼是一种合成阿片类药物，比吗啡更安全，因为它能减少低血压和支气管痉挛，而且其清除不受肾功能不全的影响[46]。据报道，芬太尼会引起肌肉僵硬和心动过缓。急性镇痛应避免使用芬太尼贴片，因为使用贴片后达到峰值效果的时间长达 24h，并且在贴剂移除后药效仍会持续。氢吗啡酮的半衰期为 2~3h，

同时也会经历类似于吗啡的葡萄糖醛酸化反应。然而，产生的氢吗啡酮−3−葡萄糖醛酸代谢物是不活跃的，使氢吗啡酮成为终末期肾病患者的首选阿片类药物。氯胺酮和其他非阿片类镇痛药，如对乙酰氨基酚正在 ICU 越来越多地使用，以减少阿片类药物的使用和与阿片类药物使用相关的潜在不良反应（如便秘、呼吸抑制和未来成瘾的风险）[42]。

与苯二氮䓬类药物（如劳拉西泮和咪达唑仑）相比，异丙酚和右美托咪定在停药后，神经功能恢复更快、机械通气时间更短[47]。此外，考虑到使用苯二氮䓬类药物是谵妄的公认危险因素[48, 49]，2013 年 PAD 指南建议对需要持续镇静的老年人使用异丙酚或右美托咪定是更明智的选择[42]。

异丙酚是一种静脉注射全麻药物，具有快速起效和快速清除的特点，因此为临床医生提供了一种比其他药物更可靠的镇静选择。异丙酚在超高龄老年人中，作用的持续时间更长，其主要安全问题是会导致心动过缓、低血压、高甘油三酯血症和异丙酚相关输注综合征（propofol-associated infusion syndrome，PRIS）。老年人使用丙泊酚时不应该静脉推注，剂量也不应 > 60μg/（kg·min）。每周至少检查两次血清甘油三酯水平。当患者有突发性低血压、代谢性酸中毒和心衰的临床表现时，应当停用异丙酚，因为这些是 PRIS 的早期和更常见的表现。

右美托咪定是一种中枢作用的 α_2 受体激动药，具有镇静和镇痛特性，但对呼吸驱动没有影响[42]。老年人应用时更容易出现心动过缓和（或）低血压，特别是对于严重充血性心力衰竭的患者，因此起始剂量不宜超过 0.2μg/（kg·h），并小心向上滴定。右美托咪定对躁动型谵妄或因严重酒精戒断而入院的老年人特别有效。

（二）谵妄

谵妄是一种以急性发作的脑功能障碍为特征的综合征，并伴有精神状态的改变或波动、注意力不集中、思维混乱或意识水平的改变[50, 51]。年龄是导致谵妄重要的潜在危险因素之一。超过 1/3 的老年人在入院时患有谵妄。在 ICU 中的老年人应使用有效的筛查工具，每个班次至少进行一次谵妄评估[42]。ICU 谵妄的治疗选择仍然有限[52, 53]。因此，临床医生应关注谵妄预防和风险降低策略[42]。许多诱发因素，如患者的制动、患者约束的应用、过度的环境噪音，以及 ICU 没有窗户、时钟或其他有不利于判断方向和昼夜的特征，都是重要影响因素，对临床医生决策很重要[54]。

据报道，许多药物可导致重症患者出现谵妄[43]（表 3–7）。由于在 ICU 中会应用大量药物，以及经常存在可能影响药物反应的

表 3–7　减少药物相关的谵妄的策略

- 避免使用多种药物，并确保药物剂量适当
- 考虑药物戒断效应（尤其是苯二氮䓬类药物）
- 尽可能避免使用抗胆碱能药物
- 尽可能避免使用苯二氮䓬类药物（包括助眠药）
- 尽可能避免使用非苯二氮䓬类助眠药
- 使用最低的有效皮质类固醇剂量
- 使用最低的有效阿片类药物剂量来控制疼痛 / 优化非阿片类镇痛
- 尽可能避免使用甲氧氯普胺
- 如果使用左乙拉西坦后出现谵妄，请考虑选择其他抗惊厥药
- 重新评估持续抗生素治疗的必要性
- 监测利尿药治疗脱水和（或）电解质异常的迹象

器官功能障碍，因此出现谵妄并不奇怪。存在脓毒症或脑卒中等可能会损害血脑屏障完整性的情况，以及使用具有精神活性的药物，可能经常导致患者出现谵妄[43]。在进入 ICU 时，会停止服用居家时服用的药物，如苯二氮䓬类药物和阿片类药物，可能会导致戒断综合征，其症状与谵妄相似。

越来越多的时间依赖性多变量分析已经发表，这些分析结合了马尔可夫模型，重点关注药物暴露（如苯二氮䓬类、皮质类固醇和抗胆碱药）与每天从清醒和非昏迷状态转变为第二天谵妄的概率之间的关联[48, 49, 55-57]。2006 年，一项对 198 名成人机械通气进行的研究发现，使用劳拉西泮是每日向谵妄转变的独立危险因素（OR=1.2，95%CI 1.1～1.4，P=0.003）[48]。最近一项对 1112 名重症成年人的分析发现，咪达唑仑是每日向精神错乱转变的独立危险因素（OR=1.04，95%CI 1.02～1.05，$P < 0.001$，服用咪达唑仑 5mg/d）[49]。后一项研究表明，对于清醒且无谵妄的患者，每给予 5mg 咪达唑仑后，该患者就有 4% 的概率在第二天出现谵妄。鉴于使用苯二氮䓬类药物发生谵妄的风险存在剂量依赖性，临床医生应采用一定策略以减少苯二氮䓬类药物的每日用量。使用与谵妄相关性较少的镇静药，如右美托咪定或异丙酚的效果更好[42]。

一项对 520 名因急性肺损伤（acute lung injury，ALI）行机械通气的成人的分析发现，全身使用皮质类固醇与从非谵妄、非昏迷状态到谵妄状态的转变显著相关[55]。然而，在对 1112 名患者进行的大样本分析中，患者在 ICU 的治疗期间，有 35% 的时间会接受皮质类固醇类药物治疗，中位数的泼尼松等效剂量为 50mg（25～75mg），皮质类固醇给药与每日向谵妄的转变无关（OR=1.08，每增加 10mg 泼尼松当量给药，95%CI 0.89～1.32）[56]。无论老年人使用皮质类固醇后导致谵妄的确切风险如何，ICU 临床医生应继续每天评估患者，以确保他们接受最低有效剂量。

胆碱能缺乏症传统上被描述为谵妄发生的一个重要机制。然而，在对 1112 名重症成人的前瞻性研究中，使用抗胆碱能药物量表（anticholinergic drug scale，ADS）每天计算抗胆碱能药物负荷，ADS 评分增加 1 个单位，第二天发生谵妄的概率无显著增加（OR=1.05，95%CI 0.99～1.10）[57]。虽然重症患者没有强抗胆碱能特性的药物作为首选，但本研究的结果表明，重症患者使用抗胆碱能药物与谵妄之间的联系可能不像以前认为的那么显著。

尽管支持使用抗精神病药物的证据有限[52, 53]，但超过 10% 的 ICU 患者都在应用，且通常是高剂量和过剂量的[58]。在开具处方的治疗环境内和环境外，继续使用新研发的抗精神病药物是常见的[58, 59]。此外，躁动的谵妄患者也可能开始服用苯二氮䓬类药物、阿片类药物或镇静类抗惊厥药，如苯巴比妥。这些因素使得谵妄成为重症老年人多药治疗的重要因素。短期的抗精神病药物可能适合治疗躁动，特别是担心出现呼吸抑制的患者。最近的研究表明，低剂量氟哌啶醇可以减少谵妄或亚症状性谵妄患者的躁动[60, 61]。除了不良反应（即心动过缓和低血压）以外，获取成本较高以及需要在监测的环境下持续输注通常也会妨碍右美托咪定的使用[62]。在失眠的患者中，夜间服用抗精神病药物可能有一定作用，因为与苯二氮䓬类药物或异丙酚相比，抗精神病药物对睡眠结构（一个重要的预后决定因素）影响更小[63]。

（三）抗凝

在年轻人和老年人之间，开始抗凝治疗以预防或治疗静脉血栓形成的风险 - 收益决定是相似的。然而，不良反应风险的增加，加之重症疾病中存在的药代动力学变异性，使得为 ICU 中的老年人提供安全有效的抗凝治疗具有挑战性。老年人可能对华法林的作用更为敏感，这可能与受体敏感性、低白蛋白血症、营养不良或膳食中维生素 K 摄入量减少有关。与年龄相关的肾功能下降可能导致药物的累积和出血增加，因为许多抗凝药物被肾脏清除（如低分子肝素、磺达肝癸钠和达比加群）。磺达肝癸钠禁止用于肌酐清除率小于 30ml/min 的患者[64]。在 75 岁以上的患者中，达比加群和利伐沙班均与胃肠道出血风险增加相关[65, 66]。达比加群胶囊不能打开，因此，对于不能吞咽的患者，很难给药。

快速抗凝拮抗在创伤和（或）跌倒中的重要性已经在前面描述过[67]。指南建议含有四种因子的凝血酶原复合物可用于逆转抗因子 Ⅹa 抑制药（如利伐沙班、阿哌沙班和依度沙班），但支持这种做法的数据有限[68]。伊达鲁珠单抗最近被证明可以快速和完全拮抗达比加群[69]。虽然这项研究并不只适用于老年人，但中位年龄为 77 岁（范围为 48—93 岁），只有 13% 的人的肌酐清除率为 30ml/min 或更

低。未来还需要进行大规模的药理流行病学研究，来确定这些药物在老年患者中的疗效和出血风险。

（四）胃肠道

便秘常发生在老年 ICU 患者中，并与严重的发病率相关[70]。超过 50% 长期入住医疗机构的患者（平均年龄 88 岁），即经常转回 ICU 的人群，每天至少服用一次泻药，其中超过 50% 的患者每月服用超过 60 剂[71]。因此，当老年患者收入 ICU 时，仔细记录用药史很重要，因为便秘是几种常规使用药物（如阿片类镇痛药、抗胆碱能药物、钙补充剂、铁补充剂）的常见不良反应。当发生便秘时，建议使用膨胀剂（如车前草）、渗透性泻药（如 PEG3350）和刺激性泻药（如比沙可啶、番泻叶）[72]。建议对高危患者（如常规接受阿片类药物治疗的患者）进行预防性泻药治疗[73]。

用于预防应激性溃疡的抑酸治疗广泛应用于 ICU，质子泵抑制剂（proton pump inhibitor，PPI）是最常用的药物[74]。然而，与 PPI 使用相关的不良反应，可能会严重损害老年患者的治疗。一些研究表明，使用 PPI 治疗会增加艰难梭菌感染的风险[75]，这似乎与剂量和持续时间有关[76]。一些报道表明，PPI 也与肺炎风险增加有关[77]。最后，PPI 的使用与骨折、骨质疏松、痴呆和慢性肾病有关[78, 79]。虽然这些不良影响似乎与长期使用有关，但考虑到很多患者在接受抗酸治疗的过程中意外出院，这种风险不容忽视[4]。一项研究甚至表明，接受 PPI 治疗后出院的老年患者 1 年死亡率更高[80]。因此，应对重症

患者进行适当的胃肠道出血风险筛查，并且向高危患者提供应激性溃疡的预防[74]。

（五）内分泌

血糖异常在老年 ICU 患者中很常见，可能是生理应激、糖尿病、未被识别的糖尿病或开始使用新药物（如糖皮质激素）的结果。在美国，大约 26% 的 65 岁及以上的人群患有糖尿病，在许多人中，是诊断未知的[81, 82]。在门诊，大多数患者使用口服降糖药物进行治疗，但在 ICU 中，胰岛素是控制血糖的首选治疗方法[83, 84]。对于病情不稳定的患者，持续静脉输注胰岛素是达到血糖目标的最佳方法。胰岛素输注能够快速降低血糖，并对临床状态的变化（如体温过低、水肿和休克）、葡萄糖摄入中断和提供肠内 / 肠外营养做出反应。皮下胰岛素可能是一些 ICU 患者的替代方案，特别是那些临床稳定或准备转出 ICU 的患者。对于 NPO 或口服摄入不足的患者，首选基础加校正胰岛素方案（如甘精胰岛素加常规胰岛素）[83]。对于耐受口服饮食的患者，建议采用由长效胰岛素（如甘精胰岛素）和短效胰岛素组成的基础推注治疗方案，强烈建议不单独使用大剂量胰岛素。

对目标血糖范围的建议各不相同，但美国重症医学会的指南指出，胰岛素治疗应采取滴定的方式，以保持葡萄糖浓度低于 150mg/dl 和绝对低于 180mg/dl[85]。应仔细考虑预防低血糖，因为即使是单次的低血糖发作也与不良预后相关[86]。特别是老年患者，由于胰岛素缺乏、进行性肾功能不全、胰岛素敏感性的变化、激素调节 / 反调节减慢和肠道吸收减慢，导致发生低血糖的风险增加[81]。

（六）感染

有超过一半的 ICU 患者接受抗生素治疗，老年人的使用率更高[87]。老年患者通常表现出一些需要调整剂量的药代动力学特征（如清除率减少、分布容积降低），但需要仔细评估，以确保达到足够的血清浓度。一些研究表明，在重症成人患者中，标准剂量可能无法达到足够高的浓度，从而难以达到与临床有效相关的既定药效学目标[88-90]。在一项研究中，未达到曲线下目标面积（area under the curve，AUC）的患者的万古霉素剂量：第一天的最小抑菌浓度（minimum inhibitory concentration，MIC）目标与临床失败的风险增加相关[91]。这些数据突出了重症患者早期、积极给药的重要性，特别是在通常被认为是安全的药物时（如青霉素、头孢菌素等）。

在为老年重症患者制订抗菌方案时，无论患者年龄如何，给药原则应相同[9]。在适用的情况下（如基于当地抗生素谱、实际培养物和敏感性等的相似敏感性），具有良好安全性的药物应该优先于那些治疗窗口较窄的药物。有必要仔细评估肾功能，基于肾功能不全而降低剂量的决定，必须包括对做出这种调整的总体风险收益的仔细评估。医生应认识到，重症患者的肾功能估计往往不准确，而且剂量不足的后遗症可能比过量用药的潜在不良反应更严重。在剂量下降至调整阈值时，应考虑采取更积极的方法（即更高剂量），特别是对于具有良好安全性指数的药物。适当时应使用治疗药物监测。

七、改善药物治疗效果的策略

由于老年重症患者的临床数据广泛复杂，且变化迅速，临床医生必须采取实用、系统和有组织的策略来定期审查药物治疗。如果不能避免使用"有风险"的药物，就应该开具该药物的最低剂量。应每天检查所有 ICU 患者的用药情况，以确定可能导致不良事件、药物相互作用或可能不再需要的药物[92]。专业组织及其成员，如美国重症医学会（Society of Critical Care Medicine，SCCM），投入了大量资源，努力制订高质量的临床实践指南和质量改进措施，该指南应纳入所有老年人的常规治疗中[42, 85, 92]。

重症药师现在是多学科 ICU 团队的重要组成部分，在优化药物治疗中发挥着重要作用。重症药师可以确定与药物相关的安全问题，并就老年人群可以停药的情况提供建议[92-94]。大量研究表明，当专职的重症药师在直接参与床边治疗时，可对重症老年人的预后产生积极影响[92, 94]。重症药师不仅能够减少药物不良事件、用药错误和药物费用，而且还可以降低患者死亡率，缩短 ICU 住院时间。

在疾病过程中，在治疗转换时，老年人经历不良事件的风险最高。在整个医疗机构中，维持和准确传达正确的药物信息是医疗机构认证联合委员会的重要国家安全目标[95]。认知障碍患者和每天服用 5 种以上药物（即多药治疗）

者，在 ICU 出院的老年人中占很大比例。在治疗转换期间，他们经历药物不良事件的风险特别高[95]。在收入和转出 ICU 时，护士、药剂师和医生对药物进行记录与核对应是强制性的[9, 96-98]。在这一过程中，应该针对性的关注潜在不合适的药物，如抗精神病药物、阿片类药物、抗胆碱能药物、抗抑郁药、抑酸药物和导致体位性低血压的药物。

八、结论

现在有越来越多的老年人会进入 ICU 治疗，在这种情况下，药物治疗的启动、监测和停止的方式将影响他们的预后。考虑到患者的多种共病、新的终末器官损伤和高频率的有创 / 外科操作，重症老年患者是优化药物治疗的最复杂的患者群体。所有这些因素都可以深刻地影响任何预先规定的药物方案的安全性和有效性，在优化药物治疗相关结果时，必须加以理解和评估。寻求优化老年重症患者药物治疗的临床医生，必须了解 ICU 中使用的所有药物的药理学、药代动力学和比较证据等知识。药物不良事件在 ICU 中很常见，经常会导致患者发病率、死亡率、医疗费用增加。针对这一群体，重症药师可以在优化药物相关结果方面发挥重要作用。应采用药物调节等策略，以减少 ICU 后不必要的药物使用。

[1] Fuchs L, Chronaki CE, Park S, et al. ICU admission characteristics and mortality rates among elderly and very elderly patients. *Intensive Care Med* 2012; **38**(10): 1654–61.

[2] Balas MC, Devlin JW, Verceles AC, et al. Adapting the ABCDEF bundle to meet the needs of patients requiring prolonged mechanical ventilation in the long-term acute care hospital setting: historical perspectives and practical implications. *Semin Respir Crit Care Med* 2016; **37**(1): 119–35.

[3] Cullen DJ, Sweitzer BJ, Bates DW, et al. Preventable adverse drug events in hospitalized patients: a comparative study of intensive care and general care units. *Crit Care Med* 1997; **25**:1289–97.

[4] Scales DC, Fisher HD, Li P, et al. Unintentional continuation of medications intended for acute illness after hospital discharge: a population-based cohort study. *J Gen Intern Med* 2015; **31**:196–202.

[5] Bell CM, Brener SS, Gunraj N, et al. Association of ICU or hospital admission with unintentional discontinuation of medications for chronic diseases. *JAMA* 2011; **306**:840–47.

[6] Budnitz DS, Pollock DA, Weidenbach KN, et al. National surveillance of emergency department visits for outpatient adverse drug events. *JAMA* 2006; **296**(15):1858–66.

[7] Jolivot PA, Hindlet P, Pichereau C, et al. A systematic review of adult admissions to ICUs related to adverse drug events. *Crit Care* 2014; **18**(6):643.

[8] Qato DM, Wilder J, Schumm LP, et al. Changes in prescription and over-thecounter medication and dietary supplement use among older adults in the United States, 2005 vs. 2011. *JAMA Intern Med* 2016; **176**(4):473–82.

[9] Devlin JW, Barletta JF. Principles of drug dosing in the critically ill. In JW Parillo, RP Dellinger, eds., *Critical Care Medicine: Principles of Diagnosis and Management in the Adult* (3rd edn). Philadelphia, PA: Mosby-Elsevier, 2008: 343–76.

[10] Lat I, Micek S, Janzen J, et al. Off-label medication use in adult critical care patients. *J Crit Care* 2011; **26**:89–94.

[11] American Geriatrics Society. Beers Criteria Update Expert Panel: American Geriatrics Society 2015 updated Beers Criteria for potentially inappropriate medication use in older adults. *J Am Geriatr Soc* 2015; **63**: 2227–46.

[12] Morandi A, Vasilevskis EE, Pandharipande PP, et al. Inappropriate medications in elderly ICU survivors: where to intervene? *Arch Intern Med* 2011; **171**(11): 1032–34.

[13] Floroff CK, Slattum PW, Harpe SE, et al. Potentially inappropriate medication use is associated with clinical outcomes in critically ill elderly patients with neurological injury. *Neurocrit Care* 2014; **21**(3):526–33.

[14] Morandi A, Vasilevskis E, Pandharipande PP, et al. Inappropriate medication prescriptions in elderly adults surviving an intensive care unit hospitalizations. *J AmGeriatr Soc* 2013; **61**: 1128–34.

[15] Needham DM, Davidson J, Cohen H, et al. Improving long-term outcomes after discharge from intensive care unit: report from a stakeholders' conference. *Crit Care Med* 2012; **40**(2):502–9.

[16] Stollings JL, Bloom SL, Huggins EL, et al. Medication management to ameliorate post-intensive care syndrome. *AACN Adv Crit Care* 2016; **27**(2):133–40.

[17] Klotz U. Pharmacokinetics and drug metabolism in the elderly. *Drug Metab Rev* 2009; **41**(2):67–76.

[18] Pisani MA. Considerations in caring for the critically ill older patient. *J Intensive Care Med* 2009; **24**(2): 83–95.

[19] Cusack BJ. Pharmacokinetics in older persons. *Am J Geriatr Pharmacother* 2004; **2**(4):274–302.

[20] Mühlberg W, Platt D. Age-dependent changes of the kidneys: pharmacological implications. *Gerontology* 1999; **45**(5): 243–53.

[21] Oskvig RM. Special problems in the elderly. *Chest* 1999; **115**(Suppl 5): S158S–64.

[22] Turnheim K. When drug therapy gets old: pharmacokinetics and pharmacodynamics in the elderly. *Exp Gerontol* 2003; **38**(8): 843–53.

[23] Akhtar S, Ramani R. Geriatric pharmacology. *Anesthesiol Clin* 2015; **33**(3):457–69.

[24] Bowie MW, Slattum PW. Pharmacodynamics in older adults: a review. *Am J Geriatr Pharmacother* 2007; **5**(3):263–303.

[25] ElDesoky ES. Pharmacokinetic-pharmacodynamic

crisis in the elderly. *Am J Ther* 2007; **14**(5):488–98.

[26] Naples JG, Hanlon JT, Schmade KE, et al. Recent literature on medication errors and adverse events in older adults. *J Am Geriatr Soc* 2016; **64**(2):401–8.

[27] Nebeker JR, Barach P, Samore MH. Clarifying adverse drug events: a clinician's guide to terminology, documentation, and reporting. *Ann Intern Med* 2004; **140**(10):795–801.

[28] Cook RI, Render M, Woods DD. Gaps in the continuity of care and progress on patient safety. *BMJ* 2000; **320**:791–94.

[29] Nasraway SA Jr, Albert M, Donnelly AM, et al. Morbid obesity is an independent determinant of death among surgical critically ill patients. *Crit Care Med* 2006; **34**(4):964–70.

[30] Erstad BL. Dosing of medications in morbidly obese patients in the intensive care unit setting. *Intensive Care Med* 2004; **30**(1):18–32.

[31] Alobaid AS, Hites M, Lipman J, et al. Effect of obesity on the pharmacokinetics of antimicrobials in critically ill patients: a structured review. *Int J Antimicrob Agents* 2016; **47**(4):259–68.

[32] de Mendonça A, Vincent JL, Suter PM, et al. Acute renal failure in the ICU: risk factors and outcome evaluated by the SOFA score. *Intensive Care Med* 2000; **26**(7):915–21.

[33] Winter MA, Guhr KN, Berg GM. Impact of various body weights and serum creatinine concentrations on the bias and accuracy of the Cockcroft-Gault equation. *Pharmacotherapy* 2012; **32**(7):604–12.

[34] Wilhelm SM, Kale-Pradhan PB. Estimating creatinine clearance: a meta-analysis. *Pharmacotherapy* 2011; **31**(7):658–64.

[35] Scoville BA, Mueller BA. Medication dosing in critically ill patients with acute kidney injury treated with renal replacement therapy. *Am J Kidney Dis* 2013; **61**(3):490–500.

[36] Heintz BH, Matzke GR, Dager WE. Antimicrobial dosing concepts and recommendations for critically ill adult patients receiving continuous renal replacement therapy or intermittent hemodialysis. *Pharmacotherapy* 2009; **29**(5):562–77.

[37] Aronoff GR, Bennett WM, Berns JS, et al. *Drug Prescribing in Renal Failure: Dosing Guidelines for Adults and Children* (5th edn). Philadelphia, PA: American College of Physicians, 2007.

[38] Vilay AM, Churchwell MD, Mueller BA. Clinical review: drug metabolism and nonrenal clearance in acute kidney injury. *Crit Care* 2008; **12**(6):235.

[39] Lewis SJ, Mueller BA. Antibiotic dosing in patients with acute kidney injury: "enough but not too much." *J Intensive Care Med* 2016; **31**(3):164–76.

[40] Halilovic J, Heintz BH. Antibiotic dosing in cirrhosis. *Am J Health Syst Pharm* 2014; **71**(19):1621–34.

[41] Verbeeck RK. Pharmacokinetics and dosage adjustment in patients with hepatic dysfunction. *Eur J Clin Pharmacol* 2008; **64**(12):1147–61.

[42] Barr J, Fraser GL, Puntillo K, et al. Clinical practice guidelines for the management of pain, agitation and delirium in adult ICU patients. *Crit Care Med* 2013; **41**(1): 263–30.

[43] Devlin JW, Fraser GL, Riker RR. Drug-induced coma and delirium. In J Papadopoulos, B Cooper, S Kane-Gill, S Mallow-Corbett, J Barletta, eds., *Drug-Induced Complications in the Critically Ill Patient: A Guide for Recognition and Treatment* (1st edn). Chicago, IL: Society of Critical Care Medicine, 2011.

[44] Balas MC, Vasilevskis EE, Olsen KM, et al. Effectiveness and safety of the awakening and breathing coordination, delirium monitoring/management, and early exercise/mobility bundle. *Crit Care Med* 2014; **42**:1024–36.

[45] Devlin JW, Mallow-Corbett S, Riker RR. Adverse drug events associated with the use of analgesics, sedatives, and antipsychotics in the intensive care unit. *Crit Care Med* 2010; **38**(Suppl 6):S231–43.

[46] Devlin JW, Roberts RJ. Pharmacology of commonly used analgesics and sedatives in the ICU: benzodiazepines, propofol, and opioids. *Anesthesiol Clin* 2011; **29**(4): 567–85.

[47] Fraser GL, Devlin JW, Worby CP, et al. Benzodiazepine versus nonbenzodiazepinebased sedation for mechanically ventilated, critically ill adults: a systematic review and meta-analysis of randomized trials. *Crit Care Med*. 2013; **41**(9; Suppl 1):S30–38.

[48] Pandharipande PP, Shintani A, Peterson J, et al. Lorazepam is an independent risk factor for transitioning to delirium in intensive care unit patients. *Anesthesiology* 2006; **104**(1):21–26.

[49] Zaal IJ, Devlin JW, Hazelbag M, et al. Benzodiazepine-associated delirium in critically ill adults. *Intensive Care Med* 2015; **41**:2130–37.

[50] Ely EW, Shintani A, Truman B, et al. Delirium as a predictor of mortality in mechanically ventilated patients in the intensive care unit. *JAMA* 2004; **291**: 1753–62.

[51] Salluh JI, Wang H, Scheider EB, et al. Outcome of delirium in critically ill patients: systematic review and meta-analysis. *BMJ* 2015; **350**: H2538.

[52] Neufeld KJ, Yue J, Robinson TN, et al. Antipsychotic medication for prevention and treatment of delirium in hospitalized adults: a systematic review and meta-analysis. *J Am Geriatr Soc* 2016; **64**(4):705–14.

[53] Serafim RB, Bozza FA, Soares M, et al. Pharmacologic prevention and treatment of delirium in intensive care patients: a systematic review. *J Crit Care* 2015; **30**:799–807.

[54] Trogrlić Z, van der Jagt M, Bakker J, et al. A systematic review of implementation strategies for assessment, prevention, and management of ICU delirium and their effect on clinical outcomes. *Crit Care* 2015; **19**:157.

[55] Schreiber MP, Colantuoni E, Bienvenu OJ, et al. Corticosteroids and transition to delirium in patients with acute lung injury. *Crit Care Med* 2014; **42**(6):1480–86.

[56] Wolters AE, Veldhuizjzen DS, Zaal IJ, et al. Systemic corticosteroids and transition to delirium in critically ill patients. *Crit Care Med* 2015; **43**(12):e585–88.

[57] Wolters AE, Zaal IJ, Veldhuijzen DS, et al. Anticholinergic medication use and transition to delirium in critically ill patients: a prospective cohort study. *Crit Care Med* 2015; **43**(9):1846–52.

[58] Marshall J, Herzig SJ, Howell MD, et al. Antipsychotic utilization in the intensive care unit and in transitions of care. *J Crit Care* 2016; **33**:119–24.

[59] Rowe AS, Hamilton LA, Curtis RA, et al. Risk factors for discharge on a new antipsychotic medication after admission to an intensive care unit. *J Crit Care* 2015; **30**:1283–86.

[60] Page VJ, Ely EW, Gates S, et al. Effect of intravenous haloperidol on the duration of delirium and coma in critically ill patients (Hope-ICU): a randomised, double-blind, placebo-controlled trial. *Lancet Respir Med* 2013; **1**:515–23.

[61] Al-Qadheeb NS, Skrobik Y, Schumaker G, et al. Preventing ICU subsyndromal delirium conversion to delirium with low-dose IV haloperidol: a double-blind, placebo-controlled, pilot study. *Crit Care Med* 2016; 583–91.

[62] Reade MC, Eastwood GM, Bellomo R, et al. Effect of dexmedetomidine added to standard care on ventilator-free time in patients with agitated delirium: a randomized clinical trial. *JAMA* 2016; **315**:1460–68.

[63] Pisani MA, Friese RS, Gehlbach BK, et al. Sleep in the intensive care unit. *Am J Respir Crit Care Med* 2015; **191**:731–38.

[64] Arixtra [package insert]. GlaxoSmithKline, Research Triangle Park, NC, August 2009.

[65] Romanelli RJ, Nolting L, Dolginsky M, et al. Dabigatran versus warfarin for atrial fibrillation in real-world clinical practice: a systematic review and meta-analysis. *Circ Cardiovasc Qual Outcomes* 2016; **9**(2): 126–34.

[66] Abraham NS, Singh S, Alexander GC, et al. Comparative risk of gastrointestinal bleeding with dabigatran, rivaroxaban, and warfarin: population based cohort study. *BMJ* 2015; **350**:H1857.

[67] Ivascu FA, Howells GA, Junn FS, et al. Rapid warfarin reversal in anticoagulated patients with traumatic intracranial hemorrhage reduces hemorrhage progression and mortality. *J Trauma* 2005; **59**(5):1131–37.

[68] Frontera JA, Lewin JJ 3rd, Rabinstein AA, et al. Guideline for reversal of antithrombotics in intracranial hemorrhage: a statement for healthcare professionals from the Neurocritical Care Society and Society of Critical Care Medicine. *Neurocrit Care* 2016; **24**(1):6–46.

[69] Pollack CV Jr, Reilly PA, Eikelboom J, et al. Idarucizumab for dabigatran reversal. *N Engl J Med* 2015; **373**(6):511–20.

[70] Gallegos-Orozco JF, Foxx-Orenstein AE, Sterler SM, et al. Chronic constipation in the elderly. *Am J Gastroenterol* 2012; **107**(1):18–25.

[71] Harari D, Gurwitz JH, Avorn J, et al. Constipation: assessment and management in an institutionalized elderly population. *J Am Geriatr Soc* 1994; **42**(9):947–52.

[72] Wald A. Constipation: advances in diagnosis and treatment. *JAMA* 2016; **315**(2):185–91.

[73] Patanwala AE, Abarca J, Huckleberry Y, et al. Pharmacologic management of constipation in the critically ill patient. *Pharmacotherapy* 2006; **26**(7):896–902.

[74] Barletta JF, Kanji S, MacLaren R, et al.

Pharmacoepidemiology of stress ulcer prophylaxis in the United States and Canada. *J Crit Care* 2014; **29**(6):955–60.

[75] Barletta JF, Sclar DA. Use of proton pump inhibitors for the provision of stress ulcer prophylaxis: clinical and economic consequences. *Pharmacoeconomics* 2014; **32**(1):5–13

[76] Barletta JF, El-Ibiary SY, Davis LE, et al. Proton pump inhibitors and the risk for hospital-acquired *Clostridium difficile* infection. *Mayo Clin Proc* 2013; **88**(10): 1085–90.

[77] MacLaren R, Reynolds PM, Allen RR. Histamine-2 receptor antagonists vs. proton pump inhibitors on gastrointestinal tract hemorrhage and infectious complications in the intensive care unit. *JAMA Intern Med* 2014; **174**(4): 564–74.

[78] Gomm W, von Holt K, Thomé F, et al. Association of proton pump inhibitors with risk of dementia: a pharmacoepidemiological claims data analysis. *JAMA Neurol* 2016; **73**(4): 410–16.

[79] Lazarus B, Chen Y, Wilson FP. Proton pump inhibitor use and the risk of chronic kidney disease. *JAMA Intern Med* 2016; **176**(2):238–46.

[80] Maggio M, Corsonello A, Ceda GP, et al. Proton pump inhibitors and risk of 1–year mortality and rehospitalization in older patients discharged from acute care hospitals. *JAMA Intern Med* 2013; **173**(7): 518–23.

[81] American Diabetes Association. Older Adults. *Diabetes Care* 2016; **39**(Suppl 1): S81–85.

[82] Carpenter DL, Gregg SR, Xu K, et al. Prevalence and impact of unknown diabetes in the ICU. *Crit Care Med* 2015; **43**(12):e541–50.

[83] American Diabetes Association. Diabetes care in the hospital. *Diabetes Care* 2016; **39**(Suppl 1):S99–104.

[84] Moghissi ES, Korytkowski MT, DiNardo M, et al. American Association of Clinical Endocrinologists and American Diabetes Association consensus statement on inpatient glycemic control. *Diabetes Care* 2009; **32**(6):1119–31.

[85] Jacobi J, Bircher N, Krinsley J, et al. Guidelines for the use of an insulin infusion for the management of hyperglycemia in critically ill patients. *Crit Care Med* 2012; **40**(12):3251–76.

[86] Krinsley JS, Grover A. Severe hypoglycemia in critically ill patients: risk factors and outcomes. *Crit Care Med* 2007; **35**(10):2262–67.

[87] Magill SS, Edwards JR, Beldavs ZG, et al. Prevalence of antimicrobial use in US acute care hospitals, May–September 2011. *JAMA* 2014; **312**(14):1438–46.

[88] Roberts JA, Ulldemolins M, Roberts MS, et al. Therapeutic drug monitoring of beta-lactams in critically ill patients: proof of concept. *Int J Antimicrob Agents* 2010; **36**(4):332–39.

[89] Roberts JA, Paul SK, Akova M, et al. DALI: defining antibiotic levels in intensive care unit patients. Are current β-lactam antibiotic doses sufficient for critically ill patients? *Clin Infect Dis* 2014; **58**(8): 1072–83.

[90] Taccone FS, Laterre PF, Dugernier T, et al. Insufficient β-lactam concentrations in the early phase of severe sepsis and septic shock. *Crit Care* 2010; **14**(4): R126.

[91] Lodise TP, Drusano GL, Zasowski E, et al. Vancomycin exposure in patients with methicillin-resistant *Staphylococcus aureus bloodstream* infections: how much is enough? *Clin Infect Dis* 2014; **59**(5): 666–75.

[92] Lewin JJ, Devlin JW. Critical care pharmacy practice. In University of the Sciences in Philadelphia, ed., *Remington*: *The Science and Practice of Pharmacy* (22nd edn). Philadelphia, PA: University of the Sciences in Philadelphia, 2012.

[93] Society of Critical Care Medicine. ICU liberation campaign, 2016, available at www.iculiberation.org (accessed May 28, 2016).

[94] Preslaski CR, Lat I, MacLaren R, et al. Pharmacist contributions as members of the multidisciplinary ICU team. *Chest* 2013; **144**(5):1687–95.

[95] Hume AL, Kirwin J, Bieber HL, et al., for the American College of Clinical Pharmacy. Improving care transitions: current practice and future opportunities for pharmacists. *Pharmacotherapy* 2012; **32**(11):e326–37.

[96] Scott IA, Hilmer SN, Reeve E, et al. Reducing inappropriate polypharmacy: the process of deprescribing. *JAMA* 2015; **11**: 852–57.

[97] Varkey P, Cunningham J, O'Meara J, et al. Multidisciplinary approach to inpatient medication reconciliation in an academic setting. *Am J Health Syst Pharm* 2007; **64**: 850–54.

[98] Rodehover C, Fearing D. Medication reconciliation in acute care: ensuring an accurate drug regimen on admission and discharge. *Jt Comm J Qual Patient Saf* 2005; **31**:406–13.

第 4 章　老年呼吸重症
Respiratory Critical Care in the Elderly

Jonathan M. Siner　Margaret A. Pisani　著

陈铭铭 译　朱 然 校

要 点

- 急性呼吸窘迫综合征的发病率随年龄增长而增加，可能与脓毒症发病率随年龄增长而增加有关。
- 与年龄相关的肺功能变化包括用力肺活量（FVC）、1 秒用力呼气量（FEV_1）和动脉氧分压（PaO_2）降低，以及动脉肺泡（A-a）氧分压差增加。
- 随着年龄的增长，肺栓塞的发生率和死亡率都会增加。
- 目前尚无关于老年患者最佳通气模式的具体指南。
- 对于患有呼吸机相关性肺炎的老年患者，误吸或微误吸通常是主要原因。
- 治疗呼吸机相关性肺炎患者时，应遵循当地医院的抗菌谱。

一、概述

呼吸系统疾病是老年患者进入 ICU 的主要原因，是与潜在呼吸系统疾病相关的严重并发症，对患者预后有重大影响。急性呼吸衰竭的发病率随着年龄的增长而急剧增加[1]。在美国，老年人（定义为 65 岁以上）占 ICU 住院人数的近 50%[2, 3]。在所有接受机械通气的 ICU 患者中，125 000 名患者存活出院。这些生存者中有 50% 最终被重新收入医院，30%～60% 的患者在 6 个月内死亡。有趣的是，也有证据表明，老年人在 ICU 中的治疗强度更高，这可能是死亡率下降的原因[2]。因此，了解患有呼吸系统疾病的老年人的相关问题，有助于为他们提供恰当的医疗和准确的预后判定[4, 5]。

二、背景：呼吸生理和年龄

随着年龄的增长，呼吸系统会发生许多

变化，这些变化会减少储备，并对个人耐受重症疾病的程度产生巨大影响。表 4-1 列出了呼吸生理学中一些与年龄相关的变化。与年龄相关的呼吸功能改变定义为呼吸肌力量减弱、肺弹性回缩力减弱和胸壁顺应性降低[6]。由于多种相互关联的生理变化，如骨质疏松症、驼背和关节活动性降低（如肋骨脊椎关节），导致通气储备随着年龄的增长而显著降低。这些变化共同导致肺容积减少和肺与胸壁整体顺应性降低[7]。由于弹性蛋白结构和弹性蛋白 – 胶原比值的变化，弹性下降，导致肺顺应性增加[8, 9]。肺顺应性增加和胸壁顺应性降低的组合，使总肺容量保持不变，但由此导致的残气量增加意味着肺活量减少，同时伴有呼气流速降低，如 1 秒用力呼气量（FEV$_1$）[8]。与年龄相关的 FEV$_1$ 每年下降 10～30ml，40 岁后，会伴随有弥散能力

表 4-1　年龄相关呼吸系统改变

- 肺活量（VC）下降
- 1 秒用力呼气量（FEV$_1$）减少
- 功能残气量（FRC）增加
- 残气量（RV）增加
- 肺的弹性回缩减少
- 动脉氧分压（PaO$_2$）降低
- 动脉 – 肺泡（A-a）氧梯度增加
- 胸壁僵硬、驼背
- 呼吸肌力量下降
- 呼吸中枢对缺氧和高碳酸血症的敏感性降低

下降[10, 11]（图 4-1）。这些限制意味着运动或疾病期间增加的每分通气量的需求，在很大程度上靠增加呼吸频率来满足。此外，由于年龄相关的胸壁顺应性降低比例大于肺顺应性增加比例，呼吸系统的净顺应性是降低的，因此，与年轻患者相比，老年患者静息呼吸功增加，膈肌和腹肌对呼吸功的贡献比例大于胸腔肌肉[12]。

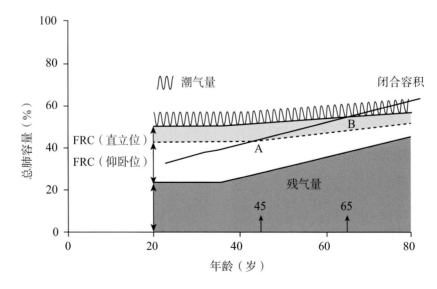

▲ 图 4-1　肺容积和容量随着老化的改变

残气量和功能残气量（FRC）随着年龄的增加而增加，而总肺容量保持不变。闭合容积随着年龄的增长而增加，约 45 岁时在仰卧位超过 FRC，约 65 岁时在直立位超过 FRC。经许可转载，改编自 Corcoran TB, Hillyard S. Cardiopulmonary aspects of anaesthesia for the elderly. *Best Pract Res Clin Anaesthesiol* 2011；25；329–54.

肌肉和骨骼关系随年龄发生的改变会损伤呼吸肌的性能，肺弹性回缩力降低会导致 FRC 增加[12]。呼吸肌状态与营养状况和瘦体重有关；因此，营养不良会降低呼吸肌力量和最大通气量[13]。年龄与呼吸肌功能和步行能力的降低显著相关[14]。健康老年人的膈肌力量会逐渐下降（25%）。呼吸肌对分级运动的反应研究表明，与年轻人相比，老年人在低级别运动中，膈肌运动和快速浅呼吸的参与度更高[15]。气体交换、死腔和分流的增加，以及弥散能力的降低与年龄的增长有关[16]。据估计，动脉氧分压（PaO_2）每年以 0.35mmHg 的平均速率下降。室内吸空气状态下平均动脉氧分压从 20 岁时的 95mmHg，下降至 80 岁时的 70mmHg 以下。这些变化是由通气 / 灌注（V/Q）失调程度增加，以及肺内分流（在较小程度上）引起的。在严重呼吸损伤［如急性呼吸窘迫综合征（acute respiratory distress syndrome，ARDS）］的环境下，这些变化可能会减少二氧化碳的清除和氧合。一项与年龄相关的闭合容积大小研究发现，老年受试者闭合容积增加[17]。除了肺功能的生理变化外，呼吸中枢神经系统（central nervous system，CNS）的神经感觉和调节反应也随年龄变化。老年受试者对低氧和高碳酸血症的通气反应显著降低，对高碳酸血症和低氧血症的阻断压反应降低幅度相似。中枢神经系统传出控制的改变，被认为是继发于老年人呼吸驱动不足[18]。

老年人容易同时患有影响呼吸系统的并发症。充血性心力衰竭对呼吸肌力量和张力时间指数有显著的负面影响，重要的是，心脏病和呼吸系统疾病通常是同时发生的[19]。在一项研究中，因急性心力衰竭住院的患者中，呼吸肌无力的患病率高达 76%[20]。高血压、下肢水肿和糖尿病与肺功能降低独立相关[21]。很明显，与衰老相关的伴随疾病对呼吸功能有重大影响。

三、老年人呼吸衰竭的危险因素

急性呼吸衰竭是老年重症疾病的常见并发症，这在很大程度上归因于慢性病、主要器官功能障碍的发病率增加，以及获得性呼吸衰竭的风险增加[22, 23]。肺栓塞、慢性阻塞性肺疾病（chronic obstructive pulmonary disease，COPD）、充血性心力衰竭和社区获得性肺炎的发病率，均随年龄增长而增加[22, 24]。此外，对于 65 岁以上患有急性呼吸衰竭的患者，多达 47% 的患者有两种诊断作为呼吸功能失代偿的病因。这在很大程度上是由于该人群中，充血性心力衰竭和 COPD 的发病率高。主要器官功能障碍发生率的增加，肺功能储备减少，可能是导致 30—90 岁患者呼吸衰竭指数增加的原因[1, 25, 26]。很特别的是，在外科人群中，一项关于术后插管危险因素的调查研究表明，吸烟、COPD、急诊手术和年龄，是风险的重要决定性因素[27]。另一项研究也有类似的发现，其证实了年龄是非计划术后插管的危险因素，并注意到非预期机械通气需求相关的死亡率风险增加了 18 倍[28]。一项针对外科 ICU 住院患者的回顾性研究发现，48% 的患者再入院的原因为呼吸系统并发症，并且再入院患者的年龄较大[29]。

四、急性肺栓塞

肺栓塞（pulmonary enbolise，PE）的发病率随着年龄的增长而增加，老年患者患静脉血栓栓塞（venous thromboembolic，VTE）疾病的风险最高，每年的发病率超过 1%[30]。对于 PE 的临床表现，老年人较少有胸膜性胸痛，但更容易出现晕厥[31]。一项对老年患者的评估中发现，在 80 岁以上的患者中，只有 5% 的患者 D-二聚体检测为阴性，而 50 岁以下的患者，有 50% 的患者 D-二聚体检测为阴性[32]。一项对疑似 PE 患者的多中心前瞻性研究表明，年龄调整后的 D-二聚体分界值可以使更多患者排除 PE[33]。

患有 PE 的老年患者的 3 年死亡率较高（> 20%），主要是因为癌症和其他并发症的发病率高[34]。风险评估通常基于超声心动图和与右心室应变相关的循环生物标志物的测量。虽然右心室功能障碍的超声心动图证据通常用于临床风险分级，但右心室功能障碍的程度似乎与老年人的死亡率无关[35]。与超声心动图数据相比，心脏生物标志物在识别非大面积 PE 的低风险个体方面更为有效，并且这些发现已在老年人群中得到验证[36, 37]。

大面积和次大面积 PE 的新干预措施包括超声辅助下导管定向低剂量溶栓，目前仍处于研究阶段，但早期研究显示其有效且出血风险可能较低，尽管这些研究可能无法充分检测这种治疗的并发症[38, 39]。对以往大面积 PE 溶栓研究的 Meta 分析表明，高龄患者的出血并发症（包括颅内出血）较高，但增加风险的是年龄还是伴随的风险因素（包括恶性肿瘤）却不得而知[40, 41]。虽然没有针对大面积 PE 的老年重症患者的独立指南，但目前的文献表明，他们的治疗方法与普通人群相似，但由于年龄和并发症的原因，会增加 PE 并发症的风险。

五、老年患者的肺炎

一些研究表明，与年轻患者相比，老年患者肺炎发病率高，肺炎后死亡率增加。前面讨论的生理变化、咳痰、清除细菌的能力降低，以及生理储备减少是增加该风险的原因。此外，口咽部定植金黄色葡萄球菌、肺炎克雷伯菌和大肠杆菌在老年患者中更为常见，可以作为继发肺炎的提示。65 岁以上的严重社区获得性肺炎患者，许多既往就存在基础疾病包括 COPD（48%）、心脏病（16%）、糖尿病（18%）和恶性肿瘤（12%）[42]。老年患者更容易发生误吸包括隐匿性误吸[43]。支持这一点的因素包括随着年龄发生的吞咽机制改变、认知障碍、药物使用、营养不良、口腔健康状态差和帕金森病[44]。

衰弱的老年患者可能不会出现典型的发热、咳嗽和呼吸急促这些年轻肺炎患者的特征。许多老年肺炎患者会出现干咳、谵妄、厌食、跌倒、头晕或脓毒症的症状。表现为低体温和脓毒症的老年肺炎患者，院内死亡率显著增高[45]。

虽然老年患者经常因细菌性肺炎和脓毒症收入 ICU，但他们也经常因病毒性呼吸道感染继发重症。65 岁以上的患者，因实验室确诊的流感住院率较高。对于 2014—2015 年的流感季节，在美国 65 岁以上患者的住院率为 258/100 000，而年轻患者为 41/100 000[46]。

最近的一项系统性综述研究了老年人社区获得性肺炎（community-acquired pneumonica，CAP）、医疗相关肺炎（healthcare-associated pneumonia，HCAP）、院内获得性肺炎（hospital-acquired pneumonia，HAP）和呼吸机相关肺炎（ventilator-associated pneumonia，VAP）抗生素治疗的最新证据，这项研究表明，65 岁以上的患者通常被排除在细菌性肺炎的临床试验之外，并且没有发现比较老年患者和年轻患者抗生素治疗有效性的数据[47]。因为研究发现 65 岁及以上的参与者治疗失败率增加。

在 ICU 中，呼吸机相关性肺炎是行机械通气的老年患者的并发症。目前尚无识别或治疗老年 VAP 患者的研究，通常遵循一般指南。2016 年美国传染病学会关于 HCAP 和 VAP 的指南提出了治疗建议，其中包括使用医院特异性抗微生物谱指导经验性抗生素选择，但没有基于患者年龄的建议[48]。一项对 44 名 60 岁及以上患者进行的分子微生物学研究表明，胃 – 肺吸入是 VAP，尤其是晚发性 VAP 的重要发病机制[49]。所有老年患者在机械通气和拔管后均应识别和评估误吸风险。

六、老年患者的急性呼吸窘迫综合征

急性呼吸窘迫综合征（ARDS）是一种导致急性低氧性呼吸衰竭的疾病，最常见的原因是脓毒症、肺炎、误吸、创伤、胰腺炎和异体血液制品的输注。ARDS 的损伤涉及肺泡上皮和肺毛细血管内皮。ARDS 的定义于 2012 年修订（柏林定义），与 1994 年美欧共识会议定义相比，ARDS 的死亡率预测更准确。表 4–2 列出了 ARDS 的柏林定义[50]。老年人 ARDS 发病率显著增加的部分原因是，随着年龄的增长，脓毒症的发病率增高，而脓毒症是成人 ARDS 的主要危险因素[51, 52]。一项创伤人群患 ARDS 的调查研究显示，ARDS 的发病率随着年龄的增长而增加，但在 60—69 岁的人群中，发病率趋于平稳[53]。一项针对全球发病率的研究显示，10.4% 的 ICU 住院患者和 23.4% 的需要机械通气的患者患有 ARDS。这些结果与之前的研究结果相似，轻度 ARDS 的临床诊断率仅为 51.3%，而重度 ARDS 的临床诊断率则上升至 78.5%[54]。

表 4–2　急性呼吸窘迫综合征：柏林定义

- 在已知临床症状或新的 / 恶化的呼吸道症状出现 1 周内发病
- 胸部影像表现为双侧浸润，不能完全用胸腔积液、肺叶 / 肺塌陷或结节解释
- 呼吸衰竭不能完全用心衰或液体过负荷解释，需要客观评估，如超声心动图
- 氧合：
  - 轻度：200mmHg ＜ PaO_2/FiO_2 ≤ 300mmHg，PEEP 或 CPAP ≥ 5cmH$_2$O
  - 中等：100mmHg ＜ PaO_2/FiO_2 ≤ 200mmHg，PEEP 或 CPAP ≥ 5cmH$_2$O
  - 严重：PaO_2/FiO_2 ≤ 100mmHg，PEEP ≥ 5cmH$_2$O

PaO_2. 动脉氧分压；FiO_2. 吸入氧浓度；PEEP. 呼气末正压；CPAP. 持续气道正压。引自 Ranier et al.[50]

第一个评估 ARDS 治疗的大型随机对照试验于 2000 年发表，并证明采用 ARDSnet 方法进行小潮气量通气可显著降低死亡

率[55]。最初的 ARDSnet 研究是针对平均年龄很年轻且排除了患有严重慢性肺病的患者，并留下了开放性问题，即这项研究是否适用于患有脓毒症和 ARDS 的老年人。此外，因为小潮气量策略使用了潮气量和平台压，使老年人肺顺应性增加但胸壁顺应性降低，目前尚不清楚 ARDSnet 策略是否会对老年人产生相同的效果，老年人对同样的容量和压力是否有不同的肺反应。对 ARDS 先前研究的再分析发现，虽然总体存活率较高，但老年人死于急性肺损伤的可能性是年轻人的两倍，并且比年轻人更难脱机和转出 ICU[56]。除了小潮气量通气外，研究者还检查了其他几种治疗 ARDS 的方法。ARDSnet 研究人员的一项随访研究检查了皮质类固醇作为辅助治疗的作用，并表明肺部参数有所改善，但肌无力发生率的增加导致再插管率增加，这在老年人群中更值得关注[57]。在过去的十年中，俯卧位已经被研究了多次，最权威的 ARDS 俯卧位研究显示了对预后的改善，重要的是，患者平均年龄约为 60 岁，但标准差很大，符合患者中是老年人较多的事实。该试验显示死亡率和 ICU 住院时间显著降低，该方法已被作为 ARDS 患者标准治疗的一部分[58]。

体外膜肺氧合（extracorporeal membrane oxygenation，ECMO）是过去十年中备受关注的辅助治疗方法。大多数机构和方案一般不给老年患者（年龄 > 60 或 65 岁）使用 ECMO。CESAR 试验的作者建议根据 Murray 评分将严重但可能可逆的低氧性呼吸衰竭患者转移到 ECMO 中心，以提高无残疾生存率。

这项研究从 766 名患者开始，其中 586 名被排除，在被排除的患者中，10% 的入组患者因年龄（> 65 岁或 < 18 岁）而被排除在外。这些根据年龄进行的排除是基于 ECMO 的标准，因此，ECMO 对老年人的影响尚不明确[59]。体外生命支持组织（Extracorporeal Life Support Organization，ELSO）注册中心对 1990—2013 年 65 岁以上成年人的回顾性研究中得出结论，老年人的存活率为 41%，而所有人群的存活率为 55%。非存活者更有可能出现出血的并发症（插管部位、肺出血、弥散性血管内凝血、ECMO 支持下过度溶血）。11% 的患者因停止生命支持而死亡。虽然在这篇综述中老年人的死亡率更高，但是当选择有限时，存活率仍然在许多临床医生认为可以接受的范围内[60]。

七、老年患者的机械通气

没有数据表明老年患者的哪种机械通气模式优于其他任何通气模式。如前所述，与 ARDS 相关的里程碑研究中，小潮气量通气研究并不包括许多老年患者，也排除了许多存在基础并发症的患者，他们通常是老年人。有趣的是，最近一项使用医疗保险数据的研究表明，在患有晚期痴呆的入住照护机构的患者中，随着时间的推移，机械通气的使用增加，但存活率没有显著提高[61]。机械通气的使用率从 2000 年的 39‰ 增加到 2013 年的 78‰[61]。随着医院 ICU 病床数量的增加，晚期痴呆患者更容易使用机械通气。

八、终止机械通气和延迟机械通气

在过去二十年里，撤离机械通气的专业知识不断发展，但目前尚不清楚当前的知识如何具体应用于老年人。因为在基线时，老年人的劳力性呼吸反应类似于浅快呼吸，因此使用这个测量指标评估老年人撤机期间的持续呼吸衰竭并不准确[7, 62]。因此，在生理学上，患者可能被判定为自主呼吸试验（spontaneous breathing trial，SBT）失败，而实际上他们并没有失败。然而，老年人对缺氧和高碳酸血症的反应减弱使结果变得更加复杂，即使存在严重的缺氧或高碳酸血症，但接受 SBT 的老年患者可能看起来很舒适[18]。关于老年人拔管的最直接证据来自 Ely 等的一项研究，他们在一个 ARDS 的大型多中心试验中调查了老年患者的预后[56]。虽然老年患者在急性肺损伤后达到生理恢复的比例与年轻患者相同，但 ICU 住院时间和机械通气时间因较高的再插管率而增加。El Solh 等在 ICU 的人群中观察到，70 岁以上的老年患者与相匹配的年轻患者相比，因无法清除分泌物，拔管失败的可能性更大[63]。尽管老年人撤离呼吸机的数据有限，但从生理学的理解和有限的数据可以清楚地看出，重症医生在做出撤机决定时，应仔细考虑到年龄对呼吸功能的影响。

延迟机械通气（prolonged mechanical ventilation，PMV）定义为需要机械通气支持超过 21 天。美国每年约有 300 000 人需要在紧急情况下行机械通气并持续 4 天以上[64]。在这些个体中，3%~7% 的患者存活，并在 21 天后仍保持呼吸机依赖[65]。1993—2008 年，机械通气患者气管切开的使用率大幅上升（从 1993 年的 6.9% 上升到 9.8%），随后开始缓慢下降。气管切开率的增加主要是由外科患者引起，并与住院时间的缩短有关[66]。2001—2006 年，一项针对长期急性护理医院（LTACH）的 437 例 PMV 患者的研究，调查了年龄对生存率和机械通气中断的影响。年龄的增长与生理异常增加和并发症相关，但在对这些因素进行调整后，作者没有发现年龄对撤机的独立影响[67]。在急性期后，如果老年人有较少的并发症或呼吸功能障碍，则更容易成功终止机械通气，有趣的是，这些因素比急性住院前的生理功能更重要[68]。虽然作者没有特意评论这一点，但他们的数据显示，无论年龄大小，在撤机失败的患者中只有不到 10% 的人能存活 24 个月。虽然年龄与存活率无关，但对于 84 岁以上的 PMV 患者，即使撤机成功，24 个月的存活率也仅有 20%[68]。

九、结论

随着年龄的增长，呼吸系统会发生显著变化，因此老年人的通气和氧合储备减少，并且比年轻人更容易患上常见的呼吸系统疾病，如肺炎、ARDS 和呼吸衰竭。虽然人们对这些常见的呼吸系统疾病了解很多，也有许多对照试验，但对特定年龄的了解有限。尽管如此，也有证据表明，虽然年龄增加了不良预后的风险，但要记住的是，通常是由于伴随疾病和并发症而影响了治疗反应和预后，不单纯只是实际年龄。

参考文献

[1] Behrendt CE. Acute respiratory failure in the United States: incidence and 31-day survival. *Chest* 2000; **118**(4):1100–5.

[2] Lerolle N, Trinquart L, Bornstain C, et al. Increased intensity of treatment and decreased mortality in elderly patients in an intensive care unit over a decade. *Crit Care Med* 2010; **38**(1):59–64.

[3] Angus DC, Shorr AF, White A, et al. Critical care delivery in the United States: distribution of services and compliance with Leapfrog recommendations. *Crit Care Med* 2006; **34**(4):1016 24.

[4] Wunsch H, Guerra C, Barnato AE, et al. Three-year outcomes for Medicare beneficiaries who survive intensive care. *JAMA* 2010; **303**(9):849–56.

[5] Kahn JM, Benson NM, Appleby D, Carson SS, Iwashyna TJ. Long-term acute care hospital utilization after critical illness. *JAMA* 2010; **303**(22):2253–59.

[6] Janssens JP. Aging of the respiratory system: impact on pulmonary function tests and adaptation to exertion. *Clin Chest Med* 2005; **26**(3):469–84, vi–vii.

[7] Sprung J, Gajic O, Warner DO. Review article: age related alterations in respiratory function – anesthetic considerations. *Can J Anaesth* 2006; **53**(12):1244–57.

[8] Knudson RJ, Burrows B, Lebowitz MD. The maximal expiratory flow-volume curve: its use in the detection of ventilatory abnormalities in a population study. *Am Rev Respir Dis* 1976; **114**(5):871–79.

[9] Zeleznik J. Normative aging of the respiratory system. *Clin Geriatr Med* 2003; **19**(1):1–18.

[10] Janssens JP, Pache JC, Nicod LP. Physiological changes in respiratory function associated with ageing. *Eur Respir J* 1999; **13**(1):197–205.

[11] Knudson RJ, Kaltenborn WT, Knudson DE, Burrows B. The single-breath carbon monoxide diffusing capacity: reference equations derived from a healthy nonsmoking population and effects of hematocrit. *Am Rev Respir Dis* 1987; **135**(4):805–11.

[12] Turner JM, Mead J, Wohl ME. Elasticity of human lungs in relation to age. *J Appl Physiol* 1968; **25**(6):664–71.

[13] Arora NS, Rochester DF. Respiratory muscle strength and maximal voluntary ventilation in undernourished patients. *Am Rev Respir Dis* 1982; **126**(1):5–8.

[14] Watsford ML, Murphy AJ, Pine MJ. The effects of ageing on respiratory muscle function and performance in older adults. *J Sci Med Sport* 2007; **10**(1):36–44.

[15] Teramoto S, Fukuchi Y, Nagase T, Matsuse T, Orimo H. A comparison of ventilation components in young and elderly men during exercise. *J Gerontol A Biol Sci Med Sci* 1995; **50A**(1):B34–39.

[16] Stam H, Hrachovina V, Stijnen T, Versprille A. Diffusing capacity dependent on lung volume and age in normal subjects. *J Appl Physiol* 1994, **76**(6): 2356–63.

[17] Gillooly M, Lamb D. Airspace size in lungs of lifelong non-smokers: effect of age and sex. *Thorax* 1993; **48**(1):39–43.

[18] Peterson DD, Pack AI, Silage DA, Fishman AP. Effects of aging on ventilatory and occlusion pressure responses to hypoxia and hypercapnia. *Am Rev Respir Dis* 1981; **124**(4):387–91.

[19] Mancini DM, Henson D, LaManca J, Levine S. Respiratory muscle function and dyspnea in patients with chronic congestive heart failure. *Circulation* 1992; **86**(3):909–18.

[20] Verissimo P, Casalaspo TJ, Gonçalves LH, et al. High prevalence of respiratory muscle weakness in hospitalized acute heart failure elderly patients. *PLoS One* 2015; **10**(2): e0118218.

[21] Enright PL, Kronmal RA, Higgins M, Schenker M, Haponik EF. Spirometry reference values for women and men 65 to 85 years of age: cardiovascular health study. *Am Rev Respir Dis* 1993; **147**(1): 125–33.

[22] Marrie TJ, Lau CY, Wheeler SL, Wong CJ, Feagan BG. Predictors of symptom resolution in patients with community-acquired pneumonia. *Clin Infect Dis* 2000; **31**(6):1362–67.

[23] Ray P, Birolleau S, Lefort Y, et al. Acute respiratory failure in the elderly: etiology, emergency diagnosis and prognosis. *Crit Care* 2006; **10**(3):R82.

[24] Rich MW. Heart failure in the 21st century: a cardiogeriatric syndrome. *J Gerontol A Biol Sci Med Sci* 2001; **56**(2):M88–96.

[25] Siner JM, Pisani MA. Mechanical ventilation and acute respiratory distress syndrome in older patients.

Clin Chest Med 2007; **28**(4):783–91, vii.

[26] El Solh AA, Ramadan FH. Overview of respiratory failure in older adults. *J Intensive Care Med* 2006; **21**(6):345–51.

[27] Alvarez MP, Samayoa-Mendez AX, Naglak MC, Yuschak JV, Murayama KM. Risk factors for postoperative unplanned intubation: analysis of a national database. *Am Surg* 2015; **81**(8):820–25.

[28] Nafiu OO, Ramachandran SK, Ackwerh R, et al. Factors associated with and consequences of unplanned post-operative intubation in elderly vascular and general surgery patients. *Eur J Anaesthesiol* 2011; **28**(3):220–24.

[29] Timmers TK, Verhofstad MH, Moons KG, Leenen LP. Patients' characteristics associated with readmission to a surgical intensive care unit. *Am J Crit Care* 2012; **21**(6):e120–28.

[30] Oger E. Incidence of venous thromboembolism: a community-based study in western France. EPI-GETBP Study Group. Groupe d'Etude de la Thrombose de Bretagne Occidentale. *Thromb Haemost* 2000; **83**(5):657–60.

[31] Schouten HJ, Geersing GJ, Oudega R, et al. Accuracy of the Wells clinical prediction rule for pulmonary embolism in older ambulatory adults. *J Am Geriatr Soc* 2014; **62**(11):2136–41.

[32] Righini M, Le Gal G, Bounameaux H. Venous thromboembolism diagnosis: unresolved issues. *Thromb Haemost* 2015; **113**(6):1184–92.

[33] Righini M, Van Es J, Den Exter PL, et al. Age-adjusted D-dimer cutoff levels to rule out pulmonary embolism: the ADJUST-PE study. *JAMA* 2014; **311**(11):1117–24.

[34] Faller N, Limacher A, Méan M, et al. Predictors and causes of long-term mortality in elderly patients with acute venous thromboembolism: a prospective cohort study. *Am J Med* 2016.

[35] Hofmann E, Limacher A, Méan M, et al. Echocardiography does not predict mortality in hemodynamically stable elderly patients with acute pulmonary embolism. *Thromb Res* 2016; **145**:67–71.

[36] Konstantinides S, Goldhaber SZ. Pulmonary embolism: risk assessment and management. *Eur Heart J* 2012; **33**(24): 3014–22.

[37] Vuilleumier N, Simona A, Méan M, et al. Comparison of cardiac and non-cardiac biomarkers for risk stratification in elderly patients with non-massive pulmonary embolism. *PLoS One* 2016; **11**(5):e0155973.

[38] Kucher N, Boekstegers P, Müller OJ, et al. Randomized, controlled trial of ultrasound-assisted catheter-directed thrombolysis for acute intermediate-risk pulmonary embolism. *Circulation* 2014; **129**(4):479–86.

[39] Kuo WT, Banerjee A, Kim PS, et al. Pulmonary embolism response to fragmentation, embolectomy, and catheter thrombolysis (PERFECT): initial results from a prospective multicenter registry. *Chest* 2015; **148**(3):667–73.

[40] Chatterjee S, Chakraborty A, Weinberg I, et al. Thrombolysis for pulmonary embolism and risk of all-cause mortality, major bleeding, and intracranial hemorrhage: a meta-analysis. *JAMA* 2014; **311**(23):2414–21.

[41] Fiumara K, Kucher N, Fanikos J, Goldhaber SZ. Predictors of major hemorrhage following fibrinolysis for acute pulmonary embolism. *Am J Cardiol* 2006; **97**(1):127–29.

[42] Rello J, Rodriguez R, Jubert P, Alvarez B. Severe community-acquired pneumonia in the elderly: epidemiology and prognosis. Study Group for Severe Community- Acquired Pneumonia. *Clin Infect Dis* 1996; **23**(4):723–28.

[43] Kikuchi R, Watabe N, Konno T, et al. High incidence of silent aspiration in elderly patients with community-acquired pneumonia. *Am J Respir Crit Care Med* 1994; **150**(1):251–53.

[44] van der Maarel-Wierink CD, Vanobbergen JN, Bronkhorst EM, Schols JM, de Baat C. Risk factors for aspiration pneumonia in frail older people: a systematic literature review. *J Am Med Dir Assoc* 2011; **12**(5): 344–54.

[45] Tiruvoipati R, Ong K, Gangopadhyay H, et al. Hypothermia predicts mortality in critically ill elderly patients with sepsis. *BMC Geriatr* 2010; **10**:70.

[46] D'Mello T, Brammer L, Blanton L, et al. Update: influenza activity – United States, September 28, 2014–February 21, 2015. *MMWR Morb Mortal Wkly Rep* 2015; **64**(8):206–12.

[47] Avni T, Shiver-Ofer S, Leibovici L, et al. Participation of elderly adults in randomized controlled trials addressing antibiotic treatment of pneumonia. *J Am*

Geriatr Soc 2015; **63**(2):233–43.

[48] Kalil AC, Metersky ML, Klompas M, et al. Management of adults with hospital-acquired and ventilator-associated pneumonia: 2016 Clinical Practice Guidelines by the Infectious Diseases Society of America and the American Thoracic Society. *Clin Infect Dis* 2016; **63**(5):e61–111.

[49] Liu QH, Zhang J, Lin DJ, et al. Gastropulmonary route of infection and the prevalence of microaspiration in the elderly patients with ventilator-associated pneumonia verified by molecular microbiology-GM-PFGE. *Cell Biochem Biophys* 2015; **71**(3):1457–62.

[50] Ranieri VM, Rubenfeld GD, Thompson BT, et al. Acute respiratory distress syndrome: the Berlin definition. *JAMA* 2012; **307**(23):2526–33.

[51] Angus DC, Linde-Zwirble WT, Lidicker J, et al. Epidemiology of severe sepsis in the United States: analysis of incidence, outcome, and associated costs of care. *Crit Care Med* 2001; **29**(7):1303–10.

[52] Manzano F, Yuste E, Colmenero M, et al. Incidence of acute respiratory distress syndrome and its relation to age. *J Crit Care* 2005; **20**(3):274–80.

[53] Hudson LD, Milberg JA, Anardi D, Maunder RJ. Clinical risks for development of the acute respiratory distress syndrome. *Am J Respir Crit Care Med* 1995; **151**(2 Pt 1):293–301.

[54] Bellani G, Laffey JG, Pham T, et al. Epidemiology, patterns of care, and mortality for patients with acute respiratory distress syndrome in intensive care units in 50 countries. *JAMA* 2016; **315**(8):788–800.

[55] Acute Respiratory Distress Syndrome Network. Ventilation with lower tidal volumes as compared with traditional tidal volumes for acute lung injury and the acute respiratory distress syndrome. *N Engl J Med* 2000; **342**(18):1301–8.

[56] Ely EW, Wheeler AP, Thompson BT, et al. Recovery rate and prognosis in older persons who develop acute lung injury and the acute respiratory distress syndrome. *Ann Intern Med* 2002; **136**(1):25–36.

[57] Steinberg KP, Hudson LD, Goodman RB, et al. Efficacy and safety of corticosteroids for persistent acute respiratory distress syndrome. *N Engl J Med* 2006; **354**(16): 1671–84.

[58] Guérin C, Reignier J, Richard JC. Prone positioning in the acute respiratory distress syndrome. *N Engl J Med* 2013; **369**(10): 980–81.

[59] Peek GJ, Mugford M, Tiruvoipati R, et al. Efficacy and economic assessment of conventional ventilatory support versus extracorporeal membrane oxygenation for severe adult respiratory failure (CESAR): a multicentre randomised controlled trial. *Lancet* 2009; **374**(9698):1351–63.

[60] Mendiratta P, Tang X, Collins RT, et al. Extracorporeal membrane oxygenation for respiratory failure in the elderly: a review of the Extracorporeal Life Support Organization registry. *ASAIO* J 2014; **60**(4): 385–90.

[61] Teno JM, Gozalo P, Khandelwal N, et al. Association of increasing use of mechanical ventilation among nursing home residents with advanced dementia and intensive care unit beds. *JAMA Intern Med* 2016.

[62] Zaugg M, Lucchinetti E. Respiratory function in the elderly. *Anesthesiol Clin North Am* 2000; **18**(1):47–58, vi.

[63] El Solh AA, Bhat A, Gunen H, Berbary E. Extubation failure in the elderly. *Respir Med* 2004; **98**(7):661–68.

[64] Zilberberg MD, Luippold RS, Sulsky S, Shorr AF. Prolonged acute mechanical ventilation, hospital resource utilization, and mortality in the United States. *Crit Care Med* 2008; **36**(3):724–30.

[65] MacIntyre NR, Epstein SK, Carson S, et al. Management of patients requiring prolonged mechanical ventilation: report of a NAMDRC consensus conference. *Chest* 2005; **128**(6):3937–54.

[66] Mehta AB, Syeda SN, Bajpayee L, et al. Trends in tracheostomy for mechanically ventilated patients in the United States, 1993–2012. *Am J Respir Crit Care Med* 2015; **192**(4):446–54.

[67] Sansone GR, Frengley JD, Vecchione JJ, Manogaram MG, Kaner RJ. Relationship of the duration of ventilator support to successful weaning and other clinical outcomes in 437 prolonged mechanical ventilation patients. *J Intensive Care Med* 2016.

[68] Dermot Frengley J, Sansone GR, Shakya K, Kaner RJ. Prolonged mechanical ventilation in 540 seriously ill older adults: effects of increasing age on clinical outcomes and survival. *J Am Geriatr Soc* 2014; **62**(1):1–9.

第5章 神经认知功能障碍和老年神经重症

Neurocognitive Dysfunction and Geriatric Neurocritical Care

Tracy J. McGrane　Pratik P. Pandharipande　Christopher G. Hughes　**著**

汤　铂 **译**　丁　欣 **校**

要　点

- 在老年人群中，急性脑功能障碍十分常见，并且容易被忽视，从而导致长期后果。
- 老年患者的急性脑功能障碍会导致住院时间延长，住院费用增加，发病率和死亡率增加，生活质量下降。
- 老年人群急性脑功能障碍的发病率较高，主要是由于年龄增长，血脑屏障对细胞因子的通透性增加，基础就处于炎症前状态。
- 衰老的大脑结构、功能、代谢和血流的变化会导致认知障碍，最常见的是情景记忆变化及急性疾病下谵妄风险的增加。
- 谵妄的机制尚未完全阐明，但目前的假说支持多因素神经炎症病因学。
- 对医疗专业人员进行谵妄诊断和管理方面的教育已被证明能降低谵妄发生率，此为谵妄预防的高性价比策略。
- 许多谵妄的危险因素是可控的。
- 谵妄的管理包括药物和非药物两种干预措施。

一、概述：衰老相关的临床神经认知功能改变

近年来，70—80岁甚至90岁以上的老年人被收入ICU的数量正持续增加。对这一患者群体特征性的生理改变认知也在不断发展。

随着年龄的增长，各个器官系统都会发生适应性的生理变化，其中也包括中枢神经系统（CNS）。中枢神经系统的重要神经生理学变化包括脑容量减少、神经递质减少、突触可塑性降低、血脑屏障通透性增加和微血管血流量减少[1]。在40岁以后，神经细胞死亡会导致脑

萎缩，最先累及前额叶皮质、海马和小脑。与灰质相比，白质的萎缩更明显[2]。有效神经递质的减少已被证实与认知、运动功能、突触可塑性和神经发生的下降相关。血脑屏障通透性增加导致中枢神经系统炎症反应增加、结构损伤和神经元活动模式改变[3, 4]。最后，年龄的增长还会引起脑血管阻力增加，毛细血管血流再分布，微血管畸形增加，三者共同导致脑内微血管血流量的变化[2]。

老年人中枢神经系统的生理改变通常表现为认知的变化。这通常表现为记忆力，特别是情景记忆的下降。生理改变在患者罹患重症时，以及在重症后期发生的巨大变化中也发挥着作用，使老年患者更容易受到急性神经损伤，从而导致中枢神经系统的进一步病理变化（如神经递质失衡、神经元损伤、神经退行性变）。这些变化可能导致临床出现在住院期间的急性脑功能障碍，还可能会导致重症后认知能力的变化。

二、基于循证讨论的关键概念

（一）急性脑功能障碍

1. 定义、诊断和临床特征

当大脑稳态储备和急性应激失衡时，会发生急性脑功能障碍。急性脑功能障碍一词通常指谵妄，但也可能包括昏迷。谵妄是一种急性注意力和认知障碍[5]。根据美国精神病学协会[6]《精神障碍诊断与统计手册第5版》（DSM-V）的标准，进行全面的精神评估，被认为是诊断谵妄的金标准。DSM-V谵妄的重要诊断特征包括突发的意识改变、维持注意力和意识的能力降低、思维过程紊乱，且上述表现都不能用另一种神经认知障碍或严重的觉醒降低来更好地解释。从实用角度分析，DSM-V定义在临床环境中的应用可能具有挑战性，尤其是在可能有基础认知障碍或神经损伤的老年重症患者中[7]。因此，精神状态必须是基线损害的急性变化，并且在一天中波动。

临床上，当患者因注意力和意识波动导致意识受损时，经常会被怀疑为谵妄。患者也可能表现出定向障碍、偶发性记忆障碍、妄想或幻觉，导致对环境的异常感知。在ICU中，有许多经过验证的诊断谵妄的方法，其中被广泛认可的是ICU意识混乱评估法（CAM-ICU）[8]和重症谵妄筛查检查表（ICDSC）[9]。最初由Ely等提出的CAM-ICU是一种四要素诊断法。经过培训的医疗专业人员可以在2min内轻松完成[8]。它评估了精神状态的急性变化/波动、注意力不集中、思维混乱和意识水平的改变（表5-1）。

表5-1 ICU意识混乱评估法（CAM-ICU）

- 急性出现的精神状态改变或波动过程
- 注意力不集中
- 思维混乱和意识水平改变

ICDSC评估了整个治疗期间谵妄的八个诊断特征（意识水平变化、注意力不集中、定向障碍、精神错乱、精神运动活动变化、不适当的言语/情绪、睡眠障碍和症状波动）。考虑到谵妄的波动性特征，必须连续进行谵妄评估。老年重症患者中的特殊挑战，是痴呆基础上的谵妄和神经系统损伤（如脑卒中）患者的谵妄。CAM-ICU 对痴呆合并谵妄的诊断具有高度的敏感性和特异性，而 Richmond 躁动镇静量表[10] 对痴呆合并谵妄也具有中度敏感性和高度特异性[11, 12]。CAM-ICU 还被证实可用于脑卒中后谵妄的评估，并应用于此类老年患者谵妄的监测[13]。

谵妄可以有不同的临床表现，目前划分为三种不同的亚型，即抑制型谵妄、兴奋型谵妄和混合型谵妄。抑制型谵妄的特征是淡漠、运动减少和精神状态低落，而兴奋型谵妄则表现为躁动、高度觉醒或攻击性[14]。此外，患者还可能具有这两种亚型的特征，称为混合性谵妄[14]。抑制型谵妄是老年患者的主要亚型[15]。与兴奋型谵妄相比，抑制型谵妄的临床表现不明显，可能导致诊断延迟。除诊断谵妄和亚型外，还可使用谵妄评定量表 -98 修订版（Delirium Rating Scale-Revised-98）[16] 或意识混乱评估方法 – 严重性（Confusion Assessment Method-Severity，CAM-S）[17] 来评估谵妄严重程度。

术后谵妄（postoperative delirium，POD）是一个常用的临床术语，在《疾病和有关健康问题的国际统计分类（第 10 版）》（ICD-10）中被认为是谵妄的诊断编码，被归类为谵妄的亚型。术后认知功能障碍（postoperative cognitive dysfunction，POCD）是另一个广泛使用的术语，并未包含在 ICD-10 系统中。POCD 通常指的是持续时间（数周到数年）比谵妄（数小时到数天）长的精神障碍。

2. 急性脑功能障碍的预后

既往急性脑功能障碍被认为是一个短暂、可逆和自限的过程[18-22]。最近已被证明：重症患者的急性脑功能障碍是临床预后不良的预测因子，谵妄具有明显的长期影响。谵妄患者需要更长的时间才能脱离机械通气，ICU 和住院时间也会延长[23]。此外，他们更有可能需要住院治疗或出院后重新入院[23, 24]。因此，谵妄患者的住院费用更高[25, 26]。一般来说，在美国，与谵妄相关的费用每年就超过 1600 亿美元[5]。在 ICU 中，谵妄还可增加死亡的风险，特别是当谵妄持续数天或镇静停止后[23, 24, 27, 28]。针对外科患者的 POD 研究发现：住院时间延长、住院费用增加、再次住院、出院后住院率的增加、死亡率增加，均与 POD 显著相关[26, 29, 30]。术后并发早期神经功能障碍，如轻微的功能下降（定义为简易精神状态检查分数 < 24）也已被证明是髋部骨折的老年患者不良预后的因素，死亡率接近 15%[31]，是没有谵妄的患者的两倍。目前的研究已开始关注谵妄亚型和谵妄严重程度与临床预后的关系。在一项对择期手术后入住 ICU 的老年患者的研究中发现，与其他亚型患者相比，抑制型谵妄患者的 6 个月死亡率增加[32]。住院时间和死亡率的增加与谵妄严重程度相关[17]。脑卒中后谵妄与住院时间延长相关[13]。

虽然谵妄代表急性脑功能障碍，但它还与长期认知障碍相关[33-36]。最近对重症患者的观察性研究表明，近 3/4 的存活者在出院 1 年后仍有认知障碍[33]，年龄的增长和急性脑功能障碍的持续时间，是整体认知能力下降的重要危险因素[34]。尽管这种关系尚未被完全阐明，但 POD 似乎与 POCD 存在关联[34-36]。此外，谵妄被证实会加速阿尔茨海默病患者的认知下降[37,38]，并且无论患者是否患有痴呆症，均与其严重认知下降相关[39]。因此，虽然认知能力的长期改变被公认为老年人谵妄相关的并发症之一[33-36]，但这是否能反应谵妄的潜在病理目前尚无定论[40]。为了更好地理解疾病的过程，首先需要确定上述表现是属于不同的疾病范畴，还是单一的临床综合征。这对患者至关重要，因为有证据表明，预期寿命有限的老年人可能更看重认知状态的保持而不是存活[41]。无论是基线检查还是重症疾病后的认知状态都没有严格的常规测量方法[42]；因此，很难确定哪些策略能有效地保护重症后的长期脑功能，特别是针对高危老年患者。

（二）流行病学

1. 发病率

老年患者谵妄的发病率高达 50%～80%，在机械通气的重症患者中发病率最高[5,33]。有数据表明，ICU 中的大多数谵妄在没有应用常规筛查工具的情况下未被诊断[43]。众所周知，谵妄的发病率可能被低估，高达 50% 的病例未被诊断[44]。尤其是抑制型谵妄，由于缺乏对其重要性的认识，以及如何进行正确谵妄评估的培训，因此很容易被医护人员忽视[45,46]。因此，最新的重症医学指南建议进行常规谵妄筛查。鉴于老年患者谵妄的风险增加，这一点尤其重要[47]。

2. 危险因素

谵妄诊断明确了一系列急性脑功能障碍症状，但没有确定病因。因此，它促使人们

对谵妄潜在危险因素行进一步研究。谵妄的危险因素众多，可分为易感因素和促发因素（表 5-2）。术前认知状态下降可能是老年人谵妄的最大危险因素[48]。年龄大于 75 岁和脑血管疾病，也是老年人谵妄的危险因素[48]。衰弱是指可能涉及多个器官系统的功能储备严重减少或受损，在老年人中很常见。其已被证明与谵妄风险增加独立相关[49-51]。

表 5-2　谵妄危险因素

易感因素	促发因素
认知障碍	药物（苯二氮䓬类药物、阿片类药物、抗胆碱药、类固醇）
功能障碍	留置导尿管
视觉障碍	身体约束
听觉障碍	感染
痴呆	大手术（心脏、胸部、血管、骨科、腹部）
高龄	代谢紊乱
酗酒	创伤
脑卒中病史	昏迷
谵妄病史	疼痛控制不佳
伴随疾病	睡眠紊乱
疾病严重程度	低血压
营养不良	机械通气

谵妄的其他风险因素包括教育水平较低、严重的共病、大手术、急性肾功能衰竭、视觉或听觉障碍、酗酒、感染和电解质紊乱[5,52]。身体约束、留置导尿管、营养不良和急性疼痛也被认为是危险因素[53]。在老年人中，平均动脉压的升高或降低，以及血压波动均与谵妄风险增加相关，但关于谵妄的

最佳血压目标尚未确定[54-56]。输血和失血可能与谵妄有关，在接受髋关节手术的患者中，选择开放性或限制性红细胞输注目标对谵妄发生率或严重程度没有差异[57,58]。

少数镇静药物与谵妄的发生有关，如苯二氮䓬类药物和阿片类药物。长效苯二氮䓬类药物和含活性代谢物的阿片类药物，更可能增加谵妄风险，这可能与药物蓄积有关。因为随着年龄的增长，会出现正常的生理变化，如肾和肝功能不全[59]。与其他镇静药物方案相比，机械通气患者镇静选用的苯二氮䓬类注射液是导致谵妄的主要因素[60-62]。深镇静也会带来更高的谵妄风险[60]。全身麻醉药被认为会导致术后认知功能障碍和痴呆，但证据还不充分，且尚未确定明确的因果关系[63-66]。此外，最近的研究未能证明全身麻醉和认知障碍之间存在联系[34,67-70]。

其他被认为可通过改变神经递质而导致谵妄的药物包括抗胆碱能、5-羟色胺能或多巴胺能药物（医院内常用的药物包括经典抗组胺药、环苯扎林、哌替啶、法莫替丁、东莨菪碱、苯扎托品、奥昔布宁和三环抗抑郁药）。皮质类固醇的使用也与谵妄相关，尽管尚不能排除这种相关性与疾病的严重程度、接踵而来的神经炎症反应，或者已知的类固醇精神不良反应相关[71]。

3. 病理生理学

谵妄及其相关的长期认知损害的病理生理改变是由多因素构成的。因为大脑老化、伴随基础疾病、急性损伤和认知储备减少之间存在复杂的相互作用。一般来说，老年人被认为比年轻人具有更少的生理储备，因此面对应激时维持稳态的能力较差，使他们更容易受到级联反应的影响[72]。神经炎症、内皮功能障碍可引起脑灌注异常和血脑屏障通透性增加、胆碱能缺乏和神经递质失衡、脑萎缩和全脑功能紊乱。可控的临床风险因素，如某些药物疗法，都被证明在谵妄的发展中起到重要作用。目前大多数关于谵妄病理生理学的研究主要关注的是系统性损伤引起炎性信号释放，血脑屏障通透性增加，导致神经炎症、神经元损伤甚至死亡的假说[73-76]。

由系统性损伤（如严重疾病或大型外科手术）引起的炎症反应导致细胞因子和介质的广泛释放。细胞因子的释放过程是人体针对疾病或手术的正常生理反应，然后细胞因子进入其他非炎性器官，如大脑。在大脑中，它们可能导致异常反应，如小胶质细胞激活、神经元凋亡、突触可塑性改变和长期强化[77]。高基线水平的白介素-6（IL-6）和肿瘤坏死因子α（TNF-α），活化的氧化应激、线粒体功能障碍、大量自由基产生、细胞衰老及下丘脑-垂体-肾上腺轴和交感神经系统的失调导致异常应激反应，最终导致神经元活动失调[78,79]。

沿脑微血管排列的内皮细胞构成了一道筛选屏障，称为血脑屏障[80]。随着年龄的增加，血脑屏障通透性增加[1]。感染和炎症反应以及疼痛可刺激IL-6的产生，导致内皮功能障碍，进一步增加血脑屏障的通透性[3]。内皮功能障碍相关的血浆生物标志物，如纤溶酶原激活抑制物-1、E-选择素和S100B（血脑屏障破坏的标志物）在重症患者中会升高，且较高水平的生物标志物与谵妄持续时间延长存在相关性[73]。

大量神经递质功能的紊乱被认为是发生谵妄的潜在促进因素。自然衰老可引起主要脑神经递质（如乙酰胆碱、多巴胺、5-羟色胺和谷氨酸）合成的减少[81]。中枢胆碱能缺乏也被认为在谵妄的发生发展中起主要作用[14]。这一假说起源于20世纪80年代初，当时人们注意到谵妄是在摄入了损害胆碱能功能的毒素和药物后出现的[82]。这一假说进一步得到了神经影像的支持。影像技术显示脑内胆碱能投射区域与急性脑功能障碍病变区域重合[77]。此外，在围术期使用抗胆碱能药物与老年患者谵妄发病率增加相关。然而，胆碱酯酶抑制剂的人体试验并未能证明其对谵妄的预防或管理有益[82, 83]。多巴胺、5-羟色胺和去甲肾上腺素，是胆碱能途径介导醒觉、睡眠-觉醒周期中的关键神经递质。多巴胺和5-羟色胺水平的升高与兴奋型谵妄相关。此外，中枢神经系统IL-6水平的升高与谵妄进展和γ-氨基丁酸（gamma-aminobutyric acid，GABA）能神经元的退化相关[84, 85]。GABA是一种抑制性神经递质。GABA受体激动剂，如苯二氮䓬类，与谵妄发生率的增加相关。这支持了GABA能失调是谵妄促发因素的理论[86]。尽管确切的机制仍不清楚，但这些神经递质的失衡在谵妄的发展中起到了重要作用[82]。

神经影像学可以显示自然衰老过程中发生的解剖变化。老年人前额叶皮质的体积和厚度明显减少[87, 88]。这一区域在注意力和执行功能方面起着重要作用。既往的精神医学实验也已证实，随着年龄的增长，注意力和执行功能会下降[89, 90]。推测自然衰老引起的神经解剖结构的变化，会使老年人更易受到系统损伤引起的生理变化的影响。因此，在谵妄发生前后应用多模式神经影像学，可以进一步描述其内在的联系。迄今为止，神经影像学研究显示谵妄与脑萎缩和脑白质完整性下降相关。一项针对重症患者的研究表明，住院期间谵妄持续时间越长，出院数月后脑萎缩程度越重，海马和上额叶体积的减少得越多[91]。此外，在住院期间谵妄持续的时间还与出院数月后脑白质损害相关，尤其是内囊前肢和胼胝体膝部的脑白质[92]。

（三）预防和管理策略

1. 非药物干预

首先也是最重要的，针对医疗专业人员的谵妄教育计划已被证实能持续降低医院谵妄发生率[93, 94]。这些项目重点关注谵妄的识别、谵妄的筛查、谵妄的风险因素以及预防和管理办法[94]。尽管初始投入较多、花费时间较长，但这些项目已被证明是经济高效的[95]。美国老年医学会强烈建议将重新定向、使用非药物睡眠方案和睡眠卫生提高睡眠质量、早期活动、视觉和听觉损害后再恢复、营养和液体补充、疼痛管理、预防便秘作为预防谵妄的干预措施[96]。Inouye等的医院老年生活计划是一种创新的护理模式，用于预防老年住院患者的功能和认知下降。该计划雇用训练有素的工作人员和志愿者帮助实施非药物预防技术，如重新定向、每天多次认知刺激、协助步行或一定幅度的活动、必要时的视觉和听觉辅助、喂食辅助和睡眠计划。

这一模式是改善老年住院患者预后的具有潜在高性价比的实践方式[97]（表 5-3）。

表 5-3　谵妄预防策略

非药物	药　物
• 以医护专业人员为对象的教育 • 鉴别谵妄的系列评估 • 认知再定位 • 运动 • 视觉和听觉辅助 • 睡眠卫生 • 营养和补液 • 预防便秘 • 尽早脱离机械通气 • 老年咨询 • 多学科协作护理	• 非阿片类药物辅助控制疼痛 • 避免使用苯二氮䓬类、抗胆碱能、多巴胺能和 5- 羟色胺能药物 • 目标性麻醉深度 • 区域麻醉 • 使用抗精神病药物或 α_2 受体激动药治疗兴奋型谵妄 • 芬太尼作为机械通气患者镇痛镇静的一线药物 • 持续进行他汀类药物治疗

系统性减轻镇静、脱离机械通气、避免使用苯二氮䓬类镇静药物、常规谵妄监测和早期活动的联合治疗方案，被证明可以降低 ICU 患者的谵妄发生率。觉醒和呼吸恢复、谵妄监测 / 管理 / 早期运动 / 活动（ABCDE）集束化方案最初于 2011 年发布[98]，并已反复被证明可降低谵妄发生率、机械通气持续时间和住院时间[99, 100]。此外，广泛采用集束化治疗策略还可以提高存活率，增加无谵妄或昏迷的存活天数[101]。

"预康复"（在急性应激之前给予类似康复的活动），整合了营养、体力和认知的辅助支持，可能是对存在谵妄风险的择期手术老年患者的一种有益预防措施[48]。在大鼠的实验研究中，体育锻炼与小胶质细胞炎症的减轻相关[102]。一些人体研究也表明，早期活动，从一定幅度内活动到步行运动均对重症

患者有益，可降低谵妄的发生率[103, 104]。

2. 药物干预

一般来说，只有在非药物治疗策略失败后才考虑药物干预措施。正如预期的那样，谵妄的药物治疗策略是基于谵妄发病机制的各种假说。避免使用阿片类药物、苯二氮䓬类药物和抗胆碱能药物是谵妄管理的核心[105]。虽然充分的镇痛对谵妄预防至关重要，但应尽量采用多模式镇痛和区域麻醉技术等阿片类药物节约技术，实现充分控制疼痛的同时，尽量减少阿片类药物的使用。在阿片类药物中，哌替啶被证实具有较高的发生谵妄风险。对老年患者术后镇痛的系统回顾发现，哌替啶的应用与较高的谵妄发生率相关[106]。在老年人中使用哌替啶可能增加谵妄风险，与其代谢产物具有抗胆碱能和 5- 羟色胺能作用相关。

苯二氮䓬类药物由于有增强 GABA 的效应，已在多个重症和手术相关队列研究中被证实可在急性疾病情况下诱发谵妄[107-110]。苯二氮䓬类镇静药的使用在大型随机对照试验中也被证明会增加谵妄的风险。Pandharipande 等的一项研究比较了右美托咪定与劳拉西泮在机械通气患者中的镇静作用。研究发现，接受右美托咪定治疗的患者比劳拉西泮组无谵妄时间多 4 天，昏迷减少 30%[60]。随后，Riker 等在一项比较右美托咪定和咪达唑仑的随机对照试验中证明，重症患者输注苯二氮䓬类药物后谵妄风险增加，使用右美托咪定后谵妄患者人数减少 20%[62]。因此，在可行的情况下，应避免使用苯二氮䓬类药物。

与异丙酚相比，心脏手术后患者使用右

美托咪定可降低谵妄发生率和持续时间、ICU住院时间和医疗花费[111]。右美托咪定被广泛用于谵妄管理中抗精神病药物的辅助药物；然而，右美托咪定的成本－效益比仍受到质疑。最近在非插管的重症患者中，与氟哌啶醇相比，右美托咪定被证明是一种有益且成本－效益比高的抢救药物[112]。在非老年人群中，躁动型谵妄的机械通气患者应用右美托咪定可减少 7 天内的机械通气时间[113]。最近的一些试验表明，在术后患者中，与安慰剂或异丙酚相比，低剂量右美托咪定可预防谵妄[111, 114, 115]。除了避免激活 GABA 受体外，右美托咪定的作用机制尚不清楚。已证明其可抑制血清炎症介质 IL-6、IL-8 和 TNF-α，但仍需要进一步验证。尽管机制不清，但最近欧洲麻醉学学会仍推荐将其作为预防高危老年患者谵妄的术中辅助药物[116]。

尽管抗精神病药物在临床实践中是谵妄管理的主要手段，但其在老年患者中的应用一直存在争议。在既往的研究中，氟哌啶醇被证明会恶化老年谵妄患者的预后，特别是会增加死亡率。其他研究表明，与喹硫平相比，氟哌啶醇在治疗谵妄方面没有差异[117]。最近对 17 项随机对照研究进行 Meta 分析，评估了传统抗精神病药物和氟哌啶醇对死亡率的影响，发现老年患者的死亡率没有增加[118]。最近，氟哌啶醇已被用作围术期和重症机械通气患者的谵妄预防药物。老年髋部手术患者围术期氟哌啶醇预防并未降低谵妄的发生率，但谵妄持续时间缩短[119]。接受非心脏手术的老年重症患者，予低剂量氟哌啶醇推注后序贯持续输注，仅在腹部手术亚组

中可降低谵妄的发生率[120]。一项针对谵妄高危患者的前后研究发现，预防应用氟哌啶醇与增加存活天数、无谵妄和昏迷时间无相关性[121]。但在内科和外科 ICU 进行的一项随机、双盲、安慰剂对照试验中发现，氟哌啶醇减少了患者的躁动时间，但谵妄发生率，谵妄持续时间和机械通气时间或 ICU 死亡率都没有减少[122]。

针对谵妄的治疗，抗精神病药物的疗效数据也很有限。在一项针对有谵妄风险的重症患者的研究中，安慰剂、氟哌啶醇和齐拉西酮治疗谵妄的对比表明，三组患者在无谵妄存活天数方面没有差异[123]。另一项关于氟哌啶醇与奥氮平治疗 ICU 谵妄的研究发现，两组谵妄持续时间没有差异，但服用氟哌啶醇的患者有更多的不良反应[124]。与氟哌啶醇联合安慰剂相比，氟哌啶醇联合喹硫平可使谵妄更快地恢复[125]。

尽管胆碱能耗竭在谵妄的发展中起发挥作用，但卡巴拉汀和多奈哌齐等乙酰胆碱酯酶抑制剂在预防谵妄方面的效果令人失望，它们一直是治疗阿尔茨海默病的主要药物。它们尚未被认定为谵妄管理的有效药物，实际上还可能会增加死亡率[126-129]。

考虑到神经炎症在谵妄发病机制所起的作用，以减少炎症级联反应为目标的策略似乎是合理的，但目前还没有研究表明这是一种有效的措施。预防性地给予地塞米松以减少体外循环患者的全身炎症反应和神经炎症，对谵妄的发生率或持续时间没有影响[130]。他汀类药物的多效抗炎作用被认为可在谵妄的治疗中发挥作用。在重症患者中持续使用他汀类药物可降

低谵妄风险，而在慢性患者中停用他汀类药物可能会增加发生谵妄的概率[131-133]。

关于麻醉在 POD 发展中的作用，在全身麻醉期间监测脑电图（electroencephalogram, EEG）的研究表明，目前推荐给予老年患者的麻醉药物剂量可能使他们处于一种被称为爆发抑制的深度脑失活状态[134, 135]。基于实时 EEG 监测滴定麻醉药物剂量可能有助于降低术后认知障碍的发生率[134]，并且可能与减少过度镇静导致的 POD 相关[136]。老年患者麻醉深度监测和避免深度麻醉被认为是谵妄预防策略的一部分[96]。

三、临床指南在高龄患者（＞80 岁）中的应用

年龄增长是急性疾病或手术后谵妄和认知障碍的危险因素。针对这一人群的调查是有意义的。但不幸的是，目前还没有关于高龄患者的谵妄管理临床指南。总体而言，现有证据不支持对这些患者采取单一有效的预防或治疗方法。虽然不是专门针对 80 岁以上的患者，但美国重症医学会的 ICU 解放运动和 ABCDEF 集束化策略，囊括了降低高龄老人谵妄发生率和改善患者谵妄结局的许多要素[137]。ABCDEF 集束化策略包括疼痛的评估和管理，自主清醒试验（spontaneous awake trial，SAT）和自主呼吸试验（spontaneous breathing trial，SBT），必要时镇静，谵妄的监测和管理、早期活动和家庭参与。同样，美国老年医学会也提出了围术期预防老年人谵妄的建议，其中包括多元非药物干预计划、优化镇痛、避免使用苯二氮䓬类药物和新增加胆碱酯酶抑制药，以及抗精神病药物，仅限于躁动或对自身或他人有潜在伤害的患者使用[96]。

参考文献

[1] Farrall AJ, Wardlaw JM. Blood-brain barrier: ageing and microvascular disease–systematic review and meta-analysis. *Neurobiol Aging* 2009; **30**(3):337–52.

[2] Alvis BD, Hughes CG. Physiology considerations in geriatric patients. *Anesthesiol Clin* 2015; **33**(3):447–56.

[3] Abbott NJ, Ronnback L, Hansson E. Astrocyte-endothelial interactions at the blood-brain barrier. *Nat Rev Neurosci* 2006; **7**(1):41–53.

[4] Sharshar T, Hopkinson NS, Orlikowski D, Annane D. Science review: the brain in sepsis – culprit and victim. *Crit Care* 2005; **9**(1):37–44.

[5] Inouye SK, Westendorp RG, Saczynski JS. Delirium in elderly people. *Lancet* 2014; **383**(9920):911–22.

[6] American Psychiatric Association. *Diagnostic and Statistical Manual of Mental Disorders* (5th edn). Washington, DC: APA, 2013.

[7] Morandi A, Davis D, Bellelli G, et al. The diagnosis of delirium superimposed on dementia: an emerging challenge. *J Am Med Dir Assoc* 2017; **18**(1):12–18.

[8] Ely EW, Inouye SK, Bernard GR, et al. Delirium in mechanically ventilated patients: validity and reliability of the Confusion Assessment Method for the Intensive Care Unit (CAM-ICU). *JAMA* 2001; **286**(21):2703–10.

[9] Bergeron N, Dubois MJ, Dumont M, Dial S, Skrobik Y. Intensive care delirium screening checklist: evaluation of a new screening tool. *Intensive Care Med* 2001; **27**(5):859–64.

[10] Sessler CN, Gosnell MS, Grap MJ, et al. The Richmond Agitation-Sedation Scale: validity and reliability in adult intensive care unit patients. *Am J*

Respir Crit Care Med 2002; **166**(10):1338–44.

[11] Morandi A, Han JH, Meagher D, et al. Detecting delirium superimposed on dementia: evaluation of the diagnostic performance of the Richmond Agitation and Sedation Scale. *J Am Med Dir Assoc*. 2016; **17**(9):828–33.

[12] Morandi A, McCurley J, Vasilevskis EE, et al. Tools to detect delirium superimposed on dementia: a systematic review. *J Am Geriatr Soc* 2012; **60**(11): 2005–13.

[13] Mitasova A, Kostalova M, Bednarik J, et al. Poststroke delirium incidence and outcomes: validation of the Confusion Assessment Method for the Intensive Care Unit (CAM-ICU). *Crit Care Med* 2012; **40**(2):484–90.

[14] American Geriatrics Society Expert Panel on Postoperative Delirium in Older Adults. American Geriatrics Society abstracted clinical practice guideline for postoperative delirium in older adults. *J Am Geriatr Soc* 2015; **63**(1):142–50.

[15] Peterson JF, Pun BT, Dittus RS, et al. Delirium and its motoric subtypes: a study of 614 critically ill patients. *J Am Geriatr Soc* 2006; **54**(3):479–84.

[16] Trzepacz PT, Mittal D, Torres R, et al. Validation of the Delirium Rating Scale–Revised-98: comparison with the delirium rating scale and the cognitive test for delirium. *J Neuropsychiatr Clin Neurosci* 2001; **13**(2):229–42.

[17] Inouye SK, Kosar CM, Tommet D, et al. The CAM-S: development and validation of a new scoring system for delirium severity in 2 cohorts. *Ann Intern Med* 2014; **160**(8):526–33.

[18] Abildstrom H, Rasmussen LS, Rentowl P, et al. Cognitive dysfunction 1–2 years after non-cardiac surgery in the elderly. ISPOCD group. International Study of Post-Operative Cognitive Dysfunction. *Acta Anaesthesiol Scand* 2000; **44**(10): 1246–51.

[19] Bruce KM, Yelland GW, Smith JA, Robinson SR. Recovery of cognitive function after coronary artery bypass graft operations. *Ann Thorac Surg* 2013; **95**(4): 1306–13.

[20] Cormack F, Shipolini A, Awad WI, et al. A meta-analysis of cognitive outcome following coronary artery bypass graft surgery. *Neurosci Biobehav Rev* 2012; **36**(9): 2118–29.

[21] Selnes OA, Gottesman RF, Grega MA, et al. Cognitive and neurologic outcomes after coronary-artery bypass surgery. *N Engl J Med* 2012; **366**(3):250–57.

[22] Selnes OA, Grega MA, Bailey MM, et al. Neurocognitive outcomes 3 years after coronary artery bypass graft surgery: a controlled study. *Ann Thorac Surg* 2007; **84**(6):1885–96.

[23] Salluh JI, Wang H, Schneider EB, et al. Outcome of delirium in critically ill patients: systematic review and meta-analysis. *BMJ* 2015; **350**:h2538.

[24] Witlox J, Eurelings LS, de Jonghe JF, et al. Delirium in elderly patients and the risk of postdischarge mortality, institutionalization, and dementia: a meta-analysis. *JAMA* 2010; **304**(4):443–51.

[25] Milbrandt EB, Deppen S, Harrison PL, et al. Costs associated with delirium in mechanically ventilated patients. *Crit Care Med* 2004; **32**(4):955–62.

[26] Franco K, Litaker D, Locala J, Bronson D. The cost of delirium in the surgical patient. *Psychosomatics* 2001; **42**(1):68–73.

[27] Klein Klouwenberg PM, Zaal IJ, Spitoni C, et al. The attributable mortality of delirium in critically ill patients: prospective cohort study. *BMJ* 2014; **349**:g6652.

[28] Patel SB, Poston JT, Pohlman A, Hall JB, Kress JP. Rapidly reversible, sedation-related delirium versus persistent delirium in the intensive care unit. *Am J Respir Crit Care Med* 2014; **189**(6): 658–65.

[29] Neufeld KJ, Leoutsakos JM, Sieber FE, et al. Outcomes of early delirium diagnosis after general anesthesia in the elderly. *Anesth Analg* 2013; **117**(2):471–78.

[30] Lat I, McMillian W, Taylor S, et al. The impact of delirium on clinical outcomes in mechanically ventilated surgical and trauma patients. *Crit Care Med* 2009; **37**(6):1898–905.

[31] Ruggiero C, Bonamassa L, Pelini L, et al. Early post-surgical cognitive dysfunction is a risk factor for mortality among hip fracture hospitalized older persons. *Osteoporos Int* 2017; **28**(2):667–75.

[32] Robinson TN, Raeburn CD, Tran ZV, Brenner LA, Moss M. Motor subtypes of postoperative delirium in older adults. *Arch Surg* 2011; **146**(3):295–300.

[33] Pandharipande PP, Girard TD, Jackson JC, et al. Long-term cognitive impairment after critical illness. *N Engl J Med* 2013; **369**(14): 1306–16.

[34] Hughes CG, Patel MB, Jackson JC, et al. Surgery and anesthesia exposure is not a risk factor for cognitive

impairment after major noncardiac surgery and critical illness. *Ann Surg* 2016.

[35] Saczynski JS, Marcantonio ER, Quach L, et al. Cognitive trajectories after postoperative delirium. *N Engl J Med* 2012; **367**(1):30–39.

[36] Inouye SK, Marcantonio ER, Kosar CM, et al. The short-term and long-term relationship between delirium and cognitive trajectory in older surgical patients. *Alzheimers Dement* 2016; **12**(7): 766–75.

[37] Fong TG, Jones RN, Marcantonio ER, et al. Adverse outcomes after hospitalization and delirium in persons with Alzheimer disease. *Ann Intern Med* 2012; **156**(12): 848–56.

[38] Fong TG, Jones RN, Shi P, et al. Delirium accelerates cognitive decline in Alzheimer disease. *Neurology* 2009; **72**(18): 1570–75.

[39] Davis DH, Muniz-Terrera G, Keage HA, et al. Association of delirium with cognitive decline in late life: a neuropathologic study of 3 population-based cohort studies. *JAMA Psychiatry* 2017; **74**(3): 244–51.

[40] MacLullich AM, Beaglehole A, Hall RJ, Meagher DJ. Delirium and long-term cognitive impairment. *Int Rev Psychiatry* 2009; **21**(1):30–42.

[41] Fried TR, Bradley EH, Towle VR, Allore H. Understanding the treatment preferences of seriously ill patients. *N Engl J Med* 2002; **346**(14):1061–66.

[42] Crosby G, Culley DJ, Hyman BT. Preoperative cognitive assessment of the elderly surgical patient: a call for action. *J Am Soc Anesthesiol* 2011; **114**(6):1265–68.

[43] van Eijk MM, van Marum RJ, Klijn IA, et al. Comparison of delirium assessment tools in a mixed intensive care unit. *Crit Care Med* 2009; **37**(6): 1881–85.

[44] Spronk PE, Riekerk B, Hofhuis J, Rommes JH. Occurrence of delirium is severely underestimated in the ICU during daily care. *Intensive Care Med* 2009; **35**(7): 1276–80.

[45] Inouye SK, van Dyck CH, Alessi CA, et al. Clarifying confusion: the confusion assessment method – a new method for detection of delirium. *Ann Intern Med* 1990; **113**(12):941–48.

[46] Panitchote A, Tangvoraphonkchai K, Suebsoh N, et al. Under-recognition of delirium in older adults by nurses in the intensive care unit setting. *Aging Clin Exp Res* 2015; **27**(5):735–40.

[47] Barr J, Fraser G, Puntillo K, et al. American College of Critical Care Medicine clinical practice guidelines for the management of pain, agitation, and delirium in adult patients in the intensive care unit. *Crit Care Med* 2013; **41**(1):263–306.

[48] Benhamou D, Brouquet A. Postoperative cerebral dysfunction in the elderly: diagnosis and prophylaxis. *J Visc Surg* 2016; **153**(Suppl 6):S27–32.

[49] Kim S-w, Han H-S, Jung H-w, et al. Multidimensional frailty score for the prediction of postoperative mortality risk. *JAMA Surgery* 2014; **149**(7): 633–40.

[50] Leung JM, Tsai TL, Sands LP. Preoperative frailty in older surgical patients is associated with early postoperative delirium. *Anesth Analg* 2011; **112**(5):1199.

[51] Kelly AM, Batke JN, Dea N, et al. Prospective analysis of adverse events in surgical treatment of degenerative spondylolisthesis. *Spine J* 2014; **14**(12): 2905–10.

[52] Nadelson MR, Sanders RD, Avidan MS. Perioperative cognitive trajectory in adults. *Br J Anaesth* 2014; **112**(3):440–51.

[53] Deiner S, Silverstein J. Postoperative delirium and cognitive dysfunction. *Br J Anaesth* 2009; **103**(Suppl 1):i41–46.

[54] Wang NY, Hirao A, Sieber F. Association between intraoperative blood pressure and postoperative delirium in elderly hip fracture patients. *PLoS One* 2015; **10**(4): e0123892.

[55] Bijker JB, van Klei WA, Kappen TH, et al. Incidence of intraoperative hypotension as a function of the chosen definition: literature definitions applied to a retrospective cohort using automated data collection. *Anesthesiology* 2007; **107**(2):213–20.

[56] Hori D, Brown C, Ono M, et al. Arterial pressure above the upper cerebral autoregulation limit during cardiopulmonary bypass is associated with postoperative delirium. *Br J Anaesth* 2014; **113**(6):1009–17.

[57] Carson JL, Terrin ML, Noveck H, et al. Liberal or restrictive transfusion in high-risk patients after hip surgery. *N Engl J Med* 2011; **365**(26):2453–62.

[58] Gruber-Baldini AL, Marcantonio E, Orwig D, et al. Delirium outcomes in a randomized trial of blood transfusion thresholds in hospitalized older adults with hip fracture. *J Am Geriatr Soc* 2013; **61**(8): 1286–95.

[59] Vasilevskis EE, Han JH, Hughes CG, Ely EW. Epidemiology and risk factors for delirium across hospital settings. *Best Pract Res Clin Anaesthesiol* 2012; **26**(3): 277–87.

[60] Pandharipande PP, Pun BT, Herr DL, et al. Effect of sedation with dexmedetomidine vs lorazepam on acute brain dysfunction in mechanically ventilated patients: the MENDS randomized controlled trial. *JAMA* 2007; **298**(22):2644–53.

[61] Kamdar BB, Niessen T, Colantuoni E, et al. Delirium transitions in the medical ICU: exploring the role of sleep quality and other factors. *Crit Care Med* 2015; **43**(1):135.

[62] Riker RR, Shehabi Y, Bokesch PM, et al. Dexmedetomidine vs midazolam for sedation of critically ill patients: a randomized trial. *JAMA* 2009; **301**(5): 489–99.

[63] Sprung J, Jankowski CJ, Roberts RO, et al. Anesthesia and incident dementia: a population-based, nested, case-control study. *Mayo Clinic Proc* 2013; **88**(6): 552–61.

[64] Chen C-W, Lin C-C, Chen K-B, et al. Increased risk of dementia in people with previous exposure to general anesthesia: a nationwide population-based case-control study. *Alzheimers Dement* 2014; **10**(2):196–204.

[65] Hussain M, Berger M, Eckenhoff RG, Seitz DP. General anesthetic and the risk of dementia in elderly patients: current insights. *Clin Interv Aging* 2014; **9**:1619–28.

[66] Liu Y, Pan N, Ma Y, et al. Inhaled sevoflurane may promote progression of amnestic mild cognitive impairment: a prospective, randomized parallel-group study. *Am J Med Sci* 2013; **345**(5):355–60.

[67] Aiello Bowles EJ, Larson EB, Pong RP, et al. Anesthesia exposure and risk of dementia and Alzheimer's disease: a prospective study. *J Am Geriatr Soc* 2016; **64**(3):602–7.

[68] Avidan MS, Searleman AC, Storandt M, et al. Long-term cognitive decline in older subjects was not attributable to noncardiac surgery or major illness. *Anesthesiology* 2009; **111**(5):964–70.

[69] Dokkedal U, Hansen TG, Rasmussen LS, Mengel-From J, Christensen CK. Cognitive functioning after surgery in middle-aged and elderly Danish twins. *Anesthesiology* 2016; **124**(2):312–321.

[70] Sprung J, Roberts RO, Knopman DS, et al. Mild cognitive impairment and exposure to general anesthesia for surgeries and procedures: a population-based case-control study. *Anesth Analg* 2017; **124**(4):1277–90.

[71] Schreiber MP, Colantuoni E, Bienvenu OJ, et al. Corticosteroids and transition to delirium in patients with acute lung injury. *Crit Care Med* 2014; **42**(6):1480.

[72] Cunningham C, MacLullich AM. At the extreme end of the psychoneuroimmunological spectrum: delirium as a maladaptive sickness behaviour response. *Brain Behav Immun* 2013; **28**:1–13.

[73] Hughes CG, Pandharipande PP, Thompson JL, et al. Endothelial activation and blood-brain barrier injury as risk factors for delirium in critically ill patients. *Crit Care Med* 2016; **44**(9):e809–17.

[74] Cunningham C, Wilcockson DC, Campion S, Lunnon K, Perry VH. Central and systemic endotoxin challenges exacerbate the local inflammatory response and increase neuronal death during chronic neurodegeneration. *J Neurosci* 2005; **25**(40):9275–84.

[75] Terrando N, Eriksson LI, Kyu Ryu J, et al. Resolving postoperative neuroinflammation and cognitive decline. *Ann Neurol* 2011; **70**(6):986–95.

[76] Cerejeira J, Firmino H, Vaz-Serra A, Mukaetova-Ladinska EB. The neuroinflammatory hypothesis of delirium. *Acta Neuropathol* 2010; **119**(6): 737–54.

[77] Hughes CG, Patel MB, Pandharipande PP. Pathophysiology of acute brain dysfunction: what's the cause of all this confusion? *Curr Opin Crit Care* 2012; **18**(5):518–26.

[78] Walston J, Hadley EC, Ferrucci L, et al. Research agenda for frailty in older adults: toward a better understanding of physiology and etiology – summary from the American Geriatrics Society/National Institute on Aging Research Conference on Frailty in Older Adults. *J Am Geriatr Soc* 2006; **54**(6):991–1001.

[79] Maldonado JR. Neuropathogenesis of delirium: review of current etiologic theories and common pathways. *Am J Geriatr Psychiatry* 2013; **21**(12):1190–222.

[80] Abbott NJ. Astrocyte-endothelial interactions and blood-brain barrier permeability. *J Anat* 2002; **200**(5): 523–34.

[81] Peters R. Ageing and the brain. *Postgrad Med J* 2006;

82(964):84–88.

[82] Hshieh TT, Fong TG, Marcantonio ER, Inouye SK. Cholinergic deficiency hypothesis in delirium: a synthesis of current evidence. *J Gerontol A: Biol Sci Med Sci* 2008; **63**(7):764–72.

[83] Marcantonio ER. Postoperative delirium: a 76–year-old woman with delirium following surgery. *JAMA* 2012; **308**(1):73–81.

[84] Westhoff D, Witlox J, Koenderman L, et al. Preoperative cerebrospinal fluid cytokine levels and the risk of postoperative delirium in elderly hip fracture patients. *J Neuroinflam* 2013; **10**(1):122.

[85] Dugan LL, Ali SS, Shekhtman G, et al. IL-6 mediated degeneration of forebrain GABAergic interneurons and cognitive impairment in aged mice through activation of neuronal NADPH oxidase. *PLoS One* 2009; **4**(5):e5518.

[86] Pandharipande PP, Ely E, Maze M. Dexmedetomidine for sedation and perioperative management of critically ill patients. *Semin Anesth Perioperat Med Pain* 2006.

[87] Fjell AM, Westlye LT, Amlien I, et al. High consistency of regional cortical thinning in aging across multiple samples. *Cereb Cortex* 2009:bhn232.

[88] Fjell AM, Westlye LT, Grydeland H, et al. Accelerating cortical thinning: unique to dementia or universal in aging? *Cereb Cortex* 2012:bhs379.

[89] Kemps E, Newson R. Comparison of adult age differences in verbal and visuo-spatial memory: the importance of 'pure', parallel and validated measures. *J Clin Exp Neuropsychol* 2006; **28**(3):341–56.

[90] West R, Schwarb H. The influence of aging and frontal function on the neural correlates of regulative and evaluative aspects of cognitive control. *Neuropsychology* 2006; **20**(4):468.

[91] Gunther ML, Morandi A, Krauskopf E, et al. The association between brain volumes, delirium duration, and cognitive outcomes in intensive care unit survivors: the VISIONS cohort magnetic resonance imaging study. *Crit Care Med* 2012; **40**(7): 2022–32.

[92] Morandi A, Rogers BP, Gunther ML, et al. The relationship between delirium duration, white matter integrity, and cognitive impairment in intensive care unit survivors as determined by diffusion tensor imaging: the VISIONS prospective cohort magnetic resonance imaging study. *Crit Care Med* 2012; **40**(7):

2182–89.

[93] Lundström M, Edlund A, Karlsson S, et al. A multifactorial intervention program reduces the duration of delirium, length of hospitalization, and mortality in delirious patients. *J Am Geriatr Soc* 2005; **53**(4): 622–28.

[94] Robinson S, Rich C, Weitzel T, Vollmer C, Eden B. Delirium prevention for cognitive, sensory, and mobility impairments. *Res Theory Nurs Pract* 2008; **22**(2):103–13.

[95] Rubin FH, Neal K, Fenlon K, Hassan S, Inouye SK. Sustainability and scalability of the hospital elder life program at a community hospital. *J Am Geriatr Soc* 2011; **59**(2):359–65.

[96] American Geriatrics Society Expert Panel on Postoperative Delirium in Older Adults. Postoperative delirium in older adults: best practice statement from the American Geriatrics Society. *J Am Coll Surg* 2015; **220**(2):136–48.

[97] Inouye SK, Bogardus ST Jr, Baker DI, Leo- Summers L, Cooney LM Jr. The Hospital Elder Life Program: a model of care to prevent cognitive and functional decline in older hospitalized patients. *J Am Geriatr Soc* 2000; **48**(12):1697–706.

[98] Morandi A, Brummel NE, Ely EW. Sedation, delirium and mechanical ventilation: the "ABCDE" approach. *Curr Opin Crit Care* 2011; **17**(1):43–49.

[99] Balas MC, Vasilevskis EE, Olsen KM, et al. Effectiveness and safety of the awakening and breathing coordination, delirium monitoring/management, and early exercise/mobility (ABCDE) bundle. *Crit Care Med* 2014; **42**(5):1024.

[100] Dale CR, Kannas DA, Fan VS, et al. Improved analgesia, sedation, and delirium protocol associated with decreased duration of delirium and mechanical ventilation. *Ann Am Thorac Soc* 2014; **11**(3):367–74.

[101] Barnes-Daly MA, Phillips G, Ely EW. Improving hospital survival and reducing brain dysfunction at seven California community hospitals: implementing PAD guidelines via the ABCDEF bundle in 6,064 patients. *Crit Care Med* 2017; **45**(2): 171–78.

[102] Kohman RA, Bhattacharya TK, Wojcik E, Rhodes JS. Exercise reduces activation of microglia isolated from hippocampus and brain of aged mice. *J Neuroinflam* 2013; **10**(1):114.

[103] Schaller SJ, Anstey M, Blobner M, et al. Early, goal-

directed mobilisation in the surgical intensive care unit: a randomised controlled trial. *Lancet* 2016; **388**(10052): 1377–88.

[104] Schweickert WD, Pohlman MC, Pohlman AS, et al. Early physical and occupational therapy in mechanically ventilated, critically ill patients: a randomised controlled trial. *Lancet* 2009; **373**(9678):1874–82.

[105] American Geriatrics Society Beers Criteria Update Expert Panel. American Geriatrics Society updated Beers criteria for potentially inappropriate medication use in older adults. *J Am Geriatr Soc* 2012; **60**(4):616–31.

[106] Fong HK, Sands LP, Leung JM. The role of postoperative analgesia in delirium and cognitive decline in elderly patients: a systematic review. *Anesth Analg* 2006; **102**(4):1255–66.

[107] Lepouse C, Lautner CA, Liu L, Gomis P, Leon A. Emergence delirium in adults in the post-anaesthesia care unit. *Br J Anaesth* 2006; **96**(6):747–53.

[108] McPherson JA, Wagner CE, Boehm LM, et al. Delirium in the cardiovascular ICU: exploring modifiable risk factors. *Crit Care Med* 2013; **41**(2):405–13.

[109] Pandharipande PP, Shintani A, Peterson J, et al. Lorazepam is an independent risk factor for transitioning to delirium in intensive care unit patients. *Anesthesiology* 2006; **104**(1):21–26.

[110] Pandharipande PP, Cotton BA, Shintani A, et al. Prevalence and risk factors for development of delirium in surgical and trauma intensive care unit patients. *J Trauma* 2008; **65**(1):34–41.

[111] Djaiani G, Silverton N, Fedorko L, et al. Dexmedetomidine versus propofol sedation reduces delirium after cardiac surgery: a randomized controlled trial. *Anesthesiology* 2016; **124**(2): 362–68.

[112] Carrasco G, Baeza N, Cabre L, et al. Dexmedetomidine for the treatment of hyperactive delirium refractory to haloperidol in nonintubated ICU patients: a nonrandomized controlled trial. *Crit Care Med* 2016; **44**(7):1295–306.

[113] Reade MC, Eastwood GM, Bellomo R, et al. Effect of dexmedetomidine added to standard care on ventilator-free time in patients with agitated delirium: a randomized clinical trial. *JAMA* 2016;

315(14):1460–68.

[114] Su X, Meng ZT, Wu XH, et al. Dexmedetomidine for prevention of delirium in elderly patients after non-cardiac surgery: a randomised, double-blind, placebo-controlled trial. *Lancet* 2016.

[115] Karren EA, King AB, Hughes CG. Dexmedetomidine for prevention of delirium in elderly patients after non-cardiac surgery. *J Thorac Dis* 2016; **8**(12):E1759–62.

[116] Aldecoa C, Bettelli G, Bilotta F, et al. European Society of Anaesthesiology evidence-based and consensus-based guideline on postoperative delirium. *Eur J Anaesthesiol* 2017; **34**(4):192–214.

[117] Grover S, Mahajan S, Chakrabarti S, Avasthi A. Comparative effectiveness of quetiapine and haloperidol in delirium: a single blind randomized controlled study. *World J Psychiatry* 2016; **6**(3): 365–71.

[118] Hulshof TA, Zuidema SU, Ostelo RW, Luijendijk HJ. The mortality risk of conventional antipsychotics in elderly patients: a systematic review and meta-analysis of randomized placebo-controlled trials. *J Am Med Dir Assoc* 2015; **16**(10):817–24.

[119] Kalisvaart KJ, de Jonghe JF, Bogaards MJ, et al. Haloperidol prophylaxis for elderly hip-surgery patients at risk for delirium: a randomized placebo-controlled study. *J Am Geriatr Soc* 2005; **53**(10):1658–66.

[120] Wang W, Li HL, Wang DX, et al. Haloperidol prophylaxis decreases delirium incidence in elderly patients after noncardiac surgery: a randomized controlled trial ★ . *Crit Care Med* 2012; **40**(3):731–39.

[121] van den Boogaard M, Schoonhoven L, van Achterberg T, van der Hoeven JG, Pickkers P. Haloperidol prophylaxis in critically ill patients with a high risk for delirium. *Crit Care* 2013; **17**(1):R9.

[122] Al-Qadheeb NS, Skrobik Y, Schumaker G, et al. Preventing ICU subsyndromal delirium conversion to delirium with low-dose IV haloperidol: a double-blind, placebo-controlled pilot study. *Crit Care Med* 2016; **44**(3):583–91.

[123] Girard TD, Pandharipande PP, Carson SS, et al. Feasibility, efficacy, and safety of antipsychotics for intensive care unit delirium: the MIND randomized, placebo-controlled trial. *Crit Care Med* 2010;

38(2):428–37.

[124]　Skrobik YK, Bergeron N, Dumont M, Gottfried SB. Olanzapine vs haloperidol: treating delirium in a critical care setting. *Intensive Care Med* 2004; **30**(3):444–49.

[125]　Devlin JW, Roberts RJ, Fong JJ, et al. Efficacy and safety of quetiapine in critically ill patients with delirium: a prospective, multicenter, randomized, double-blind, placebo-controlled pilot study. *Crit Care Med* 2010; **38**(2): 419–27.

[126]　van Eijk MM, Roes KC, Honing ML, et al. Effect of rivastigmine as an adjunct to usual care with haloperidol on duration of delirium and mortality in critically ill patients: a multicentre, double-blind, placebo-controlled randomised trial. *Lancet* 2010; **376**(9755):1829–37.

[127]　Gamberini M, Bolliger D, Lurati Buse GA, et al. Rivastigmine for the prevention of postoperative delirium in elderly patients undergoing elective cardiac surgery: a randomized controlled trial. *Crit Care Med* 2009; **37**(5):1762–68.

[128]　Liptzin B, Laki A, Garb JL, Fingeroth R, Krushell R. Donepezil in the prevention and treatment of post-surgical delirium. *Am J Geriatr Psychiatry* 2005; **13**(12): 1100–6.

[129]　Marcantonio ER, Palihnich K, Appleton P, Davis RB. Pilot randomized trial of donepezil hydrochloride for delirium after hip fracture. *J Am Geriatr Soc* 2011; **59**(Supple 2):S282–88.

[130]　Sauër A-MC, Slooter AJ, Veldhuijzen DS, et al. Intraoperative dexamethasone and delirium after cardiac surgery: a randomized clinical trial. *Anesth Analg* 2014; **119**(5):1046–52.

[131]　Morandi A, Hughes CG, Girard TD, et al. Statins and brain dysfunction: a hypothesis to reduce the burden of cognitive impairment in patients who are critically ill. *CHEST Journal* 2011; **140**(3):580–85.

[132]　Page VJ, Davis D, Zhao XB, et al. Statin use and risk of delirium in the critically ill. *Am J Respir Crit Care Med* 2014; **189**(6): 666–73.

[133]　Morandi A, Hughes CG, Thompson JL, et al. Statins and delirium during critical illness: a multicenter, prospective cohort study. *Crit Care Med* 2014; **42**(8):1899.

[134]　Chan MT, Cheng BC, Lee TM, Gin T, Group CT. BIS-guided anesthesia decreases postoperative delirium and cognitive decline. *J Neurosurg Anesthesiol* 2013; **25**(1):33–42.

[135]　Purdon PL, Pierce ET, Mukamel EA, et al. Electroencephalogram signatures of loss and recovery of consciousness from propofol. *Proc Natl Acad Sci* 2013; **110**(12):E1142–51.

[136]　Radtke FM, Franck M, Lendner J, et al. Monitoring depth of anaesthesia in a randomized trial decreases the rate of postoperative delirium but not postoperative cognitive dysfunction. *Br J Anaesth* 2013; **110**(Suppl 1):i98–105.

[137]　www.iculiberation.org.

第6章 老年心血管重症
Geriatric Cardiovascular Critical Care

Ronald Pauldine 著

李呈龙 译 刘楠 校

要点

- 衰老与心血管疾病的发病率上升相关，其中包括缺血性心脏病、心力衰竭、心房颤动、高血压、心脏瓣膜病、肺动脉高压和外周血管疾病。

- 随着年龄增长而发生的进行性主动脉扩张、动脉壁厚度增加、血管僵硬度增加，以及一氧化氮诱发的血管舒张发生改变，导致平均动脉压和脉压升高。

- 老年患者更可能出现非 ST 段抬高型心肌梗死（non-ST-segment-elevation myocardial infarction，NSTEMI），而不是 ST 段抬高型心肌梗死（ST-segment-elevation myocardial infarction，STEMI），并且经常出现非特异性主诉，如无力、晕厥和逐渐加重的意识模糊。

- 80—89 岁老人冠状动脉旁路移植术（coronary artery bypass grafting，CABG）后的 30 天，总体死亡率为 6.8%，而年轻人为 1.6%。

- 射血分数保留的心力衰竭（heart failure with preserved ejection fraction，HFpEF）患者中，大多数是老年人。

- 据估计，在 75 岁以上的人群中，中度至重度主动脉瓣狭窄的患病率高达 2.8%，而经导管主动脉瓣植入术（transcatheter aortic valve implantation，TAVI）相关的并发症在老年患者中似乎更多。

- 年龄是心房颤动（atrial fibrillation，AF）发生的最重要危险因素。据统计，15%～40% 的 CABG 患者、40% 的瓣膜置换术后患者、50%～60% 联合 CAGB 的瓣膜手术后患者、20%～25% 的食管切除术后患者，以及 20% 的肺移植后患者中，存在新发术后房颤（postoperative AF，POAF）的问题。

- 对于如何评价 ICU 中老年患者的预后，以及患者入住 ICU 的获益，尚需探索。

一、概述

成人重症医学的医务人员经常接触老年患者，并被默认为老年重症的主要从业者。在心血管内科和心胸外科重症治疗领域，这一现象更为常见。老龄化会增加心血管疾病的发病率，其中包括缺血性心脏病、心力衰竭、心房颤动、高血压、心脏瓣膜病、肺动脉高压和周围血管疾病[1]（图6-1）。科学技术促进了越来越多微创治疗技术的发展，现在这些技术可以用于既往无法耐受重大手术的患者，这一点在老年人中更为明显。微创瓣膜置换术、瓣膜修复术、植入式电子装置和主动脉疾病血管腔内修复技术只是其中的一部分。这些技术的现实，以及老年人口的

显著增加，使得从事心血管重症的医务人员要承担巨大的责任，以满足这一病情多变并富有挑战性的患者群体需求。

可能有人会问，什么是老年心血管重症的工作内容。最简单的形式是以患者和家庭为中心，进而满足老年患者的需求。重症疾病患者管理要对患者年龄、病史进行全面而周到的考虑，还应结合现有研究证据。年龄本身不应成为选择治疗方法的决定性因素。实际年龄和生理储备并不能混为一谈。在许多情况下，包括衰弱或痴呆在内的老年综合征，可能影响治疗结果，但这与患者年龄并无明确关联。在这些问题中隐含的是需要对护理或治疗的目标进行定义，包括预期的结果、患者的价值观，并且意识到老龄化与医

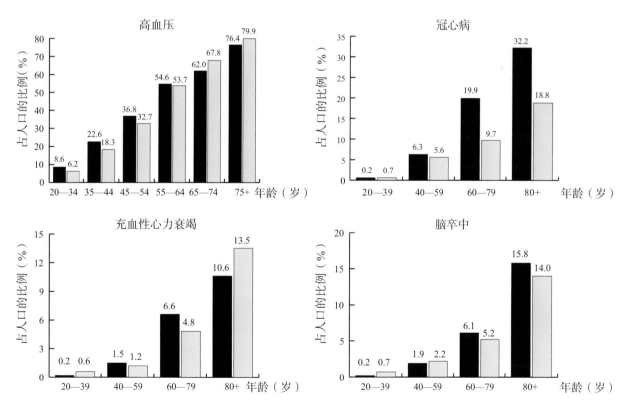

▲ 图 6-1 高血压、冠心病、充血性心力衰竭和脑卒中的患病率随着年龄增长的改变

引自 Mozaffarian 等[1]

源性并发症的发生频率、严重程度，以及任何治疗的并发症风险的增加有关。患者的价值观不同，其管理的目标可能会有很大的不同，并且在特定的时期发生变化。从历史上看，患者结局指标主要集中于死亡率的统计，但现在越来越强调功能性结局。一般来说，大多数老年患者的治疗目标应该是改善或维持功能或减轻疼痛。病史和老年综合征对特定治疗或干预结果的潜在影响增加了医疗决策的复杂性。目前，很少有研究数据可以作为参考。此外，这些考虑是在增加费用控制和强调以患者生命价值为基础的前提下进行的。在考虑以患者生命价值为基础的患者管理时，对预期结果的理解至关重要，因为生命质量或治疗结果与花费成本的关系十分紧密。不幸的是，老年重症疾病心血管治疗中有意义的功能性结果相关数据很少。然而，最近的一些研究试图解决这些缺陷。本章概述了老年患者在进入 ICU 时遇到的常见心血管问题及其循证医学管理。

二、心血管老化

心脏功能随着年龄的增长而发生变化。形态变化包括心肌细胞数量减少、胶原蛋白与弹性蛋白的比例增加、左心室壁增厚以及传导纤维密度和窦房结细胞的减少[1a]。肾上腺素活性和受体也随着年龄的增长而变化[2]。这些变化会影响功能，导致心肌收缩力下降、心肌僵硬度增加、心室充盈压增高和 β - 肾上腺素能敏感性降低。

老化同样会伴随着血管硬化或动脉老化，

这导致心脏及包括大脑和肾脏在内的其他终末器官也发生重要的继发性改变。同样，心血管并发症包括动脉粥样硬化、高血压、糖尿病、烟草滥用和肥胖[2a-5]，加速了动脉老化。

血管僵硬度增加导致脉冲波沿血管束传导的速度增加，继而外周脉冲波的反射提前，例如反射的脉冲波在射血后期即到达心脏，导致心脏负荷增加[5]。这种影响在动脉压监测中，尤其是心室收缩末期动脉压达峰值时表现明显[6]。左心室后负荷增加导致左心室壁增厚、左室肥大和舒张期充盈受损[7]（图 6-2）。延长心脏收缩期可补偿心室顺应性降低和后负荷增加对心输出量的影响，但会导致舒张早期充盈时间减少。随着这些变化，心房收缩对晚期心室充盈的作用更加重要，并在一定程度上解释了临床观察到的前负荷敏感性和血流动力学受损，通常与老年患者无法维持窦性心律相关的结论。

在年轻人中，脉压会随着脉冲波沿血管束的传导逐渐增大。根据观察，中心动脉收缩压比外周血管收缩压低 10～15mmHg，而舒张压和平均动脉压略有增加。这种差异是顺应性脉管系统的缓冲作用造成的。随着年龄增长，这种作用的丢失会导致中心动脉压升高及左心室射血阻抗增加[8]。另外，中心动脉扩张、动脉壁厚度增加、血管僵硬增加和一氧化氮诱导的血管舒张性改变，会导致平均动脉压升高和脉压增加[2-5]（图 6-2）。

随着年龄增长，β 受体对刺激的反应减弱，交感神经系统活动增强[9]，原因是受体亲和力降低和信号传导的改变[10]。任何生理应激

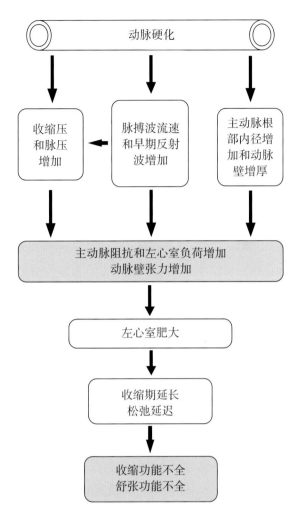

▲ 图 6-2　动脉硬化对于心室动脉耦联的影响，导致左心室肥大、收缩和舒张功能障碍

都会增加心脏的供血需求。老年人在应激时β 受体反应减弱与变时性和肌力性反应降低相关。相反，外周灌注需求的增加主要通过前负荷储备来满足，这使心脏更容易发生心力衰竭[1]。虽然 β 受体反应性降低，交感神经系统活性会随着年龄的增长而增加，这可能是导致全身血管阻力增加的另一种机制[1]。在临床上，这些自主神经功能的改变导致老年患者对交感神经药物的敏感性提高，更易发生围术期血流动力学不稳定的情况，无法满足正常手术代谢需求。

三、冠状动脉心脏病：急性冠状动脉综合征

冠心病是老年人常见疾病，在以冠心病为首位出院诊断的患者中，超过 1/2 的患者年龄 > 65 岁，超过 1/3 的患者年龄 > 75 岁[11, 12]。其中高龄患者具有较高的死亡率，占冠心病死亡总数的 82%。随着老年人口的增长，冠心病的发病率也呈现增长趋势[13]。由于现代急性心肌梗死后心血管治疗水平的提升，老年冠心病患者的生存率明显提升，但存活者心力衰竭的发病率有所增高[14]。随着老年人口的增长，整体生存预期的增加，冠心病与急性冠脉综合征的发病率也呈现增长趋势，同时随着治疗水平的提高，多数冠心病患者的寿命也得到了延长。

在此前发表的治疗缺血性心脏病的临床实验中，老年患者数据收集并不充分。在早期的研究中，75 岁以上的患者仅占入组患者的 2%。尽管在过去的二十年中，这一数字有所增加，但是仍不足以反映冠心病在老年患者中的发病情况[15]。由于能够提供明确的治疗建议的随机对照试验数据非常有限，目前的治疗方案是根据已有的临床实验数据、观察性研究和临床指南制订的。然而这些指南及共识中所推荐的治疗，在老年人中并没有得到充分的应用。这种缺陷主要来自于对患者安全性的临床考虑[16, 17]。2007 年，美国心脏协会（American Heart Association，AHA）发布的一份关于老年人急性冠脉综合征的科学声明中，对 ST 段抬高型心肌梗死和非 ST 段抬高型心肌梗死进行了讨论[18, 19]。最新的

ACS 患者管理指南中，也有类似的推荐意见，但并未根据年龄分层给出具体建议。尽管如此，认识到老年人的 ACS 具有不同的临床特征这一点非常关键。老年患者更常出现基线功能下降、代偿性心衰、既往缺血性心脏病和慢性肾病[20]。老年患者更可能出现不常见的临床表现、不特异的主诉，如乏力、晕厥、意识障碍等[24]。这非常重要，因为不典型的临床表现可能会导致诊断和治疗的延误。老年人心电图表现为左束支传导阻滞或心肌标志物基线水平增高时，也会对病情的判断产生影响[21, 22]。此外，有研究显示，在老年人群中，NSTEMI 的发病率远超 STEMI[23]。已有充分的证据表明，治疗的延迟与分诊决策的不当，都会导致老年 ACS 患者得不到足够的重症治疗[19]。目前尚不清楚这是否与不典型的表现、并发疾病以及临床偏倚相关。

随着年龄的增加，急性心肌梗死后发生心衰的概率增加，85 岁以上急性心肌梗死患者心衰发生率可高达 65%[20]。如前所述，多项研究表明，老年患者倾向于拒绝较为激进的治疗方式[20, 25, 26]。尽管老年 ACS 患者比年轻人更易并发心力衰竭，且心源性休克、出血及死亡率更高，但适当的治疗手段可降低其死亡率[27, 28]。STEMI 老年患者接受再灌注干预的途径和时机与其他患者类似。众所周知，溶栓治疗对老年患者更为有益。老年患者与 55 岁以下患者相比其死亡率更低。然而，伴随着死亡率的下降，出血及脑卒中风险却明显升高。据报道，85 岁以上患者脑卒中发生率可高达 2.9%[29]。考虑到脑卒中、心肌梗死复发以及死亡率，PCI 的整体预后更

好[13, 18]。因此，溶栓治疗一般仅特殊条件下才考虑，条件包括在出现症状的 12h 内确诊 STEMI，无治疗禁忌证，且预计能够接受 PCI 干预的时间超过 120min[21]。

NSTEMI 的首要管理决策包括早期有创治疗和保守治疗。数据显示，符合标准的老年患者建议早期行有创治疗，可增加生存率，降低再次心肌梗死发生率[30]。目前越来越多的年龄大于 75 岁的患者需要行开胸冠状动脉血运重建术[31]。对于谨慎选择的多血管病变的患者，手术仍不失为一种较为有效的治疗方式。一项关于 PCI 和 CABG 治疗效果比较的 Meta 分析已证实，两种治疗策略在 30 天、12 个月和 22 个月的全因死亡率并没有显著差异。CABG 组患者脑卒中率较高，而 PCI 组患者需要二次血运重建的发生率高[32]。为了减少与体外循环及主动脉插管、主动脉阻断相关的并发症，可选择非体外循环冠状动脉旁路移植术（OPCABG）进行治疗。一项纳入 75 岁以上 OPCABG 患者的临床试验，未能证实 OPCABG 对 75 岁以上患者在死亡、心肌梗死、脑卒中、肾脏替代治疗或二次血运重建需求率等多方面的获益[33]。与其他 OPCABG 试验结果一致的是，OPCABG 组术后输血更少。急诊开胸血运重建术仍然增加死亡风险。正如预期，老年患者在 ACS 或 CABG 治疗后，住院时间更长[34, 35]。与此同时，衰弱会导致老年患者住院时间延长，并明显提高护理机构入住率[36, 37]。80—89 岁接受 CABG 手术的患者，术后 30 天的死亡率为 6.8%，而更小年龄组的死亡率为 1.6%[37a]。

四、心力衰竭

心力衰竭（heart failure，HF）在老年人中很常见，随着年龄的增长，其患病率呈指数增长。据估计，65 岁以上的老年人中有 6%～10% 会患有 HF，此为老年人住院的主要原因，大多数住院患者年龄在 70—75 岁。约 60% 的老年心力衰竭患者是女性。出现 HF 的患者经常伴有其他并发症，如心房颤动、瓣膜性心脏病和扩张型心肌病。因失代偿性 HF 发作而住院的患者，其二次住院率高且近 1 年内死亡率达到 30%。患者可能需要因急性失代偿性心力衰竭（acute decompensated heart failure，ADHF）或有其他主诊断且并发症为慢性心力衰竭而直接入住 ICU。急性 HF 综合征的临床表现包括 ADHF、血压正常的急性肺水肿、伴有高血压的急性肺水肿、心源性休克、高输出量心力衰竭和孤立性右心衰竭[38]。在射血分数降低或保留时均可能会发生心力衰竭，尽管在老年人中，射血分数保留的 HF（HFpEF）患者占大多数。与年轻的 HF 患者相比，老年心衰患者的治疗可能不那么积极，并且有证据表明他们较少使用指南推荐的诊断方式和治疗措施[39]。HF 的临床表现通常与肺和全身血管系统充血有关，也可能包括终末器官灌注不足，这些症状可以通过临床对症治疗来解决，使用利尿药和血管扩张药是 HF 的主要治疗方法。射血分数降低的 HF（HFrEF）患者可通过超声心动图检查与舒张功能障碍或 HFpEF 相区分。舒张功能障碍与 LV 顺应性降低和心腔内压力升

高有关，反之又会导致肺静脉压升高。这会直接导致 HF，且 ICU 患者会发生容量超负荷、高血压和心房颤动，从而进一步恶化 HF 病情[40]。

合并低氧血症的 HF 患者可能需要呼吸机辅助通气。无创正压通气（noninvasive positive-pressure ventilation，NIPPV）已证明可有效治疗 HF[41]。老年患者似乎也能从这种治疗中受益，但是患者应经过仔细挑选，因为可能会存在 NIPPV 的禁忌证包括精神状态改变、不能清理分泌物及保护气道[42, 43]。

对于老年终末期 HF 患者，可以考虑长期机械循环支持（MCS）。理想情况下，选择标准应包括仔细评估患者是否存在老年综合征，老年综合征可能会影响成功率或者与以患者为中心的价值观之间存在冲突[44]。尚无在老年患者中使用长期 MCS 的明确指南，但与标准药物治疗相比，治疗决定应基于改善临床结局与成本效益比[45]。研究表明，在 70 岁以上的老年患者中可以安全植入持续提供血流的辅助循环装置[46]。然而，高龄仍会导致患者在出院后到其他护理机构治疗的可能性增加，也毫不意外，是老年患者人群死亡率增加的预测因素[46, 47]。

心力衰竭患者在行非心脏手术时也可能会入住 ICU，其中多达 25% 的患者在围术期会出现心力衰竭急性加重[48]。在该类人群中，HF 与围术期死亡率增加密切相关[49]。越来越多的证据表明，常规使用正性肌力药物对患者有害[50, 51]。而最近的一项 Meta 分析提出了相反的观点[52]。根据现有证据，在有临床证据表明存在低心输出量状态和灌注收缩的患

者中，限制正性肌力药物的使用需要谨考虑。

五、心脏瓣膜病

心脏瓣膜病，尤其是主动脉瓣狭窄，在老年人中常见的问题。中到重度主动脉瓣狭窄的发病率在 75 岁以上人群中高达 2.8%。与之相比，在 18—45 岁人群中仅占 0.2%[53]。在所有治疗方法中，唯一被证明能改善生活质量和增加生存率的是瓣膜置换。既往研究表明，1/3 的重度主动脉瓣狭窄老年患者无法进行手术的原因包括高龄、左室功能障碍、合并严重并发症[54]。70 岁以下的患者，因主动脉瓣置换而出现死亡的概率为 1.3%，80—95 岁为 5%，90 岁以上则高达 10%。

经导管主动脉瓣植入术（transcatheter aortic valve implantation，TAVI）极大地扩展了对开胸手术风险高的患者的治疗选择。总体而言，现有的研究表明大多数患者从 TAVI 手术中获益，如术后症状缓解及生存率提高。现在越来越多的重点是试图确定哪些患者最有可能从治疗中获益。这是一个复杂的问题，目前尚无确切答案，因为尚缺乏老年患者的长期预后分析。

TAVI 技术方面的研究包括植入瓣膜种类以及路径的选择。目前最常用的两种瓣膜是 Edwards SAPIEN 和 Core Valve 瓣膜，随着技术的快速发展，新一代设备采用了设计特点来减少已知并发症。Edwards SAPIE 是一种球囊扩张瓣膜，而 Core Valve 是自膨胀瓣膜。任何一个瓣膜都可以通过股动脉或腋动脉逆行放置。对于有明显外周血管疾病的患者，经心尖放置可以通过小切口开胸微创手术进行。虽然早期研究表明经心尖和经血管的死亡率没有显著差异，但现在研究发现经股入路比经心尖入路的生存率高[55-57]。在瓣膜释放过程中，利用快速心室起搏至心率高达 200 次 / 分，以最大限度地减少心脏射血和心脏运动，进而促进瓣膜的展开。在此期间可能出现血流动力学并发症，其中包括心肌缺血导致恢复延迟的风险，尤其是对心室功能差的患者。这种情况下，反而需要正性肌力药或血管活性药物的支持，并对术后管理有明显的影响。

很多研究对比了 TAVI 与开胸主动脉瓣膜置换术（SAVR）预后的差异。大多数是观察性研究，也有少数随机对照研究。已发表的数据表明 TAVI 的院内恢复更佳，短期和远期死亡率无区别。很多杂志发表的文章都来自于 PARTNER（Placement of AoRtic TraNscathetER Valves）试验的结果。PARTNER 试验是一项多中心、随机试验，在高风险的患者中比较 TAVI 与 SAVR 以及药物治疗，分为手术高风险组（A 组）和不适合手术组（B 组）。所得出的结论表明，在高危手术患者中，TAVI 效果不次于开胸主动脉瓣膜置换，并在某些亚组中，心功能状态和生活质量有所改善[58-62]。PARTNER 试验表明，在脑卒中、心肌梗死、急性肾损伤、心内膜炎和永久性起搏器植入方面相比，TAVI 与 SAVR 在术后 1 年和 2 年并没有显著差异。TAVI 组发生血管损伤的发生率更高，而 SAVR 组大出血并发症的发生率更高[63]。其他研究显示 TAVI 术后有血管损伤、永久性房室（atrioventricular，AV）传导阻滞和残留主动脉瓣反流的发生率更高[64]。

TAVI 的并发症在老年患者中发生率更高。TAVI 术后最常见的并发症是血管损伤，包括动脉夹层、穿孔和急性血栓形成。接受 TAVI 的患者有脑卒中的风险。据报道，TAVI 术后脑卒中的发生率为 2.5%～10%。多数脑卒中是缺血性的，来源于在瓣膜定位和展开期间主动脉掉落的栓子。大多数脑梗死事件是隐匿性的，研究表明，TAVI 术后多达 64% 的患者 MRI 结果有新发改变，但很少出现脑损伤的临床体征[65]。在 PARTNER 试验的高危组中，行 TAVI 的患者比行 SAVR 出现脑卒中的发生率更高，但尚未达到统计学显著性差异[61]。TAVI 组传导系统损伤的风险也更高，可能需要放置永久起搏器。与 Edwards SAPIEN 瓣膜相比，Core Valve 出现房室传导问题的风险似乎更大。这可以通过瓣膜结构的自膨胀设计来解释，其成形时间更长。由于在瓣膜展开期间存在左束支通路损伤的风险，对于有潜在右束支传导阻滞的患者，存在需要放置永久起搏器的风险。在 TAVI 术后也可能发生急性肾损伤（acute kidney injury，AKI）。在几项评估 TAVI 术后 AKI 危险因素的研究中发现，患者年龄、静脉注射造影剂量和预先存在的肾脏疾病都不是出现 AKI 的预测因素。瓣周漏可导致主动脉瓣关闭不全（aortic regurgitation，AR），在 TAVI 中似乎比在 SAVR 中更常见。与球囊扩张装置相比，自膨胀瓣膜更容易发生这种情况。更多的人认为中央型的 AR 是 TAVI 术后更为严重的瓣周漏结果。患者可以较好地耐受轻度中央型 AR，但早期严重 AR 与 TAVI 术后死亡

率增加有关[66, 67]。这种情况的患者，可以考虑通过瓣中瓣 TAVI 技术重复进行瓣膜置换。TAVI 还有发生瓣膜移位的可能性，并且通常会在瓣膜展开时发现。这会导致各种并发症包括瓣膜栓塞、冠状动脉口阻塞、瓣周漏、干扰二尖瓣叶的运动和心律失常[68]。

TAVI 术后重点需要关注的主要是瓣膜置换后生理变化、潜在的 LV 功能以及上述提及的潜在并发症。重度 AS 患者心脏的舒张功能通常受损，这与狭窄瓣膜造成的长期室壁张力增加有关。在瓣膜置换术后早期，在某些患者中甚至观察到心脏舒张功能的恶化[68]。术后血流动力学的管理目标包括避免高血压和维持充足的组织灌注。应注意避免在有心脏传导系统并发症的患者中，使用可能会导致房室传导阻滞的药物。

正如 TAVI 手术为重度 AS 的高危患者提供了治疗选择一样，经导管二尖瓣修复技术的进步为二尖瓣关闭不全（mitral regurgitation，MR）的高危患者也提供了治疗的选择[69]。老年人的退行性 MR 是一个常见问题，超过 10% 的 75 岁以上住院患者表现出重度的 MR[70]。老年 MR 患者与 AS 患者相同，面临着许多相同的治疗困境。具体而言，必须确定最有可能从治疗中受益的人群，并使治疗方案与患者及其家属的目标保持一致。现实的目标通常是改善患者生活质量和功能状态，而不是延长生存期[71]。与其他心脏手术人群一样，年龄与二尖瓣置换手术风险相关，据报道，50 岁以下患者的死亡率为 4.1%，而 80 岁以上患者的死亡率为 17.0%。目前的研究数据表明，在老年患者中，相对

于二尖瓣置换术，二尖瓣修复术是首选。优点是它可以降低手术死亡率、降低溶血和感染风险、避免长期抗凝以及改善长期预后。然而，开放性瓣膜修复或置换手术仍然会使得老年人功能恢复不良[72]。多中心随机的EVEREST Ⅱ试验在低危 MR 患者中比较了经皮二尖瓣修复术与开放二尖瓣手术，得出的结论是经皮二尖瓣修复术并不劣于开放二尖瓣手术[73]。EVEREST Ⅱ试验中的高风险患者队列定义为预测围术期死亡率为 12% 或术后30 天死亡率高于 6.7%，对这部分患者进行分析，能够发现生存患者的纽约心脏协会（New York Heart Association，NYHA）心功能等级改善和因心衰住院率的降低[74]。

六、心律失常

衰老会通过多种机制增加心律失常的患病率。老年患者可能会被送入 ICU 以监测和管理原发性心律失常事件，或在经历心脏手术、非心脏手术或其他重症疾病的情况下出现的心律失常。与高龄人群中的许多情况相同，疾病的表现可能是非典型的，并且对经常用于治疗潜在问题的药物的治疗效果，和药物不良反应都有更敏感的风险。心房颤动和缓慢性心律失常在老年人中尤为常见，越来越多的老年患者已考虑植入心脏复律除颤器，以进行恶性室性心律的一级和二级管理。

缓慢性心律失常通常可以归类为与冲动产生或冲动传导相关的异常。常见的问题包括窦房结自律性降低或窦房结、房室结或希浦系统传导延迟或阻滞[75]。衰老与窦房结功

能障碍、房室结传导阻滞和束支传导阻滞的患病率增加相关。多种病理过程可导致传导系统疾病，如与年龄相关的退化、缺血、感染、浸润性疾病和创伤，以及心脏手术后的影响。次要因素也会导致心律失常，在 ICU 中很常见，包括电解质紊乱、温度失衡、气体交换障碍、甲状腺功能减退症和药物的不良反应。有症状的心动过缓的治疗通常需要放置永久起搏器。临床试验表明，双腔起搏优于单独的心室起搏，其优点包括降低心力衰竭的发生率、降低起搏器综合征的发生率以及降低房颤的发生率[76]。这些观察到的优点归因于保留了房室同步性。然而，由于功能性左束支传导阻滞导致心室不同步，长期孤立的右心室起搏可能导致心力衰竭的发生率增加[75]。

排除房颤（AF）病史，年龄是发生房颤最重要的危险因素[77]。老年患者可能患有阵发性或持续性房颤。新发房颤在 ICU 中也经常遇到，并且是心胸手术、高风险非心脏手术、创伤或重症疾病（包括脓毒症）伴随的一种常见并发症。随着年龄增长，心脏的结构和电生理发生变化，使老年人特别容易发生房颤。浸润过程和纤维化导致心房肌细胞和结性起搏细胞减少，导致可兴奋组织和传导的改变。这些变化，连同与年龄相关的左心房扩张和重塑以及钙离子和钾离子流的改变，创造了有利于房颤的发生环境[77]。在老年患者中，常见的与房颤相关的其他风险因素包括高血压、糖尿病、缺血性心脏病、瓣膜性心脏病、心力衰竭、肥胖和慢性阻塞性肺病（COPD）。

术后新发房颤（POAF）是一种常见的术后并发症，占冠脉搭桥术后患者的 15%～40%，心脏瓣膜置换术后患者的 40%，冠脉搭桥联合瓣膜置换术后患者的 50%～60%[78]。心房颤动在非心脏外科术后也可见到，据报道肺切除术患者的 POAF 发病率为 12%～30%，食管癌术后患者为 20%～25%，胸膜外全肺切除术患者高达 50%，肺移植术后患者为 20%[79-81]。心胸外科术后有许多房颤发生的高危因素，如手术的创伤、心肌缺血、氧化应激、缺血 – 再灌注损伤、炎症、心房压力增加、容量超负荷、自主神经失调，外源性儿茶酚胺，其他正性肌力药物的使用、电解质紊乱，酸碱内环境紊乱、气体交换的改变和疼痛，均可与年龄相关的心脏结构与传导通路的改变相互作用，导致正常传导通路减慢，不应期缩短，使患者易患房颤[82]。当患者在 ICU 中发生房颤时，治疗方式由症状的严重程度决定。对于血流动力学不稳定的患者（如房颤相关的低血压、胸痛、气短、精神状态改变和充血性心力衰竭）应立即同步电复律。心脏复律有很高的成功率，但当房颤不能被终止时，应区分是复律失败还是房颤早期复发[83]。若电复律失败，可尝试更高的能量水平或应用抗心律失常药物后再电复律。如果问题是房颤早期复发，那么在继发因素得到解决之前，反复尝试电复律则效果不佳[84]。如果出现血流动力学稳定的房颤，就应根据心率、节律控制以及抗凝时机及抗凝持续时间做出综合决策。对左室功能正常的老年患者控制心率是安全有效的。在适当的心率控制下仍有症状的患者，节律控制通

常是一个具有吸引力的治疗目标。其他与节律控制相关的潜在优势包括缩短复律时间、延长窦律时间及缩短住院时间，但最近的数据并不支持心脏术后患者的心律控制具有长期优势[85]。患者的心室功能决定了抗心律失常药物的选择，因为很多药物都表现出负性肌力作用，且结构性心脏病患者更易发生心律失常。对于永久性房颤和对药物治疗耐受性差的患者，可考虑射频消融或房室结消融且留置永久起搏器[77]。

使用植入式心律转复除颤器（implantable cardioverter defibrillator，ICD）在老年人中很常见，估计有 40% 或更多的 ICD 和心脏再同步化治疗（cardiac resynchronization therapy，CRT）设备植入在 70 岁以上的老年人体内。关于预期寿命和生存获益的问题尚未得到解答。心源性猝死的发生率占全因死亡率的百分比随着年龄的增长而下降。患者对植入装置具有良好的耐受性[86]。

七、血管疾病

治疗主动脉和外周动脉疾病的多样化选择，使得微创技术在主动脉瘤修复、颈动脉狭窄及严重肢体缺血治疗中的应用迅速增加。这些干预措施很有吸引力，因为它们可以减少生理应激，提高耐受性，减少器官储备受限患者的围术期并发症。然而，这些干预措施有可能带来新风险，却不能带来始终符合患者目标的更好的远期结果，关于功能结果的长期数据目前尚不完善。

腹主动脉瘤和胸主动脉瘤的腔内修复，

以及复杂主动脉疾病杂交手术现在已普遍开展。与开放式入路相比，腔内入路可降低早期发病率和死亡率。患者术后可能会被送入 ICU 进行血流动力学和神经血管功能监测、血流动力学管理、腰大池引流管理以预防脊髓缺血的或其他相关并发症。相关并发症可能包括急性肾损伤、术后出血、肠系膜缺血、脊髓缺血、心肌缺血或梗死、远端栓塞、房颤、呼吸衰竭和脑卒中等。腔内操作的技术问题可能导致不同类型的内漏。年龄并不是主动脉腔内修复的绝对禁忌证，一些报道表明，80 多岁的老年人行腔内修复是有效的 [87, 88]。据报道，90 岁以上的人群也可以耐受主动脉腔内修复术（endovascular aortic repair，EVAR），但是可能没有与年轻人相同的生存率受益 [89]。与 90 岁老人的高预期死亡率相比，这种整体的获益降低可能与 EVAR 后全因死亡率增加有关。死亡率数据没有反应生活质量改善，证据表明在开放和主动脉腔内修复术后的 12 个月，患者的体能表现仍有所下降。在治疗高龄老人时，应考虑这些方面的预期结果。虽然 EVAR 表现出更高的早期生存率，但晚期破裂的风险似乎大于开放性手术修复 [90]。

颈动脉疾病在老年人中更为普遍，并且经常存在于有严重并发症的患者中。手术治疗症状性颈动脉狭窄时，患者可能会被送入 ICU 进行血流动力学监测和管理，并可进行一系列神经系统评估。腔内治疗技术的快速发展使颈动脉支架术成为传统颈动脉内膜切除术（carotid endarterectomy，CEA）的替代方法。支架植入术的围术期并发症如心肌梗死、

手术部位出血和脑神经麻痹发生率较低。然而，与 CEA 相比，支架植入增加了脑卒中风险 [91-93]。Cochrane 系统综述报道，支架植入术脑卒中或死亡的风险为 8.2%，而 CEA 为 5.0%（OR=1.72，95%CI 1.29～2.31）[94]。对多个试验的汇总分析表明，支架植入术后脑卒中或死亡的发生率为 8.9%，而 CEA 为 5.8%（RR=1.53，95%CI 1.20～1.95）。然而，这种差异受到年龄的强烈影响，只有 70 岁以上的患者脑卒中和死亡的发病率增加 [95]。两种治疗方法在长期预防复发性脑卒中方面具有可比性 [96]。

老年人严重肢体缺血的治疗存在争议。患者通常有严重的并发症，基线功能状态很差，功能预后不良 [97]。较新的经皮手术包括血管成形术、支架植入术和旋切术，可能比传统的下肢搭桥术耐受性更好，但缺乏结果数据 [98]。Vogel 等报道，与开放入路相比，通过评估严重肢体缺血患者的日常生活活动（activity of daily living，ADL），发现腔内入路可能不会获得更好的功能结果 [99]。这些结果强调了在结果数据有限的情况下，将治疗方案与现实目标相结合的复杂性。

八、老年心血管重症管理的其他方面

如前所述，用于指导老年心血管患者重症治疗的高质量数据是有限的。对一般 ICU 人群的数据进行推断，并考虑到生理学变化以及基础并发症对机体功能、药代动力学和药效学的影响，可以在临床实践中推进治疗方案。ICU 老年患者的其他问题包括谵妄、

(cohort A). *J Am Coll Cardiol* 2012; **60**(6):548–58.

[59] Reynolds MR, Magnuson EA, Lei Y, et al. Health-related quality of life after transcatheter aortic valve replacement in inoperable patients with severe aortic stenosis. *Circulation* 2011; **124**(18):1964–72.

[60] Leon MB, Smith CR, Mack MJ, et al. Transcatheter or surgical aortic-valve replacement in intermediate-risk patients. *N Engl J Med* 2016; **374**(17):1609–20.

[61] Smith CR, Leon MB, Mack MJ, et al. Transcatheter versus surgical aortic-valve replacement in high-risk patients. *N Engl J Med* 2011; **364**(23):2187–98.

[62] Makkar RR, Fontana GP, Jilaihawi H, et al. Transcatheter aortic-valve replacement for inoperable severe aortic stenosis. *N Engl J Med* 2012; **366**(18): 1696–704.

[63] Kodali SK, Williams MR, Smith CR, et al. Two-year outcomes after transcatheter or surgical aortic-valve replacement. *N Engl J Med* 2012; **366**(18):1686–95.

[64] D'Errigo P, Barbanti M, Ranucci M, et al. Transcatheter aortic valve implantation versus surgical aortic valve replacement for severe aortic stenosis: results from an intermediate risk propensity-matched population of the Italian OBSERVANT study. *Int J Cardiol* 2013; **167**(5): 1945–52.

[65] Ghanem A, Kocurek J, Sinning JM, et al. Cognitive trajectory after transcatheter aortic valve implantation. *Circ Cardiovasc Interv* 2013; **6**(6):615–24.

[66] Tamburino C, Capodanno D, Ramondo A, et al. Incidence and predictors of early and late mortality after transcatheter aortic valve implantation in 663 patients with severe aortic stenosis. *Circulation* 2011; **123**(3):299–308.

[67] Athappan G, Patvardhan E, Tuzcu EM, et al. Incidence, predictors, and outcomes of aortic regurgitation after transcatheter aortic valve replacement: meta-analysis and systematic review of literature. *J Am Coll Cardiol* 2013; **61**(15):1585–95.

[68] Huffmyer J, Tashjian J, Raphael J, Jaeger JM. Management of the patient for transcatheter aortic valve implantation in the perioperative period. *Semin Cardiothorac Vasc Anesth* 2012; **16**(1):25–40.

[69] Taramasso M, Candreva A, Pozzoli A, et al. Current challenges in interventional mitral valve treatment. *J Thorac Dis* 2015; **7**(9):1536–42.

[70] Taramasso M, Gaemperli O, Maisano F. Treatment of degenerative mitral regurgitation in elderly patients.

Nat Rev Cardiol 2015; **12**(3):177–83.

[71] Mirabel M, Iung B, Baron G, et al. What are the characteristics of patients with severe, symptomatic, mitral regurgitation who are denied surgery? *Eur Heart J* 2007; **28**(11):1358–65.

[72] Mehta RH, Eagle KA, Coombs LP, et al. Influence of age on outcomes in patients undergoing mitral valve replacement. *Ann Thorac Surg* 2002; **74**(5):1459–67.

[73] Mauri L, Foster E, Glower DD, et al. Fouryear results of a randomized controlled trial of percutaneous repair versus surgery for mitral regurgitation. *J Am Coll Cardiol* 2013; **62**(4):317–28.

[74] Glower DD, Kar S, Trento A, et al. Percutaneous mitral valve repair for mitral regurgitation in high-risk patients: results of the EVEREST II study. *J Am Coll Cardiol* 2014; **64**(2):172–81.

[75] Kumar P, Kusumoto FM, Goldschlager N. Bradyarrhythmias in the elderly. *Clin Geriatr Med* 2012; **28**(4):703–15.

[76] Lamas GA, Lee K, Sweeney M, et al. The mode selection trial (MOST) in sinus node dysfunction: design, rationale, and baseline characteristics of the first 1000 patients. *Am Heart J* 2000; **140**(4):541–51.

[77] Hakim FA, Shen WK. Atrial fibrillation in the elderly: a review. *Future Cardiol* 2014; **10**(6):745–58.

[78] Hogue CW, Jr, Creswell LL, Gutterman DD, Fleisher LA, American College of Chest Physicians. Epidemiology, mechanisms, and risks: American College of Chest Physicians guidelines for the prevention and management of postoperative atrial fibrillation after cardiac surgery. *Chest* 2005; **128**(Suppl 2):9S–16S.

[79] Vaporciyan AA, Correa AM, Rice DC, et al. Risk factors associated with atrial fibrillation after noncardiac thoracic surgery: analysis of 2,588 patients. *J Thorac Cardiovasc Surg* 2004; **127**(3): 779–86.

[80] Neragi-Miandoab S, Weiner S, Sugarbaker DJ. Incidence of atrial fibrillation after extrapleural pneumonectomy vs pleurectomy in patients with malignant pleural mesothelioma. *Interact Cardiovasc Thorac Surg* 2008; **7**(6):1039–42.

[81] Mason DP, Marsh DH, Alster JM, et al. Atrial fibrillation after lung transplantation: timing, risk factors, and treatment. *Ann Thorac Surg* 2007; **84**(6):1878–84.

[82] Echahidi N, Pibarot P, O'Hara G, Mathieu P. Mechanisms, prevention, and treatment of atrial fibrillation after cardiac surgery. *J Am Coll Cardiol* 2008; **51**(8):793–801.

[83] Crawford TC, Oral H. Cardiac arrhythmias: management of atrial fibrillation in the critically ill patient. *Crit Care Clin* 2007; **23**(4):855, 72, vii.

[84] Rho RW. The management of atrial fibrillation after cardiac surgery. *Heart* 2009; **95**(5):422–29.

[85] Gillinov AM, Bagiella E, Moskowitz AJ, et al. Rate control versus rhythm control for atrial fibrillation after cardiac surgery. *N Engl J Med* 2016; **374**(20):1911–21.

[86] Barra S, Providencia R, Paiva L, Heck P, Agarwal S. Implantable cardioverterdefibrillators in the elderly: rationale and specific age-related considerations. *Europace* 2015; **17**(2):174–86.

[87] Lange C, Leurs LJ, Buth J, Myhre HO, EUROSTAR collaborators. Endovascular repair of abdominal aortic aneurysm in octogenarians: an analysis based on EUROSTAR data. *J Vasc Surg* 2005; **42**(4):624–30; discussion 630.

[88] Henebiens M, Vahl A, Koelemay MJ. Elective surgery of abdominal aortic aneurysms in octogenarians: a systematic review. *J Vasc Surg* 2008; **47**(3):676–81.

[89] Wigley J, Shantikumar S, Hameed W, et al. Endovascular aneurysm repair in nonagenarians: a systematic review. *Ann Vasc Surg* 2015; **29**(2): 385–91.

[90] Schermerhorn ML, Buck DB, O'Malley AJ, et al. Long-term outcomes of abdominal aortic aneurysm in the Medicare population. *N Engl J Med* 2015; **373**(4):328–38.

[91] Blackshear JL, Cutlip DE, Roubin GS, et al. Myocardial infarction after carotid stenting and endarterectomy: results from the carotid revascularization endarterectomy versus stenting trial. *Circulation* 2011; **123**(22):2571–78.

[92] Bonati L. Stenting or endarterectomy for patients with symptomatic carotid stenosis. *Neurol Clin* 2015; **33**(2):459–74.

[93] Ouyang YA, Jiang Y, Yu M, Zhang Y, Huang H. Efficacy and safety of stenting for elderly patients with severe and symptomatic carotid artery stenosis: a critical meta-analysis of randomized controlled trials. *Clin Interv Aging* 2015; **10**:1733–42.

[94] Bonati LH, Lyrer P, Ederle J, Featherstone R, Brown MM. Percutaneous transluminal balloon angioplasty and stenting for carotid artery stenosis. *Cochrane Database Syst Rev* 2012; **9**:CD000515.

[95] Carotid Stenting Trialists' Collaboration, Bonati LH, Dobson J, et al. Short-term outcome after stenting versus endarterectomy for symptomatic carotid stenosis: a preplanned meta-analysis of individual patient data. *Lancet* 2010; **376**(9746):1062–73.

[96] Brott TG, Howard G, Roubin GS, et al. Long-term results of stenting versus endarterectomy for carotid-artery stenosis. *N Engl J Med* 2016; **374**(11):1021–31.

[97] Duggan MM, Woodson J, Scott TE, Ortega AN, Menzoian JO. Functional outcomes in limb salvage vascular surgery. *Am J Surg* 1994; **168**(2):188–91.

[98] Siracuse JJ, Menard MT, Eslami MH, et al. Comparison of open and endovascular treatment of patients with critical limb ischemia in the vascular quality initiative. *J Vasc Surg* 2016; **63**(4):958–65, e1.

[99] Vogel TR, Petroski GF, Kruse RL. Functional status of elderly adults before and after interventions for critical limb ischemia. *J Vasc Surg* 2014; **59**(2): 350–58.

[100] Cropsey C, Kennedy J, Han J, Pandharipande PP. Cognitive dysfunction, delirium, and stroke in cardiac surgery patients. *Semin Cardiothorac Vasc Anesth* 2015; **19**(4):309–17.

[101] Rudolph JL, Jones RN, Levkoff SE, et al. Derivation and validation of a preoperative prediction rule for delirium after cardiac surgery. *Circulation* 2009; **119**(2):229–36.

[102] Norkiene I, Ringaitiene D, Misiuriene I, et al. Incidence and precipitating factors of delirium after coronary artery bypass grafting. *Scand Cardiovasc J* 2007; **41**(3):180–85.

[103] Collinsworth AW, Priest EL, Campbell CR, Vasilevskis EE, Masica AL. A review of multifaceted care approaches for the prevention and mitigation of delirium in intensive care units. *J Intensive Care Med* 2016; **31**(2):127–41.

[104] Hakim SM, Othman AI, Naoum DO. Early treatment with risperidone for subsyndromal delirium after on-pump cardiac surgery in the elderly: a randomized trial. *Anesthesiology* 2012; **116**(5):987–97.

[105] Bartels K, McDonagh DL, Newman MF, Mathew JP. Neurocognitive outcomes after cardiac surgery. *Curr*

Opin Anaesthesiol 2013; **26**(1):91–97.

[106] Selnes OA, Grega MA, Bailey MM, et al. Do management strategies for coronary artery disease influence 6–year cognitive outcomes? *Ann Thorac Surg* 2009; **88**(2):445–54.

[107] Selnes OA, Gottesman RF, Grega MA, et al. Cognitive and neurologic outcomes after coronary-artery bypass surgery. *N Engl J Med* 2012; **366**(3):250–57.

[108] Pandharipande PP, Girard TD, Jackson JC, et al. Long-term cognitive impairment after critical illness. *N Engl J Med* 2013; **369**(14):1306–16.

[109] Morley JE, Vellas B, van Kan GA, et al. Frailty consensus: a call to action. *J Am Med Dir Assoc* 2013; **14**(6):392–97.

[110] Graham A, Brown CH 4th. Frailty, aging, and cardiovascular surgery. *Anesth Analg* 2016.

[111] Lee DH, Buth KJ, Martin BJ, Yip AM, Hirsch GM. Frail patients are at increased risk for mortality and prolonged institutional care after cardiac surgery. *Circulation* 2010; **121**(8):973–78.

[112] Green P, Woglom AE, Genereux P, et al. The impact of frailty status on survival after transcatheter aortic valve replacement in older adults with severe aortic stenosis: a single-center experience. *JACC Cardiovasc Interv* 2012; **5**(9):974–81.

[113] Sepehri A, Beggs T, Hassan A, et al. The impact of frailty on outcomes after cardiac surgery: a systematic review. *J Thorac Cardiovasc Surg* 2014; **148**(6):3110–17.

[114] Afilalo J, Mottillo S, Eisenberg MJ, et al. Addition of frailty and disability to cardiac surgery risk scores identifies elderly patients at high risk of mortality or major morbidity. *Circ Cardiovasc Qual Outcomes* 2012; **5**(2):222–28.

[115] Mohanty S, Rosenthal RA, Russell MM, et al. Optimal perioperative management of the geriatric patient: a best practices guideline from the American College of Surgeons NSQIP and the American Geriatrics Society. *J Am Coll Surg* 2016; **222**(5): 930–47.

[116] Bell SP, Orr NM, Dodson JA, et al. What to expect from the evolving field of geriatric cardiology. *J Am Coll Cardiol* 2015; **66**(11):1286–99.

[117] Rich MW, Chyun DA, Skolnick AH, et al. Knowledge gaps in cardiovascular care of older adults: a scientific statement from the American Heart Association, American College of Cardiology, and American Geriatrics Society: executive summary. *J Am Geriatr Soc* 2016; **64**(11): 2185–92.

第7章 老年重症患者的营养代谢紊乱
Nutritional and Metabolic Derangements in the Critically Ill Elderly

Arturo G. Torres　Sasha Grek　Brenda G. Fahy　**著**

王广健 **译**　丁 欣 **校**

要 点

- 营养生理的老化导致老年人易患营养不良综合征。
- 营养摄入、能量调节受损及营养物质代谢紊乱是老年人营养不良的突出病因。
- 三种主要的营养不良综合征是蛋白质 – 能量营养不良（或饥饿）、肌少症和恶病质。
- 衰弱症是衰老过程中，由于营养缺乏和功能衰退导致长期紊乱的反映。
- 营养不良的老年患者比营养正常的老年患者住院时的患病率和死亡率高。
- 蛋白质 – 能量营养不良是唯一对营养干预有反应的可逆性疾病。
- 肌少症和恶病质患者都存在慢性炎症状态，进而导致骨骼肌质量下降和萎缩。
- 有必要对所有老年住院患者进行营养筛查，以确定营养风险高的患者。
- 营养不良高风险的老年重症患者应在 48h 内达到喂养目标。
- 经胃肠内营养应作为首选喂养方式。存在误吸高风险或可以在小肠内放置营养管的患者，应考虑进行小肠喂养。
- 必须每天识别并尽可能减少会造成喂养中止的障碍因素。

一、概述

营养代谢紊乱在 ICU 病房的老年患者中十分常见，由于它会在患者入院和住院治疗期间引起多种并发症，因此识别这种状态极为重要。很多老年患者在收入 ICU 之前就存在营养代谢紊乱，他们是导致衰弱症的主要因素。医疗、精神和社会经济因素对老年人的营养状况都有影响。营养不良是 ICU 患病率和死亡率的独立危险因素[1]。本章将对导致衰弱的营养不良综合征（包括饥饿、肌少症和恶病质）及其对老年 ICU 患者的影响进行探讨（图 7-1）。此外，对于疾病背后的生理紊乱，在 ICU 住院期间病情严重性的评估和潜在的治疗干预措施，以及当前可能对重症患者有帮助的特定营养干预的相关领域也将被依次讨论。本章重点介绍了老年重症患者营养补充的挑战，这往往低于既定目标，其本身并不足以逆转老年患者存在的许多营养和代谢紊乱。

二、营养不良综合征

衰老与营养生理学的变化有关，进而会促使体重下降（图 7-2）。潜在的机制包括营养摄入受损、能量消耗、营养物质处理的改变。营养的摄入会随着年龄的增长而减少，通常由于饥饿感减少、出现早期饱腹感、嗅觉和味觉下降导致。这些变化可由胃排空延迟、胰岛素抵抗、对几种消化道激素敏感性

的降低引起。胰岛素抵抗会导致饱腹感增加，进而促使骨骼肌质量丢失，在引起老年厌食症的整个过程中起着核心作用[2]。对老年健康受试者整个生命周期进行的机体成分和能量消耗（包括日常、活动和基础消耗）的纵向研究表明，随着年龄增长，机体成分和能量消耗总体都有所下降。值得注意的是，这些研究还发现，与其他因素相比，与活动相关的能量消耗下降幅度最大。总能量消耗降低与功能限制增加有关，从而使老年人患病风险增高[3]。基于这些发现，无论老年人目前的健康状况如何，他们出现营养不良和衰弱症的风险都会增加。

● 衰弱症

通常用于描述患病的老年人，定义随着研究的增多而不断演变，从而加深我们的理解。目前，衰弱症描述的是一种脆弱状态，这种状态难以维持正常的生理平衡及对应激的反应[3]。衰弱症代表了一种与患病率和死亡率增加的相关独立生理特征，而不是潜在

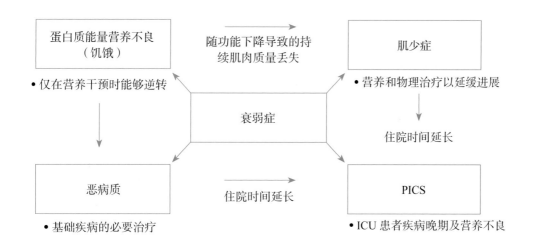

▲ 图 7-1 营养不良综合征概述

PICS. 持续性炎症、免疫抑制、分解代谢综合征

营养生理随着老化而变化

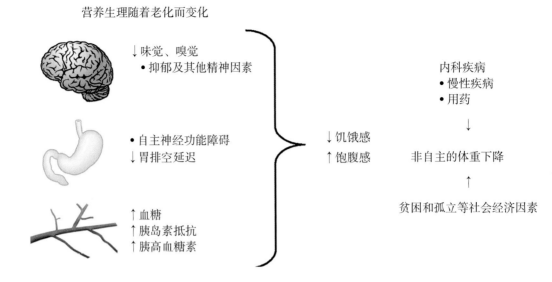

▲ 图 7-2　导致老年人非自主体重下降的因素

并发症的反映。预示衰弱症存在的主要征象与活动和营养有关，其中包括每年非自主性体重下降超过 5%，肌肉强度减弱及体力活动减少。营养不良以及肌肉量下降（肌少症），最终决定了特定患者的衰弱程度 [4]。

● 肌少症

该症状代表了肌肉量减少并伴有功能减退的状态。产生该症状的原因是多方面的，包括废用、营养缺乏、骨骼肌对营养的反应受损及内分泌失调 [4]。激素失衡很重要，因为它们会导致肌肉分解代谢。激素失衡包括胰岛素抵抗及雌激素和睾酮降低，它们能够促使肌肉蛋白质合成和分解之间产生差异，从而造成肌肉分解代谢 [5]。随着年龄增长，肌肉的稳态和成分会发生相应的变化，如 II 型肌纤维减少。II 型肌纤维的特征是收缩快速有力且疲劳感明显。无法产生动力和动力生成缓慢都是肌少症和衰弱症的标志。营养不良进一步增加了这些与年龄相关的损失。其他观察到的紊乱包括受损线粒体堆积

和肌肉细胞凋亡增多，这是由氧化自由基产生过量造成的。肌少症的患者存在一定程度的慢性炎症，这导致肿瘤坏死因子 α（tumor necrosis factor alpha，TNF-α）、C 反应蛋白和白介素 -6（interleukin 6，IL-6）等蛋白标志物增多，而 TNF-α 增多会引发一种专门针对骨骼肌失调的分解代谢状态 [5]。

● 饥饿

该症状更科学的说法是蛋白质 - 能量营养不良（protein-energy malnutrition，PEM），严格来说是由摄入量减少造成的。这种状态的流行程度因环境而异。在社区居住的老年人群中，发生率为 5%～10%，而在照护机构和康复机构的老年人群中，发生率可高达 70%。在急诊进行治疗的老年人群中，有 23%～60% 存在营养不良 [6]。PEM 的危险因素通常被称为"9d"[吞咽困难（dysphagia）、消化不良（dyspepsia）、痴呆（dementia）、腹泻（diarrhea）、抑郁（depression）、疾病（disease）、牙列不良（poor dentition）、药物

（drugs）、功能障碍（dysfunction）]，这些也适用于所有营养不良和衰弱的疾病，但 PEM 与其他疾病的不同之处在于，充足的喂养可以逆转 PEM 的负面影响。

● 恶病质

该症状被定义为"一种与潜在疾病相关的复杂代谢综合征，以肌肉减少为特征，伴或不伴有脂肪含量丢失"[7]。营养失调包括厌食、胰岛素抵抗和肌肉蛋白分解增加。在老年人群中，多种营养途径失调会导致分解代谢和合成代谢失衡，这种综合征的并发症对营养干预没有反应。引起恶病质的常见疾病有癌症、慢性阻塞性肺疾病、终末期肾病、类风湿关节炎和充血性心力衰竭。肌少症和恶病质之间的关键区别在于大多数恶病质患者都伴有肌肉减少，反之则不然，即并非所有的肌少症患者都伴随恶病质。尽管肌少症和恶病质存在共同途径导致由慢性炎症过程介导的合成代谢抵抗，但恶病质的潜在疾病会直接导致营养不良，这与上述差异的形成相关[8]。

ICU 老年患者面临的挑战之一是，大多数患者将面临饥饿、恶病质和肌少症这三种综合征的相互影响。三者并非相互排斥，所以临床有时难以区分。关键是要明确存在营养失调的患者，以便制订一种多学科的方法在一定程度上恢复营养状态，以改善患者的预后。

三、衰弱和重症的交义

营养不良综合征的许多潜在机制也同样存在于重症肌病之中，并被进一步增强。脓毒症、呼吸衰竭、手术和创伤会引发一条相似且常见的急性炎症通路，通过 TNF-α 介导的分解代谢引起严重的肌肉萎缩。一个突出的例子是长时间机械通气对老年肌少症患者的影响。肌少症引起膈肌减少，加之机械通气引起失用性萎缩，两者共同导致增加呼吸机依赖性的恶性循环。最新的流行病学数据表明，衰弱使老年人群的预后更差。更加令人担忧的是，超过 1/3 的老年患者符合衰弱的标准。随着老年人口比例的增加，以及营养不良和易患慢性并发症的共同影响，这一数字会持续增加。有趣的是，与衰弱相比，年龄并不是死亡率的预测因素[9]。

此外，营养不良综合征是持续性炎症免疫抑制分解代谢综合征（persistent inflammatory immunosuppressed catabolic syndrome，PICS）的主要危险因素。PICS 是一种多器官衰竭的新表型，描述了慢性重症疾病（ICU 收入时间＞ 14 天）的潜在病理生理机制，慢性重症疾病主要与老年人相关，且死亡率极高。与肌少症和恶病质类似，PICS 患者也对营养补充存在抵抗性。潜在的分子病理生理机制与肌少症和恶病质有共同的连续性。PICS 的显著特征是临床环境，以及由基础疾病和随后的炎症损伤引起的进一步恶化[10]。

四、评估

所有收入 ICU 的患者都需要立即进行营养筛查。不同于肌少症和衰弱的复杂诊断，确定基线营养风险相对简单。目前的指南支持 2002 年营养风险筛查（Nutritional Risk Screening，NRS）和重症患者营养风险

（Nutrition Risk in Critically Ill，NUTRIC）评分系统[11]。与其他系统不同，这两个系统是用于确认营养状况和疾病的严重程度。最近的数据进一步支持对 ICU 患者使用评估工具，而非筛查工具，因为它们能独立地表明相关的结果（即死亡率和住院时间）。这些评估包括主观全面评估（Subjective Global Assessment）和简易营养评估（Mini Nutritional Assessment）[12]。不管使用哪种评估工具，均有其不足之处，关键是要有一个标准化和统一的方法来确定基线营养状况。目前的数据表明，相比于营养风险低的患者，对风险较高的患者进行适当、早期的营养干预可以改善预后，如减少感染、并发症和死亡率[13]。

传统的血清蛋白标志物包括白蛋白、前白蛋白和转铁蛋白等，仅能体现急性期反应，而不能准确反映 ICU 患者的营养状况（表 7-1）。有趣的是，已经证实肌少症患者的白蛋白水平与老年人群的全因死亡率相关[5]。人体测量学和生物电阻抗都不能作为肌肉减少状态的可靠评估工具，也不能评估营养治疗的充分性[14]。TNF-α、C 反应蛋白等炎症标志物仍在研究中，目前仍不鼓励此类标志物用作替代指标[15]。超声和 CT 是评估肌肉质量和机体成分的新兴工具，然而，直至撰写本文时，其对 ICU 患者的有效性和可靠性研究仍有待进一步探讨[16]。

营养专家认为，准确评估能量消耗是辅助指导有效的营养策略所必需的。间接测热法仍然是明确能量需求的金标准，但没有数据表明精准测量静息能量消耗来确定营养需求会改善预后[9]。更实用的建议是，使用已发表的预测方程（如 Harris-Benedict 方程、Penn State 方程等），或基于体重的简化方程（每天 25～30kcal/kg）来指导能量需求。然而，在肥胖和体重不足等此类极端体重的患者中，使用预测方程的准确性较低[17]。基于体重的方程的优点是应用较为简便。在 ICU 重症患者中应用时需要着重注意，液体在动态改变（如液体复苏、水肿）时，应使用干体重而不是净体重[11]。无论使用哪种方法，营养评估都应该是动态的，理想的情况是每周至少进行一次计算。

表 7-1　与营养状况相关的血清生物标志物

生物标志物	半衰期	评　论
C 反应蛋白	2 天	急性期反应物 结果受潜在炎症、感染和细胞因子影响
白蛋白	14～20 天	半衰期较长，紧急情况下使用受限 肌少症患者长期预后的潜在指标 结果受肝脏和肾脏疾病、血管通透性和炎症影响
前白蛋白	12h	非急性期蛋白质 结果受炎症级联反应、肾脏和肝脏疾病影响
转铁蛋白	8～9 天	结果受炎症、铁含量、吸收不良、肾脏和肝脏疾病影响

五、干预

一旦老年患者出现衰弱症状，仅以喂养的方式补充营养并不能逆转衰弱带来的影响。然而，对于营养不良的老年患者，营养补充仍然是必要的[1]。应该进行营养筛查和（或）进一步评估，如果确定患者营养不良的风险很高（图 7-3），建议尽可能早期喂养。如果没有采取任何积极复苏措施，最好启动早期喂养[18]。这一建议特别适用于老年肌少症患者，因为他们已经出现蛋白质缺乏。由于患者潜在的促代谢状态，早期饥饿（＜ 24h）也应该尽可能避免。在衰弱的个体中，饥饿期间近 20% 的静息能量消耗来自蛋白质储备。重要的是，那些能预防衰弱的 Ⅱ 型肌纤维，会优先进行蛋白质水解[19]。早期启动营养对于减少正在进行的 PEM 至关重要。这些患者的目标是在监测再喂养综合征的同时，至少在 48～72h 提供预估能量和蛋白质需要量的 80% 以上[20]（表 7-2）。目前推荐以蛋白质为驱动的积极饮食（每天实际体重为 1.2～2.0g/kg），其强调了 PEM 的重要性及有害影响。在热损伤或老年多发伤等特定患者群体中，蛋白质的需求甚至可能更高[11]。

表 7-2　**存在再喂养综合征风险的患者**

- 营养不良的老年人
- 术后患者
- 控制不佳的糖尿病患者
- 酗酒患者
- 长期服用抑酸药
- 长期应用利尿药

目前仍存在一些障碍，影响了最佳营养补充的实现，包括患者障碍和体制障碍（表 7-3）。ICU 患者目前普遍喂养不足[1]。平均

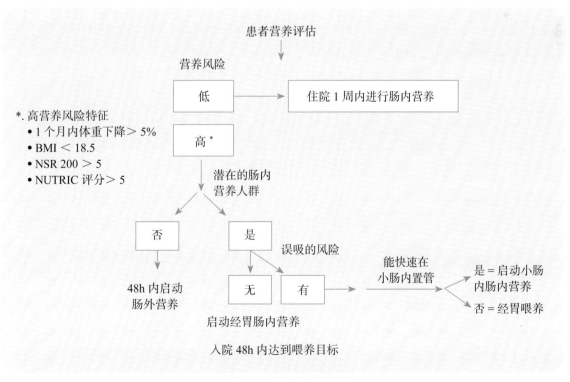

▲ 图 7-3　老年患者的营养

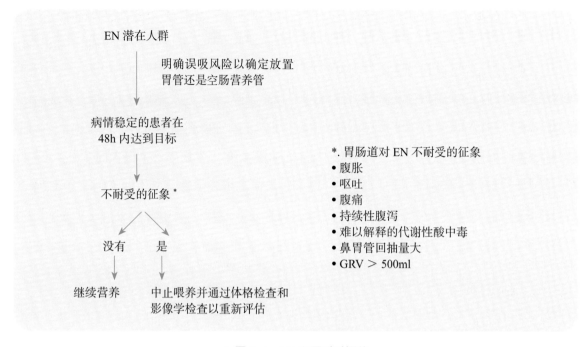

▲ 图 7-4　**EN 和不耐受评估**

EN. 肠内营养；GRV. 胃残余量

而言，ICU 患者仅仅补充了卡路里和蛋白质推荐量的 50%。目前已明确了几个罪魁祸首，例如，由于担心新入院患者存在潜在不稳定性而不愿开启早期喂养；由于程序原因而停止喂养；护理原因和其他必要的检查。在一半以上的情况下，主观评估的喂养不耐受都是不恰当的。不耐受的错误想法是臆断的，包括依赖于所谓的高胃残留量（gastric residual volume，GRV），血压稳定的升压治疗及主观认为的胃功能障碍[21]。最近指南不支持常规测量 GRV，因为没有证据表明高残留量的误吸风险更高。若仍常规使用 GRV，则应避免对 GRV < 500ml 且无不耐受迹象的患者停用肠内营养（enteral nutrition，EN）。每日评估对于识别真正的胃肠不耐受是至关重要的（图 7-4）。最近的调查表明，护士仅用 GRV > 200ml 作为不耐受的证据[22]。因此，

需要采用体格检查、体征和症状，以及放射学评估等综合识别真正的不耐受。例如，新发腹泻不是停用 EN 的理由；相反，在患者病情稳定时，在区分感染性腹泻或渗透性腹泻时，应该继续进行 EN[11]。

EN 仍然是重症患者标准的营养治疗，并且仍被认为时优于肠外营养（parenteral nutrition，PN）。出于实用性和安全性的原因，EN 应该是主要的喂养方式。越来越多的证据表明，PN 并不像过去认为的那样有害[23]。最近的研究表明，PN 和 EN 的死亡率没有差别，但是 EN 与感染性发病率降低相关[24]。一项比较经胃和经小肠 EN 的最大规模的随机对照试验显示，两者的临床结果没有差异[25]。来自多个随机对照试验的汇总数据发现，经小肠喂养降低了肺炎风险，但死亡率或住院时间没有差异[26]。经胃 EN 应该是最早选择

表 7-3　影响 ICU 患者营养补充的障碍

患者因素	体制因素
受复苏终点影响导致启动喂养的不确定性	不重视早期喂养的观念
胃肠功能障碍的严重程度	依赖胃残余量
肠内营养的耐受程度	因预定的检测或程序而中止喂养
患者病情变化	缺乏专门的集束化营养策略

建议
- 优先考虑早期喂养
- 明确复苏终点并启动喂养
- 胃肠功能障碍并不影响喂养
- 每日胃肠功能评估
- 减少对胃残余量的依赖
- 实施以护士为驱动的集束化营养策略

表 7-4　误吸高风险的因素

- 长期机械通气
- 年龄 > 70 岁
- 神经功能缺损
- 护患比不足
- 仰卧位
- 间歇性 EN
- 严重的胃食管反流

的早期喂养方法，除非患者误吸风险较高或能尽快放置小肠管。对大多数患者而言，在放置小肠管之前，不启用 EN 可能比启用经胃 EN 的损害更大[27]。

重症患者的持续 EN 似乎是国际的标准治疗[11]。虽然人类的消化道已经进化为间歇性消化，但多项动物研究表明，持续的消化方式会抑制骨骼肌的合成，促进胰岛素抵抗，从而导致肌肉蛋白分解代谢。不幸的是，考虑到间歇性负荷喂养会导致误吸的风险，目前的数据是相互矛盾的[9, 11]。对于有吸入风险的患者（表 7-4），直至撰写本文的时候，仍不建议采用间歇性喂养方法。高龄仍然是误吸的危险因素，因此病情不稳定的老年患者难以接受负荷喂养。间歇性负荷喂养的蛋白质保留和合成的潜力需要进一步研究，不应该在没有权衡风险和获益的情况下就将其搁置[28]。

这些建议适用于 ICU 患者的普通成年群体。将其扩展到 ICU 患者的老年人群时应慎重考虑。然而，积极实现营养目标（包括补充热量和蛋白质）并每日监测不耐受情况，这种早期喂养的一般建议需谨慎对待。

建议根据特定患者的营养状况决定是否启用 PN。对于营养不良相关并发症风险较低的患者，如果不能进行 EN，在收入 ICU 的前 7 天不进行 PN 是合理的。然而，对于严重营养不良的患者，应该考虑立即启用 PN，而不是数天内不进行管饲的标准治疗方案[28]。

一些专家建议对严重营养不良的老年患者采取 EN 和 PN 相结合的方法来实现营养目标。指南警告，重症成人患者在前 7～10 天补充 PN 并不能改善预后，而且可能是有害的[11, 29, 30]。这种方法是否适用于 ICU 老年患者仍有待研究。

EN 治疗的目标是在 48h 内满足 80% 以上的能量和蛋白质需求，而不考虑潜在的疾病。一项随机单中心研究对急性呼吸窘迫综合征患者在住院第 1 周内行滋养型喂养（即低剂量 EN）和足量 EN 喂养进行了比较。滋养型喂养组胃肠不耐受发生率低于足量喂养组。两组的临床预后相似。患者群体的异质性和将营养不良患者排除的研究设计，使研究结果的结论和适用性受限[28]。此时，发生或发展为急性呼吸窘迫综合征或急性肺损伤的患者不应接受滋养型喂养，除非临床证实有 EN 不耐受，特别是存在潜在衰弱的 ICU 患者[31]。

关于 EN 配方的有效证据很少，尤其是对于老年患者。目前，标准等渗聚合配方是通用的。其他专门定制的配方并没有显示对标准等渗聚合配方的具有优势。外科 ICU 的术后患者使用免疫调节配方是一个特例[11]。最新数据表明，目标性的营养治疗可能对肌少症患者有益。在实验观察中，补充亮氨酸可以促进肌肉合成[32]。然而临床观察结果是喜忧参半的，至今还未证明补充亮氨酸有益[33]。

肌肉废用或去负荷是老年重症患者的一种常见现象。在人体模型中，肌肉去负荷在几天内就会发生肌肉蛋白质合成减少和骨量减少。在老年健康人的观察中发现，卧床 7 天后就会出现氨基酸细胞膜转运表达减少等显著分子变化。由于多种因素，让老年重症患者进行活动的障碍可能是令人望而生畏的，但长期卧床和肌肉进一步丧失的后遗症，在患者离开 ICU 后仍持续很久[34]。ICU 患者早期积极进行活动已证明是获益的。在多学科团队的指导下，实施方案是可行的。对于有重大疾病负担（如呼吸衰竭、休克和精神状态改变）的患者，应考虑持续被动运动装置和神经肌肉电刺激等其他非传统治疗方式[5]。

六、结论

营养支持背后的科学才刚刚起步，而且还在不断发展。目前的重点主要围绕于 ICU 成年患者，而没有专门关注 ICU 老年患者。老年人的营养和代谢紊乱源于营养缺乏的易感性，这是由生理变化、潜在疾病和社会经济因素的相互作用而导致的。这些营养和代谢紊乱引起衰弱，将潜在的并发症和营养失调进一步放大。一旦患者收入 ICU，饥饿是有害的，有必要积极努力喂养这些患者。强制进行每日评估以确保营养干预是适当且有利的。因为仅靠营养是不足的，归根结底，仍需要一个综合的方法来解决目前潜在的营养和医疗紊乱问题。

参考文献

[1] Agarwal E, Miller M, Yaxley A, et al. Malnutrition in the elderly: a narrative review. *Maturitas* 2013; **76**:296–302.

[2] Roberts S, Rosenberg I. Nutrition and aging: changes in the regulation of energy metabolism with aging. *Physiol Rev* 2006; **86**:651–67.

[3] Boirie Y, Cano NJ, Caumon E, et al. Nutrition and protein energy homeostasis in elderly. *Mech Ageing Dev* 2014; 136– **37**:76–84.

[4] Guillet C, Prod'homme M, Balage M, et al. Impaired anabolic response of muscle protein synthesis is associated with S6K1 dysregulation in elderly humans. *FASEB J* 2004; **18**:1586–87.

[5] Hanna JS. Sarcopenia and critical illness: a deadly combination in the elderly. *JPEN J Parenter Enteral Nutr* 2015; **39**:273–281.

[6] Chapman I. Weight loss in older persons. *Med Clin North Am* 2011; **95**:579–93.

病饮食调整（MDRD）公式，被广泛用于 GFR 与 SCR 的实验室联合报道。这个公式源于肾脏疾病饮食调整研究，其研究对象为 18—70 岁以白种人为主的非糖尿病美国成年人，eGFR 低于 60ml/（min·1.73m²）[10]。虽然该公式据报道，"适合在慢性肾脏病（CKD）人群中使用"[11]，并且比 eCrCl 能更准确地估算老年人群 GFR，但在没有专门验证其在老年人群中的表现的情况下，这种说法仍有待商榷[8]。

第三种 eGFR 方法，即慢性肾脏病流行病学合作（CKD-EPI）方程，该方程源自慢性肾脏病流行病学合作研究，即一个大型（> 10 000 名受试者）研究，包含不同种族和民族、两性人群，有或没有 CKD 和糖尿病[12]。胱抑素可以代替 SCr 作为血清生物标志物。无论使用何种生物标志物，其与 MDRD 方程相比，在用于评估 GFR > 60ml/（min·1.73m²）的老年患者肾功能时，其相对精确度仍有待确定。

无论使用何种公式，所有 eGFR 方程都假设 SCr 在测量时是稳定的，因此在肾功能快速变化的患者中应谨慎解读实验室报告的 eGFR。在重症患者中也有必要谨慎解读 GFR，其肌酐生成率的变化违反了基于 SCr 的方程的第二个假设。此外，在肌肉质量减少以及饮食摄入不规律、失血或大量输注的患者中，基于 SCr 的 GFR 估计可能不准确，而所有这些都常见于老年人和（或）危重症患者[13]。

四、衰老过程中的肾脏变化

衰老过程中的肾脏变化可以通过肾单位

表现出来，变化既是结构性的也是功能性的。从功能上讲，老化的肾血管系统表现为内皮细胞产生一氧化氮的能力降低，以及对内皮素 -1 和血管紧张素 II 的敏感性增加[14]。血管的弹性也随着年龄的增长而减弱。最终结果是动脉收缩压（BP）可预测的升高，以及脉压随年龄的增长而增加[15]。从结构上讲，肾小动脉透明变性与功能性血管的老化相伴随，而高血压与衰老的相对贡献作为其发展的驱动因素仍存在争议[15]。

老化的肾血管系统有效调节血流以响应动脉压力动态变化的能力受到限制，导致肾小球毛细血管压增加。进行性肾小球硬化随之而来，特别是在肾皮质中，导致在 18 岁后每年丢失近 7000 个肾小球[16]。肾小球的消退同时导致入球小动脉和出球小动脉萎缩。结果显示，肾小管周围毛细血管密度被侵蚀，肾小管萎缩和间质纤维化变得明显。在近髓肾小球中，簇状硬化导致直接动静脉分流（肾小球小动脉）的发展，这是衰老肾保持相对髓质血流稳定的原因[16]。总之，衰老的解剖学变化导致 40 岁以后肾脏质量减少，皮质体积损失超过髓质，到 80 岁时平均质量 < 300g[16]。

由于衰老引起的肾小管丢失和间质纤维化导致各种盐和水综合征，这些综合征在住院和在社区居住的老年人群中通常表现为血钠异常、高钾血症和高钙血症。

五、高钠血症

高钠血症（SNa⁺ > 145mEq/L）在住院

患者中相对常见，据报道，在医院和长期护理机构中，患者的发病率约为1%[17-19]。高钠血症与院内死亡率升高有相关性，高达40%～55%[17, 18, 20]。但值得注意的是，死亡率通常与基础疾病的过程有关，而不是高钠血症本身[19]。

高钠血症在老年人中尤其普遍；被确诊患者的平均年龄通常在70岁左右[17, 20]。老年人群易患高钠血症的生理因素包括随着年龄的增长而出现肾脏浓缩机制受损。年轻人的尿渗透压可高达1200mOsm/kg，而老年人的最大渗透压仅为700~800mOsm/kg[21]。老年人在缺水状态下出现精氨酸升压素（arginine vasopressin，AVP）水平升高，提示渗透压不足是由肾小管变化导致，而不是渗透调节的中枢功能缺乏。动物实验的研究表明，该缺陷与AVP诱导下的环AMP生成减少及伴随的水通道蛋白表达降低有关[21-23]。除了这些肾小管上皮（renal tubular epithelial，RTE）变化外，与年轻受试者相比，健康且认知功能完整的老年人对缺水没有充分的口渴反应[22]，痴呆患者的风险更大[24]。

与老年人高钠血症相关的其他临床危险因素包括女性、年龄 > 85 岁、患有4种以上慢性疾病、行动不便、感染和精神状态改变[19]。老年人高钠血症的其他常见影响因素包括发热性疾病、糖尿病、腹泻、使用利尿药、消化道出血和静脉输液[18]，以及由于担心尿失禁而主动减少液体摄入量[19]。在夏季，失水量增加是较为突出的问题[17]。最终，高钠血症可能是由于渗透性摄入增加而发生的，无论是在限制液体摄

入的患者中增加钠 / 溶质摄入量，还是通过提供高渗静脉输注，如接受心肺复苏的患者静脉使用碳酸氢盐，而发生医源性高钠血症[19]。

虽然老年人患高钠血症的风险特别高，但对老年人高渗血症的处理与任何年龄组的管理没有太大差异。因此，读者可以参考一般管理指南[25]。

六、低钠血症

与高钠血症一样，肾功能改变使老年患者容易出现低钠血症。低钠血症在老年人群中很常见，特别是在入住照护机构的患者中，其患病率是年龄相同的门诊成人患者的两倍多（18% vs. 8%）。值得注意的是，在入住照护机构的53%的患者中，尤其是存在中枢神经系统或脊髓病变患者，在过去的一年至少要经历过一次临床低钠血症发作[26]，住院风险增加了10%，住院患者的不良结局风险增加了4倍[27]。

临床中，低钠血症患者的表现不仅取决于低钠血症的严重程度，还取决于其发展的速度。在急性低钠血症（即在48h内发生低钠血症）时经常观察到症状。轻度急性低钠血症（SNa⁺=130～134mmol/L）患者可能无症状，也可能有厌食、痉挛、头痛或易激惹症状。中度急性低钠血症（SNa⁺=125～129mmol/L）可能导致定向障碍、意识模糊、虚弱或嗜睡。急性重度低钠血症（SNa⁺ < 125mmol/L）可导致恶心、呕吐、癫痫发作、昏迷、呼吸停止或永久性脑损伤[21, 28]。

低钠血症既往被认为是无关紧要的，相反，低钠血症与老年人骨折风险的显著增加有关[29-32]，与骨质疏松症的存在无关[21]。导致骨折风险升高的可能因素包括步态不稳定增加、注意力缺陷和跌倒[30]。对上述神经功能缺损的识别提出了一个问题，即低钠血症在老年人群中是否真的为良性，以及是否应该对低钠血症进行更加积极的治疗[33]。

血管升压素水平升高绝大多数见于因低钠血症而住院的患者[34]。许多病理生理机制可导致血管升压素的非渗透性释放或作用增加，其中许多更可能存在于老年人群中[21, 35]（表 8-1）。

表 8-1　驱动血管升压素非渗透性释放或
作用增加的病理生理机制

- 由于低循环量而释放
- 非特异性刺激，如焦虑、压力、疼痛和恶心
- 药物影响
- 异位血管升压素（如小细胞肺癌）
- 激活血管升压素 -2 受体中的突变
- 增加血管升压素对肾脏作用等因素（如环磷酰胺）
- 在某些类型的痴呆（如多系统萎缩、路易体痴呆）中观察到渗透压重置

七、低钠血症的治疗

老年患者低钠血症的处理与其他成人相似，因此读者可以参考最近的指南以获取详细建议[36]。值得注意的是，低钠血症最可怕的并发症脑疝，通常在脑组织快速水肿时伴随低钠血症出现。由于这种情况更常见于水摄入过多（如马拉松跑步、兴奋剂的使用），因此在老年人中并不常见。

相比之下，老年人群更常出现慢性低钠

血症，并且由于过快纠正低钠血症而面临医源性损伤的风险。肝病、酗酒、低钾血症、营养不良或 SNa^+ < 105mEq/L 的患者，尤其会面临过快纠正的风险。目前的建议是，无症状的慢性低钠血症患者的 SNa^+ 校正速度不超过每天 6～8mEq/L，因为据报道，纠正速度小于每天 10mEq/L 很少有神经脱髓鞘的病例[37]。同时，提倡每天至少纠正 4～8mEq/L。

由于长期使用噻嗪类药物或血容量不足而发生严重低钠血症（SNa^+ < 120mEq/L）的患者特别容易得到过快的纠正。这是容量缺失得到校正后自发水化的结果。因皮质醇缺乏或长期使用去氨加压素而出现低钠血症的患者，也存在过度纠正高风险。对于此类患者，需要采取干预措施以防止快速过度矫正，应每 4～6h 监测 1 次血清 Na^+ 和尿量。如果已达到每日目标，应以 1 : 1 的比例饮用水或 5% 葡萄糖或肠外去氨加压素防止尿液持续丢失，从而进一步纠正血清 Na^+ 水平。如果超过每日校正目标，建议通过饮用水和使用去氨加压素重新降低血清 Na^+ 水平[36]。

八、高钾血症

高钾血症是老年人因肾功能随年龄增长而发生的另一种常见电解质紊乱。GFR 随年龄下降使老年患者易患高钾血症，但通常在 GFR 低于 30ml/min 前不足以引起高钾血症，这表明肾小管功能障碍也有导致高钾血症的倾向。许多机制会抑制远端肾单位分泌钾的能力。尿路梗阻在老年男性中很常见，通过破坏远端肾单位钾的分泌诱发高钾性肾小管

性酸中毒[38]。醛固酮是促进远端肾单位泌钾的重要激素，但作为正常衰老过程的副产物或糖尿病的后果[39]，低肾素血症可能会导致低醛固酮血症。某些药物包括非甾体抗炎药、环加氧酶Ⅱ抑制药和β-肾上腺素能阻断药，也能抑制肾素分泌[40-43]。选择性醛固酮减少症也与淀粉样变性、干燥综合征及肾上腺转移性癌有关[44-47]，同时也是酮康唑[39]和长期使用肝素的一个众所周知的不良反应[48]。高钾血症是血管紧张素转换酶抑制药、血管紧张素受体阻滞药和直接肾素抑制药的常见不良反应。阿米洛利和螺内酯直接拮抗晶状细胞分泌钾的能力，抗菌药物甲氧苄啶也有类似的活性[43]。

远端肾单位的钾排泄需要足够的钠输送和液体流动[49]。有效的循环血容量不足，无论是低血容量（如腹泻、脓毒症、肝病、使用利尿药）还是高血容量（如充血性心力衰竭），都可能导致远端肾单位钠输送不足，从而损害肾脏分泌钾的能力。同样，远端肾单位的流量敏感通道在高尿流量时而分泌钾——由于低血流量或液体摄入不足而未能维持高流量时，同样会损害肾脏钾排泄[43]。由于口渴机制受损或由于担心尿频或尿失禁，老年患者常常会避免过度的液体摄入，因此出现低血容量的风险特别高，从而损害肾脏分泌钾的能力。

九、高钾血症的管理

老年人高钾血症的管理与其他成年人相似，但有一些重要的注意事项。首先，尽管

没有典型的高钾血症性心电图改变，但患有潜在心脏病或基线心电图（ECG）异常的老年患者可能会出现危及生命的传导延迟[50]。其次，雾化吸入β受体激动药（10～20mg）通常会增加血压和心率，因此不推荐用于老年冠状动脉疾病的患者[50]。静脉注射胰岛素（10～20U）与50g葡萄糖的组合可有效诱导细胞对钾的摄取，该方案是老年患者的首选。碳酸氢钠也可促进细胞对钾的摄取，但其仅可应用于能够耐受钠负荷的严重代谢性酸中毒患者[50]。

最终，高钾血症的管理需要从体内去除多余的钾。使用钾结合树脂如聚苯乙烯磺酸钠或帕替罗姆可能有助于在等待透析的治疗时期内促使钾通过肠道排泄[39]。

十、高钙血症

老年人患高钙血症的风险也在增加。在荷兰，老年女性出现高钙血症的总体发病率为3%，严重高钙血症（$Ca^{2+} > 14mg/dl$）占急诊科住院人数的3%。大多数病例是由原发性甲状旁腺功能亢进或恶性肿瘤引起的，这两种疾病在老年人中的发病率越来越高[21]。除这些病因外，老年人还容易因制动、使用易感药物和有效的循环血容量不足而易患高钙血症[21]。

对于出现精神状态下降的任何一位老年患者，应考虑高钙血症。可以通过测量离子钙水平来确诊，该方法非常重要，因为血清白蛋白水平降低可能掩盖高钙血症的存在。如果确诊，必须进行体格检查，寻找血容量

不足、颈部肿块、淋巴结或其他恶性肿瘤体征的证据。对于老年人群高钙血症的评估和治疗与其他成人相似。老年人经常使用的一些药物容易导致高钙血症或增强其不良反应，如噻嗪类、维生素 D、维生素 A、钙补充剂、他莫昔芬和地高辛。

严重高钙血症（$SCa^{2+} > 14mg/dl$）或伴有相关精神状态改变的高钙血症需要紧急治疗。由于钙对肾小管钠吸收的抑制作用，患者经常出现血容量不足，因此高钙血症的初始治疗通常以高速（200～300ml/h）静脉输入生理盐水进行容量补充[51]。老年患者更有可能有心血管疾病病史，因此需要仔细监测液体复苏期间肺瘀血的迹象。对于襻利尿药、糖皮质激素、双膦酸盐和降钙素在高钙血症治疗中的应用，读者可以进一步阅读相应的文献[51]。

十一、重症中肾脏老化：ICU 病房急性肾损伤的流行病学

迄今为止，重症期间最常见的肾脏表现是急性肾损伤（AKI）。AKI 被定义为血清肌酐突然升高和（或）出现少尿，老年人群的出现比例较高[52]。重症患者中 AKI 最常见的病因是急性肾小管坏死（acute tubular necrosis，ATN），可能继发于绝对或相对肾实质灌注不足、炎症和（或）中毒性损伤[53, 54]。

啮齿动物缺血再灌注性 AKI 模型支持老年动物对肾损伤的易感性增加[55]。人类肾移植相当于缺血再灌注模型。值得注意的是，

在该模型中，老年活体供体肾脏移植后的功能恢复延迟比年轻供体的肾脏高两倍，这表明老年肾脏对损伤的易感性增加和（或）恢复能力受损[55]。此外，在住院的医疗保险受益患者中，AKI 的发病率随着年龄的增长而增加[56]，与 66—69 岁的人群相比，最高龄的老年人群（即 85 岁或以上的人群）因 AKI 首次住院率几乎是其 4 倍[57]。奇怪的是，在所有年龄分层的医疗保险队列中，需要透析的 AKI 的比值是相同的，这表明向高龄老年患者提供透析的门槛更高，或者向患有 AKI 的高龄老年患者提供透析的下降率更高。与年轻患者相比，老年 AKI 患者肾不恢复率（约 30%）显著升高，表明老年受试者的损伤更大和（或）肾再生能力降低[55, 57]。此外，更严重和（或）复发性 AKI 的风险随着年龄的增长而增加，这进一步证实了衰老与肾损伤风险增加相关的假设[52, 57]。

十二、老年人的肾脏适应性

随着衰老而发生的肾小管上皮（renal tubular epithelial，RTE）细胞的变化解释了为什么随着年龄的增长，损伤恢复可能受限的原因。为了应对压力，非端粒酶和端粒酶依赖性途径在老化的 RTE 细胞中被激活，导致 RTE 细胞周期停滞的倾向增加。老化的肾细胞还显示出与级联改变相关的基础和应激诱导的细胞凋亡率增加，这导致 RTE 细胞修复能力有限。Klotho 表达的减少，与 Wnt 信号通路的异常相关，也与衰老细胞的增殖潜能降低有关。最终，巨噬细胞调节 RTE 细胞对

应激反应（免疫衰老）的年龄相关变化，也可能是 AKI 恢复的重要决定因素[55]。总之，衰老的机制相互作用，有力地延缓了 RTE 细胞的再生能力，从而限制了老年患者从 AKI 中的恢复。

十三、重症老年患者 AKI 的治疗

肾活检和肾脏替代疗法

AKI 病因的不确定性是进行肾活检的常见原因，尤其是老年人群，AKI 是近 1/4 的肾活检患者的指征，而年轻受试者的这一指征不到 10%[58]。肾活检的危害不会因年龄的增加而增加，获得的标本的质量也不会降低[58]。此外，在大多数病例中，老年患者 AKI 的临床病因可能不明确，因此活检的诊断益处很大[59]。因此，对于 AKI 起源不明或持续时间不长的老年人群，应考虑行肾活检[58]。如果经验性治疗策略存在高不良反应的可能性，并且排除了 AKI 意外叠加病因的可能性，如药物诱导的间质性肾炎，这可能需要额外的治疗，也建议进行肾活检[58, 59]。

血液透析和血液滤过疗法是 ICU 中肾脏替代疗法（renal replacement therapy，RRT）的主要治疗方法。所有形式的 RRT 都会产生医源性并发症的风险，其严重程度在老年患者中可能会增加。首先，每种 RRT 均可导致血流动力学不稳定和心律失常，尤其是间歇性血液透析（intermittent hemodialysis，IHD），因为其治疗时间缩短、超滤过率高和电解质通量快。在心血管功能储备减少的老

年人中尤其如此[60]。其次，由于 RRT 会导致专性营养损失，因此会加剧老年人已有的营养缺乏症。此外，由于 RRT 本身就是一个分解代谢过程，它可以促进重症疾病的过度分解代谢。最后，所有形式的 RRT 都需要进入中心静脉导管（central venous catheter，CVC）通路，这与尿毒症的免疫抑制和高龄相结合，在需要急性 RRT 的老年患者中会导致严重感染的风险增加。

因此，对于老年患者的 RRT，重要的是预防并发症。通过调节超滤（ultrafiltration，UF）速率、建立合理的 UF 目标以及最大限度地减少患者 – 透析液电解质异常，可以避免透析过程中血流动力学不稳定。仔细注意营养状况、补充可被透析清除的必需维生素和营养素，以及严格的 CVC 护理，都是必不可少的[60]。

十四、结论

总之，随着年龄的增长，肾脏会出现解剖学和功能性变化，特别是在重症条件下，使老年人容易患上有害的电解质紊乱和 AKI。老年患者增加的肾功能不全的表现，是肾适应能力随着衰老而逐渐丧失的结果。结果是在面对重症疾病时维持肾稳态的能力受到限制。提高对老年人 AKI 和电解质紊乱风险增加的认识，可以实施预防策略，以防止其在 ICU 中进展。正确地使用 eGFR 方程和肾活检可增强老年人对肾功能不全的认识，并可能有助于早期识别肾损伤的潜在可逆原因。需要 RRT 的 AKI 治疗重点是预防血流动力学

不稳定、营养不良和感染性并发症。需要针对 ICU 老年人临床管理的进一步研究，以确定预防患者不良反应和肾脏结局的最佳治疗方案。

参 考 文 献

[1] Smith HW. *The Kidney: Structure and Function in Health and Disease* (Oxford Medical Publications). New York: Oxford University Press, 1951: xxii, 1049.

[2] Lindeman RD, Tobin J, Shock NW. Longitudinal studies on the rate of decline in renal function with age. *J Am Geriatr Soc* 1985; **33**(4):278–85.

[3] Jiang S, et al. Age-related change in kidney function, its influencing factors, and association with asymptomatic carotid atherosclerosis in healthy individuals: a 5–year follow-up study. *Maturitas* 2012; **73**(3):230–38.

[4] Wetzels JF, et al. Age- and gender-specific reference values of estimated GFR in Caucasians: the Nijmegen Biomedical Study. *Kidney Int* 2007; **72**(5):632–37.

[5] Feinfeld DA, et al. Sequential changes in renal function tests in the old: results from the Bronx Longitudinal Aging Study. *J Am Geriatr Soc* 1995; **43**(4): 412–14.

[6] Lauretani F, et al. Plasma polyunsaturated fatty acids and the decline of renal function. *Clin Chem* 2008; **54**(3):475–81.

[7] Cockcroft DW, Gault MH. Prediction of creatinine clearance from serum creatinine. *Nephron* 1976; **16**(1):31–41.

[8] Bolignano D, et al. The aging kidney revisited: a systematic review. *Ageing Res Rev* 2014; **14**:65–80.

[9] Berman N, Hostetter TH. Comparing the Cockcroft-Gault and MDRD equations for calculation of GFR and drug doses in the elderly. *Natl Clin Pract Nephrol* 2007; **3**(12):644–45.

[10] Levey AS, et al. A more accurate method to estimate glomerular filtration rate from serum creatinine: a new prediction equation. Modification of Diet in Renal Disease Study Group. *Ann Intern Med* 1999; **130**(6):461–70.

[11] National Kidney Disease Education Program. *Estimation of Kidney Function for Prescription Medication Dosage in Adults*. Bethesda, MD: National Institute of Diabetes and Digestive and Kidney Diseases, 2015.

[12] Levey AS, et al. A new equation to estimate glomerular filtration rate. *Ann Intern Med* 2009; **150**(9):604–12.

[13] Poggio ED, et al. Performance of the Cockcroft-Gault and modification of diet in renal disease equations in estimating GFR in ill hospitalized patients. *Am J Kidney Dis* 2005; **46**(2):242–52.

[14] Yoon HE, Choi BS. The renin-angiotensin system and aging in the kidney. *Korean J Intern Med* 2014; **29**(3):291–95.

[15] Del Giudice A, Pompa G, Aucella F. Hypertension in the elderly. *J Nephrol* 2010; **23**(Suppl 15):S61–71.

[16] Schlanger L. *Online Curricula: Geriatric Nephrology*. American Association of Nephrology, 2009, available at www.asn-online.org/education/distancelearning/ curri cula/geriatrics/.

[17] Ates I, et al. Factors associated with mortality in patients presenting to the emergency department with severe hypernatremia. *Intern Emerg Med* 2015.

[18] Snyder NA, Feigal DW, Arieff AI. Hypernatremia in elderly patients: a heterogeneous, morbid, and iatrogenic entity. *Ann Intern Med* 1987; **107**(3): 309–19.

[19] Adeleye O, et al. Hypernatremia in the elderly. *J Natl Med Assoc* 2002; **94**(8):701–5.

[20] Long CA, et al. Hypernatraemia in an adult in-patient population. *Postgrad Med J* 1991; **67**(789):643–45.

[21] AlZahrani A, Sinnert R, Gernsheimer J. Acute kidney injury, sodium disorders, and hypercalcemia in the aging kidney: diagnostic and therapeutic management strategies in emergency medicine. *Clin Geriatr Med* 2013; **29**(1):275–319.

[22] Phillips PA, et al. Reduced thirst after water deprivation in healthy elderly men. *N Engl J Med* 1984; **311**(12):753–59.

[23] Ledingham JG, et al. Effects of aging on vasopressin secretion, water excretion, and thirst in man. *Kidney Int Suppl* 1987; **21**: S90–92.

[24] Shah, MK, Workeneh B, Taffet GE. Hypernatremia in the geriatric population. *Clin Interv Aging* 2014; **9**:1987–92.

[25] Lindner G, Funk GC. Hypernatremia in critically ill patients. *J Crit Care* 2013; **28**(2):216, e11–20.

[26] Miller M, Morley JE, Rubenstein LZ. Hyponatremia in a nursing home population. *J Am Geriatr Soc* 1995; **43**(12):1410–13.

[27] Choudhury M, et al. Hyponatremia in hospitalized nursing home residents and outcome: minimize hospitalization and keep the stay short! *J Am Med Dir Assoc* 2012; **13**(1):e8–9.

[28] Nigro N, et al. Symptoms and characteristics of individuals with profound hyponatremia: a prospective multicenter observational study. *J Am Geriatr Soc* 2015; **63**(3):470–75.

[29] Sandhu HS, et al. Hyponatremia associated with large-bone fracture in elderly patients. *Int Urol Nephrol* 2009; **41**(3):733–37.

[30] Renneboog B, et al. Mild chronic hyponatremia is associated with falls, unsteadiness, and attention deficits. *Am J Med* 2006; **119**(1):71, e1–8.

[31] Gankam Kengne F, et al. Mild hyponatremia and risk of fracture in the ambulatory elderly. *Q J Med* 2008; **101**(7):583–88.

[32] Kinsella S, et al. Hyponatremia independent of osteoporosis is associated with fracture occurrence. *Clin J Am Soc Nephrol* 2010; **5**(2):275–80.

[33] Decaux G. Is asymptomatic hyponatremia really asymptomatic? *Am J Med* 2006; **119**(7 Suppl 1): S79–82.

[34] Anderson RJ, et al. Hyponatremia: a prospective analysis of its epidemiology and the pathogenetic role of vasopressin. *Ann Intern Med* 1985; **102**(2):164–68.

[35] Hoorn EJ, et al. Hyponatremia due to reset osmostat in dementia with Lewy bodies. *J Am Geriatr Soc* 2008; **56**(3):567–69.

[36] Verbalis JG, et al. Diagnosis, evaluation, and treatment of hyponatremia: expert panel recommendations. *Am J Med* 2013; **126**(10 Suppl 1):S1–42.

[37] Ellis SJ. Severe hyponatraemia: complications and treatment. *Q J Med* 1995; **88**(12):905–9.

[38] Batlle DC, Arruda JA, Kurtzman NA. Hyperkalemic distal renal tubular acidosis associated with obstructive uropathy. *N Engl J Med* 1981; **304**(7):373–80.

[39] Palmer BF. Managing hyperkalemia caused by inhibitors of the renin-angiotensin-aldosterone system. *N Engl J Med* 2004; **351**(6):585–92.

[40] Hay E, et al. Fatal hyperkalemia related to combined therapy with a COX-2 inhibitor, ACE inhibitor and potassium rich diet. *J Emerg Med* 2002; **22**(4): 349–52.

[41] Zimran A, et al. Incidence of hyperkalaemia induced by indomethacin in a hospital population. *Br Med J (Clin Res Ed)* 1985; **291**(6488):107–8.

[42] Campbell WB, et al. Attenuation of angiotensin II- and III-induced aldosterone release by prostaglandin synthesis inhibitors. *J ClinInvest* 1979; **64**(6): 1552–57.

[43] Palmer BF, Clegg DJ. Hyperkalemia. *JAMA* 2015; **314**(22):2405–6.

[44] Taylor HC, et al. Isolated hyperreninemic hypoaldosteronism due to carcinoma metastatic to the adrenal gland. *Am J Med* 1988; **85**(3):441–44.

[45] Otabe S, et al. Selective hypoaldosteronism in a patient with Sjögren's syndrome: insensitivity to angiotensin II. *Nephron* 1991; **59**(3):466–70.

[46] Zipser RD, et al. Hyperreninemic hypoaldosteronism in the critically ill: a new entity. *J Clin Endocrinol Metab* 1981; **53**(4):867–73.

[47] Agmon D, et al. Isolated adrenal mineralocorticoid deficiency due to amyloidosis associated with familial Mediterranean fever. *Am J Med Sci* 1984; **288**(1): 40–43.

[48] Oster JR, Singer I, Fishman LM. Heparininduced aldosterone suppression and hyperkalemia. *Am J Med* 1995; **98**(6):575–86.

[49] Good DW, Wright FS. Luminal influences on potassium secretion: sodium concentration and fluid flow rate. *Am J Physiol* 1979; **236**(2):F192–205.

[50] Perazella MA, Mahnensmith RL. Hyperkalemia in the elderly: drugs exacerbate impaired potassium homeostasis. *J Gen Intern Med* 1997; **12**(10):646–56.

[51] Ariyan CE, Sosa JA. Assessment and management of patients with abnormal calcium. *Crit Care Med* 2004; **32**(Suppl 4): S146–54.

[52] Wang X, Bonventre JV, Parrish AR. The aging kidney: increased susceptibility to nephrotoxicity. *Int J Mol Sci* 2014; **15**(9):15358–76.

[53] Case J. et al. Epidemiology of acute kidney injury in the intensive care unit. *Crit Care Res Pract* 2013; **2013**:479730.

[54]　Anderson S, et al.Acute kidney injury in older adults. *J Am SocNephrol* 2011; **22**(1):28–38.

[55]　Schmitt R, Cantley LG. The impact of aging on kidney repair. *Am J Physiol Renal Physiol* 2008; **294**(6):F1265–72.

[56]　Xue JL, et al. Incidence and mortality of acute renal failure in Medicare beneficiaries, 1992 to 2001. *J Am Soc Nephrol* 2006; **17**(4):1135–42.

[57]　United States Renal Data System. *2015 USRDS Annual Data Report: Epidemiology of Kidney Disease in the United States*. Bethesda, MD: NIDDK, National Institutes of Health, 2015.

[58]　Di Palma AM, et al. Kidney biopsy in the elderly. *J Nephrol* 2010; **23**(Suppl 15): S55–60.

[59]　Haas M, et al. Etiologies and outcome of acute renal insufficiency in older adults: a renal biopsy study of 259 cases. *Am J Kidney Dis* 2000; **35**(3):433–47.

[60]　Santoro A, Mancini E. Hemodialysis and the elderly patient: complications and concerns. *J Nephrol* 2010; **23**(Suppl 15): S80–89.

第9章　老年重症患者的创伤和肌肉骨骼系统功能障碍

Trauma and Musculoskeletal System Dysfunction in the Critically Ill Elderly

Felix Y. Lui　Kimberly A. Davis　**著**

王　慧　**译**　段　军　**校**

要　点

- 意外伤害是 65 岁及以上人群的第七大死亡原因，老年创伤患者在医疗费用中占了相当高的比例。

- 年轻人和老年人的损伤模式不同，创伤的后果也不同。

- 认知、视觉、反射、肌肉力量和本体感觉的改变会导致步态不稳和随后跌倒的发生率增加，从而增加受伤倾向。

- 对于 75 岁以上的人群来说，跌倒是造成伤害和伤害相关死亡的主要原因，在 65—74 岁的人群中，跌倒仅次于机动车碰撞。

- 骨质疏松会增加骨折和继发残疾的风险。

- 创伤性脑损伤（traumatic brain injury, TBI）是老年人发病率和死亡率增高的重要因素。

- 颈椎骨折是老年患者的五大骨折之一。

- 发生肋骨骨折的老年人，其呼吸机使用天数、入住 ICU 时间和住院时间、肺炎的发生率都明显增加，死亡率以及胸部并发症的发生率是年轻患者的 2 倍。

- 80 岁以上的髋部骨折患者其年死亡率是非髋部骨折患者的 3 倍。

- 老年创伤患者因受伤而出现功能损害的比值较高，因此需要康复或在专业护理机构休养。

一、概述

由于美国人口的老龄化，加上此类人群的独立性和流动性提高，使老年人的创伤性损伤成为医疗领域一个具有挑战性且日益严重的问题。2014 年，美国 65 岁及以上人口占总人口的 14.5%，高于 2010 年的 13.0%，是人口增长最快的年龄段[1, 2]。相应的，在 2014 年，意外伤害是 65 岁及以上人群的第七大死亡原因，曾导致近 400 万人受伤，86.5 万多人住院[3]。与年轻患者相比，老年创伤患者的住院时间往往更长，医疗费用更高，死亡率也更高[4-6]。尽管老年创伤患者占总人口的 1/10，但他们在医疗费用中所占的比例却远不止这些。与创伤相关的 1/3 的医疗支出用于老年人[7]。由于生理性的功能变化和衰老，年轻人和老年人的损伤模式以及创伤后的结果也不尽相同。虽然出院存活率仍然很高，但老年创伤患者因受伤而出现功能损害的比值更高，因此需要进行康复或在专业护理机构继续休养[8]。了解这些挑战有助于医疗从业者优化治疗流程，从而最大限度地提高这一复杂且不断增长的人群的功能结果和生活质量。

二、衰老的生理变化

在衰老过程中，会发生无数的生理和解剖变化，从而影响损伤模式和机体从重大创伤中恢复的能力。创伤前的衰弱，已被证明是创伤预后的主要预测因素[9, 10]，与年龄的相关性很弱。正常的衰老过程导致储备减少和损伤后并发症恢复能力受损。了解这些变化

有助于优化老年创伤患者的预后，并为创伤后康复和预后规划提供指导。

随着年龄增长和神经功能下降，老年人步态不稳以及随后跌倒的发生率增加。认知、视觉、反射、肌肉力量和本体感觉的改变会导致受伤倾向。由于跨矢状窦旁静脉的剪切力增加会导致硬膜下和蛛网膜下腔出血，使得皮质萎缩导致脑损伤的发生率增加。大脑在颅内的活动性增加导致钝性创伤后挫伤和对冲伤的发生率增加。

由于自然和疾病相关的因素，心血管功能和储备也会随着时间的推移而恶化。由于心肌细胞丢失，心肌细胞体积代偿性增加，导致正常衰老导致心血管功能下降。心肌顺应性的降低是由于脂肪细胞浸润到心室壁和室间隔，导致舒张功能降低和心室充盈减慢。随着年龄的增长，会发生最大心输出量减少（由于最大心率降低，每搏量保持不变）和射血障碍。心肌细胞的丢失也会导致大血管硬化，再加上进行性内膜增生，使得后负荷增加并影响舒张早期充盈。传导系统的退变增加了患者心律失常的发生率，这使得维持舒张末期容积越来越依赖于心房的收缩。β 受体拮抗药的大量使用减弱了身体对创伤和应激的反应，并干扰了对休克的评估。

随着时间推移，肋软骨钙化和肌肉萎缩导致胸廓顺应性降低。用力肺活量和 1 秒用力呼气量（FEV_1）随年龄增长而下降。氧弥散会由于肺泡基底膜的增厚而减少。气道敏感性和黏液纤毛清除率降低导致吸入性肺炎和继发性肺炎的易感性增加。

衰老与进行性肾皮质丧失、肾小球硬化

和肾小管衰老相关，导致肾小球滤过率降低，水和电解质的重吸收和分泌减少。肾储备量减少，增加了创伤后由于相对低灌注导致的急性肾损伤的发生率。

在老龄人口中，肌肉量和肌力的逐渐丧失增加了受伤的风险。肌细胞和胶原的退化，加之关节软骨和韧带的硬化，使患者容易发生事故和受伤。骨质疏松症增加了骨折和随后残疾的风险[11]。

老年人对创伤性损伤的免疫反应减弱。交感神经反应受损和体温调节减弱会增加受伤后并发症的发生风险。衰老会伴有免疫功能下降，继而发生 T 淋巴细胞反应和自然杀伤细胞活性下降。随着年龄的增长，细胞因子反应增加，导致全身炎症反应综合征的发病率增加[12]。

三、伤害机制和模式

在老年人中，钝性损伤机制占主导地位。在 2015 年，机动车辆碰撞（motor vehicle collision，MVC）是导致住院治疗最常见的伤害机制，65 岁或以上患者的死亡率和伤害严重程度高于年轻患者[13-15]。随着人口老龄化，高龄司机和乘客的总人数将继续增加，这进一步加剧了机动车对老年患者伤害。行为干预和风险降低策略是预防这些伤害的有力工具，但相关研究很少[16]。

跌倒是 75 岁以上人群受伤和相关死亡的主要原因，在 65—74 岁人群中，跌倒的发生率仅次于 MVC。每年有近 250 万老年人因跌倒而在急诊室接受治疗，但只有不到一半的跌倒被报告给医务人员[17]。这导致每年有 70 多万人入院，其中 25 万人因髋部骨折入院。虽然大多数坠落发生在地面，但在老年人群中，这些坠落仍然与高发病率和高死亡率有关[18]。

四、特定伤害的管理

（一）神经外伤

创伤性脑损伤（TBI）是老年人发病率和死亡率升高的重要因素。Haring 等在 2000—2010 年的一项研究中发现，65—69 岁的患者占所有 TBI 相关住院患者的 13.0%，85 岁以上的患者占所有住院患者的 30.3%。在这个研究期间，该人群的总体死亡率为 11.4%[19]。常见的损伤包括蛛网膜下腔出血、硬膜下出血和硬膜外出血。这是由于在衰老过程中硬脑膜粘连、脑萎缩和脑血管动脉粥样硬化所致。在创伤性损伤（跌倒、MVC 等）之前出现颅内出血的患者对数据会造成干扰，这些患者可能被误认为 TBI。除了年龄相关的生理和解剖因素外，TBI 结果的主要影响因素是该患者群体中抗凝药的使用[20]。老年人直接口服抗凝药（direct oral anticoagulant，DOAC）对这个问题产生了进一步的困扰。由于无法监测抗凝效果以及缺乏拮抗这些药物的方法，因此对本来接受这些药物治疗的 TBI 患者管理起来非常困难。凝血酶原复合物浓缩物（prothrombin complex concentrate，PCC）用于拮抗华法林的作用，它可快速逆转凝血障碍并减慢颅内出血的进展，但 DOAC 的拮抗药仍在开发中，而且研究较少[21, 22]。伊达昔单抗（Praxbind）于

2015 年被美国食品药品管理局（Food and Drug Administration，FDA）批准用于拮抗达比加群，其他药物如 Andexanetα，有望达到拮抗 Xa 因子抑制剂的作用[23]。

（二）脊柱创伤

脊柱创伤是老年人发病率和死亡率升高的重要因素。颈椎骨折是老年患者五大骨折之一。该人群中的骨折与累及齿状突的高颈椎骨折发生率显著相关。幸运的是，神经系统受累的机会仍然很少[24]。对老年人骨折的处理方法仍有争议。对于老年颈椎损伤的患者，需要在手术治疗的高并发症发生率和死亡率，以及使用刚性颈环进行非手术治疗的高不愈合率之间进行权衡[25]。低位脊柱压缩性骨折在老年人群中极为常见。超过 1/4 的绝经后女性患有椎体压缩性骨折，这是由于儿童期和成年早期的骨量积累不足以及停经后骨的再吸收所致。非手术治疗包括镇痛、支具和物理治疗，在大多数情况有效；手术治疗用于慢性损伤、严重疼痛、不稳定的骨折或神经损害[26]。

（三）胸部创伤

老年患者尤其容易发生钝性胸部创伤后的肺部并发症。肋骨骨折会导致预后不良。肋骨骨折的老年患者，呼吸机使用天数、收入 ICU 时间和住院时间以及肺炎的发生率都高于年轻患者，死亡率和胸部并发症的发病率是年轻患者的两倍。每增加一处肋骨骨折，死亡率将增加 19%，肺炎风险将增加 27%[27]。导致老年患者预后较差的其他因素包括生理储备减少和先前存在的共病，但需要进一步研究[28]。最佳的疼痛控制和清除痰液对于改善患者的预后至关重要。在老年患者中，使用硬膜外镇痛优于静脉麻醉镇痛，其可降低发病率、住院时间和总体住院费用，但可能会增加深静脉血栓形成的风险[29-31]。频繁使用抗凝治疗会使硬膜外和椎管旁镇痛的置管更加复杂。

（四）腹部创伤

大多数腹内实体器官损伤的治疗都是通过非手术的方法。具体而言，大多数肝脾损伤都要通过保守观察来处理，血管栓塞和手术只适用于存在活动性出血或血流动力学不稳定的患者。脾切除术的风险包括开腹手术的发病率以及脾切除术后败血症的风险，尽管真正的风险尚不清楚。早期关于高龄（定义为 ≥ 55 岁）是脾损伤非手术治疗失败的预测因子尚未得到证实；因此，高龄不应作为决定采用非手术治疗的唯一决定因素[32-35]。影像学和介入技术的进展使得肝脾损伤的治疗无须手术探查也能获得良好的效果。然而，与较年轻的对照组相比，手术或非手术的患者总体死亡率都较高[36]。因此，关于实质性脏器损伤手术和非手术治疗的决策，是基于血流动力学状态和对输血的需求。血流动力学正常或对容量复苏反应迅速的患者是可能进行非手术治疗的合适人选。这些患者需要密切的血流动力学监测、一系列的检查和红细胞比容测定。持续血流动力学不稳定或需要持续输血的患者应接受手术或血管造影及血管栓塞术治疗。

（五）热损伤

老年患者在烧伤后的表现较为严重[37]，原因尚不清楚。65 岁以上患者烧伤面积的 LD_{50} 在 35% 左右，而年轻患者的 LD_{50} 有所增加[38, 39]。然而，这种关系似乎是线性的，没有明确的拐点，而且与先前存在的疾病有关，而不仅仅是年龄。先前存在的肺部疾病、制动和肺储备减少可能是这一发现的原因。老年患者的住院时间更长，多系统器官衰竭的发生率较高，但感染或脓毒症的发生率没有增加。这可以通过老龄化人群中炎症反应（如代谢、血糖、免疫和伤口愈合）的改变来解释，需要多模式方法[40]。

（六）肌肉骨骼损伤

老年患者继发于肌肉损伤的发病率和死亡率较高。跌倒的风险增加、骨骼相对较脆、退行性关节疾病、应力性骨折、假体周围骨折和病理性骨折会导致发病率的增加和较差的预后。在 80 岁以上的患者中，髋部骨折患者的年死亡率是非髋部骨折的患者的 3 倍[41]。这种结果的差异可能是由于既往存在的内科共病、较低的骨密度和较少的肌肉质量。

骨科损伤应以最安全、最便捷的方式处理。虽然早期手术固定（受伤后 < 24h）已被证明对年轻患者有益，但先前存在的疾病的治疗失败会导致老年人群死亡率较高[42, 43]。骨科损伤修复前（长达 72h）的医疗咨询、药物的优化和医疗条件的稳定可以带来更好的结果，而不会增加 30 天或长期死亡率、感染性并发症、心肌梗死或血栓栓塞的发病

率。在定植率较高的机构中，围术期抗生素应覆盖金黄色葡萄球菌、耐甲氧西林金黄色葡萄球菌和表皮葡萄球菌。血栓栓塞的预防是一个有争议的领域，但目前美国胸科医师学 会（American College of Chest Physicians，ACCP）的指南建议围术期使用低分子肝素、磺达肝癸钠、低剂量普通肝素、维生素 K 拮抗药、阿司匹林或间歇性下肢加压装置[44]。最终，必须权衡手术风险，优化恢复创伤前功能状态和生活质量的最佳机会。

五、结局

创伤患者的转归结果取决于能否将患者分诊至恰当的医疗机构，这些机构有能力对损伤的复杂性和严重性进行管理。55 岁以下的患者不能被分诊至适当的创伤中心的风险正在增加[45-47]。最近一项对国家创伤数据库（National Trauma Data Bank，NTDB）数据进行回顾的研究表明，被分诊到老年患者比例较高的中心的老年创伤患者，死亡风险降低了 34%（OR=0.66，95%CI 0.54～0.97）[48]。这种差异似乎归因于老年人较多的中心在发生并发症后抢救老年患者的能力，而不是创伤后较高的初始存活率[49, 50]。

（一）复苏目标

心血管老化导致应激代偿困难，休克和创伤后需求增加。除了常用的降压和心率控制药物外，最大心率降低导致心输出量减少，使得该人群中休克和低灌注的诊断具有挑战性。在一项针对老年髋部骨折患者的前

瞻性随机试验中，早期使用肺动脉导管进行有创监测可降低死亡率[51]。研究表明，碱剩余增加（−6mEq/L 或更低）或高乳酸血症（＞ 2.2mg/dl）与死亡率增加有关[52, 53]。早期使用肺动脉导管引导复苏以达到心脏指数或耗氧量的目标可能有利于优化预后，但最近的术中研究表明，目标导向复苏在老年患者中的效果似乎较差[54, 55]。

（二）衰弱对结局的贡献

涉及老年创伤人群的研究很难解读。对于老年创伤患者的定义和特征缺乏共识，并且缺乏专门研究该年龄组的随机、前瞻性、对照试验。老年创伤患者的总体死亡率约为 15%[56]。该比值随着年龄的增长呈线性增加，直到 84 岁后比值才下降[57]。有研究支持，高龄并不是不良结局的预测因素，高龄也不应该作为拒绝或限制治疗的唯一标准[58]。老年创伤患者是有可能获得好的预后的，因为大多数患者可以出院，且高达 85% 的患者恢复独立功能[59, 60]。

既往存在的疾病和严重程度是创伤后结局的主要决定因素[61, 62]。包括既往疾病、药物、营养状况、机能能力和一般健康状况在内的综合因素，会影响创伤后存活和恢复的能力。高达 38% 的老年创伤患者存在衰弱，骨折和出院后入住照护机构的风险增加。衰弱的加重是术后发病率、死亡率和住院时间的危险因素[63-66]。在老年创伤患者中，使用某一个可用的工具进行损伤前衰弱评估，可能是创伤后功能状态和死亡率的有效预测指标[67]。创伤特异性衰弱指数（Trauma-Specific Frailty Index，

TSFI）使用基于 50 个与较差预后相关的变量的量表，已在 200 名患者的试验中得到验证，是评估创伤患者快速而可靠的工具[68]。创伤前状态的常规评估可能是早期确定出院后需求和功能恢复的有用工具。虽然创伤后能够步行是预后的重要预测因素，但创伤前活动状态是髋部骨折老年患者长期生存的预测因素[69]。使用诸如老年创伤预后评分 { 年龄 + [2.5 × 创伤严重程度评分（ISS）] + 22（如果输注成品红细胞）} 等工具可以更准确地估计创伤后的死亡率[70]。使用这些评分可以帮助医生与家属讨论确定治疗和护理目标，并可能有助于识别需要及早参与姑息治疗服务的患者。

虽然大多数患者确实恢复了独立生活，但也有相当一部分患者在多个领域的生活质量下降[71]。平均而言，老年患者在受伤后 1 年会经历日常生活能力（activity of daily living，ADL）损失[72]。这使他们更容易丧失功能、独立性，且更容易死亡。这些复杂患者的治疗需要多学科的协作。早期老年科的会诊可以促进老年患者创伤后的功能恢复[73]。

对这些患者的最佳治疗不仅需要对其创伤性损伤进行适当的管理，还需要防止进一步的损伤和伤害。65 岁以上的患者中，有 1/3 每年都会跌倒，1/3 的患者要么回到急诊室，要么在 1 年内死亡[74, 75]。跌倒的其他危险因素包括先前跌倒、独立生活、使用助行器、抑郁、认知缺陷和使用超过 6 种药物。在老年患者中筛查和识别这些危险因素可能是避免将来进一步跌倒的干预机会。针对这些因素教育计划可预防反复的损伤和跌倒，并可能对长期预后有利[76]。

（三）需要考虑的特殊事项

虐待老年人是导致老年人发病率和死亡率高的一个常见且未得到充分报道的原因。据估计，10% 的老年人是虐待的受害者，但向当局报告的案件不到 1/24 [77, 78]。虐待有多种形式包括身体虐待、性虐待、情感虐待、心理虐待、忽视虐待和经济剥削。在身体虐待中，最常见的伤害涉及用拳头或家居物品造成的钝性创伤，报告时也被称为"跌倒" [79]。地面跌倒后，上肢、面部和颈部受伤并不常见，但在受虐待的老人受害者中却很常见 [80]。医务人员必须保持怀疑虐待老年人的低门槛，以便对这一弱势群体进行早期干预。

（四）舒缓医疗

通过适当的分诊、积极的监测和复苏，以及多学科协作的方法对这些患者进行管理，可能会取得有良好的结果。治疗目标除了需要考虑发病率和死亡率外，必须包括功能恢复与生活质量的优化 [81, 82]。特别是在这一高危人群中，有必要就治疗的局限性和治疗的撤离进行合理的讨论，这些讨论往往不够充分或缺失。使用诸如 TSFI 和老年创伤结局（geriatric trauma outcome，GTO）评分等工具，可能有助于确定需要早期缓和医疗咨询和评估临终需求的患者 [83]。复杂的问题，如患者参与这些讨论的能力、代理决策、将痛苦降至最低以及家庭和社会动态等，都需要仔细考虑和谨慎沟通。动员医疗团队的所有成员，包括医生、护士、宗教部门成员、社会工作者、康复和物理医疗服务人员、舒缓医疗服务和医院伦理委员会成员，可能有助于在困难的情况下促进沟通和决策。

参 考 文 献

[1] United States Census Bureau. *United States Quickfacts*, 2015, available at www.census.gov/quickfacts/table/PST045215/00.html (accessed January 18, 2016).

[2] Campbell PR. *Population Projections for States by Age, Sex, Race and Hispanic Origin: 1995 to 2025.* Washington, DC: US Bureau of the Census, Population Division, 1996.

[3] Centers for Disease Control and Prevention (CDC), Web-Based Injury Statistics Query and Reporting System (WISQAR), 2015, available at http://webappa.cdc.gov/sasweb/ncipc/nfirates2001.html (accessed January 18, 2016).

[4] Taylor MD, Tracy JK, Meyer W, Pasquale M, Napolitano LM. Trauma in the elderly: intensive care unit resource use and outcome. *J Trauma* 2002; **53**(3):407–14.

[5] MacKenzie EJ, Morris JA Jr, Smith GS, Fahey M. Acute hospital costs of trauma in the United States: implications for regionalized systems of care. *J Trauma* 1990; **30**(9):1096–101; discussion 101–3.

[6] Perdue PW, Watts DD, Kaufmann CR, Trask AL. Differences in mortality between elderly and younger adult trauma patients: geriatric status increases risk of delayed death. *J Trauma* 1998; **45**(4):805–10.

[7] Tornetta P, Mostafavi H, Riina J, et al. Morbidity and mortality in elderly trauma patients. *J Trauma* 1999; **46**:702–6.

[8] van Aalst JA, Morris JAJ, Yates HK, et al. Severely injured geriatric patients return to independent living: a study of factors influencing function and independence. *J Trauma* 1991; **31**:1096–101.

[9] McDonald VS, Thompson KA, Lewis PR, et al. Frailty

in trauma: a systematic review of the surgical literature for clinical assessment tools. *J Trauma Acute Care Surg* 2016.

[10] Dayama A, Olorunfemi O, Greenbaum S, Stone ME Jr, McNelis J. Impact of frailty on outcomes in geriatric femoral neck fracture management: an analysis of National Surgical Quality Improvement Program dataset. *Int J Surg* 2016; **28**: 185–90.

[11] Cummings SR, Melton LJ. Epidemiology and outcomes of osteoporotic fractures. *Lancet* 2002; **359**(9319):1761–67.

[12] Aalami OO, Fang TD, Song HM, et al. Physiological features of aging persons. *Arch Surg* 2003; **138**:1068–76.

[13] Nance ML, ed. National Trauma Data Bank Report, 2015, available at www.facs.org/~/media/files/quality%20programs/trauma/nt db/ntdb%20annual%20report%202014.ashx (accessed January 2016).

[14] Hui T, Avital I, Soukiasian H, Margulies DR, Shabot MM. Intensive care unit outcome of vehicle-related injury in elderly trauma patients. *Am Surg* 2002; **68**(12):1111–14.

[15] Mosenthal AC, Livingston DH, Lavery RF, et al. The effect of age on functional outcome in mild traumatic brain injury: 6–month report of a prospective multicenter trial. *J Trauma* 2004; **56**(5): 1042–48.

[16] Crandall M, Streams J, Duncan T, et al. Motor vehicle collision-related injuries in the elderly: an Eastern Association for the Surgery of Trauma evidence-based review of risk factors and prevention. *J Trauma Acute Care Surg* 2015; **79**(1):152–58.

[17] Centers for Disease Control and Prevention, National Center for Injury Prevention and Control. Web-Based Injury Statistics Query and Reporting System (WISQARS), 2016, available at www.cdc.gov/injury/wisqars/index.html.

[18] Joseph B, Pandit V, Khalil M, et al. Managing older adults with ground-level falls admitted to a trauma service: the effect of frailty. *J Am Geriatr Soc* 2015; **63**:745–49.

[19] Haring RS, Narang K, Canner JK, et al. Traumatic brain injury in the elderly: morbidity and mortality trends and risk factors. *J Surg Res* 2015; **195**:1–9.

[20] Peck KA, Calvo RY, Schechter MS, et al. The impact of preinjury anticoagulants and prescription antiplatelet agents on outcomes in older patients with traumatic brain injury. *J Trauma Acute Care Surg* 2014; **76**:431–36.

[21] Edavettal M, Rogers A, Rogers F, et al. Prothrombin complex concentrate accelerates international normalized ratio reversal and diminishes the extension of intracranial hemorrhage in geriatric trauma patients. *Am Surg* 2014; **80**:372–76.

[22] Moorman ML, Nash JE, Stabi KL. Emergency surgery and trauma in patients treated with the new oral anticoagulants: dabigatran, rivaroxaban, and apixaban. *J Trauma Acute Care Surg* 2014; **77**:486–94.

[23] Siegal DM, Curnutte JT, Connolly SJ, et al. Andexanet alfa for the reversal of factor Xa inhibitor activity. *N Engl J Med* 2015; **373**(25):2413–24.

[24] Harris MB, Reichmann WM, Bono CM et al. Mortality in elderly patients after cervical spine fractures. *J Bone Joint Surg* 2010; **92**:567–74.

[25] Delcourt R, Begue T, Saintyves G et al. Management of upper cervical spine fractures in elderly patients: current trends and outcomes. *Injury Int J Care Injured* 2015; **46**(Suppl 1):S24–27.

[26] Kim DH, Vaccaro AR. Osteoporotic compression fractures of the spine: current options and considerations for treatment. *Spine J* 2006; **6**(5):479–87.

[27] Bulger EM, Arneson MA, Mock CN. et al. Rib fractures in the elderly. *J Trauma* 2000; **48**(6):1040–47.

[28] Bergeron E, Lavoie A, Clas D, et al. Elderly trauma patients with rib fractures are at greater risk of death and pneumonia. *J Trauma* 2003; **54**:478–85.

[29] Wisner DH. A stepwise logistic regression analysis of factors affecting morbidity and mortality after thoracic trauma: effect of epidural analgesia. *J Trauma* 1990; **30**:799–804.

[30] Ullman DA, Fortune JB, Greenhouse BB, et al. The treatment of patients with multiple rib fractures using continuous thoracic epidural narcotic infusion. *Reg Anesth* 1989; **14**:43–47.

[31] Zaw AA, Murry J, Hoang D et al. Epidural analgesia after rib fractures. *Am Surg* 2015; **81**(10):950–54,

[32] Peitzman AB, Harbrecht BG, Rivera L, Heil B. Contributions of age and gender to outcome of blunt splenic injury in adults: multicenter study of the Eastern Association for the Surgery of Trauma. *J Trauma* 2001; **51**(5):887–95.

[33] Falimirski ME, Provost D. Nonsurgical management of solid abdominal organ injury in patients over 55 years of age. *Am Surg* 2000; **66**(7):631–35.

[34] Cocanour CS, Moore FA, Ware DN. Age should not be a consideration for nonoperative management of blunt splenic injury. *J Trauma* 2000; **48**(4):606–10; discussion 610–12.

[35] Bhangu A, Nepogodiev D, Lai N, Bowley DM. Meta-analysis of predictive factors and outcomes for the failure of non-operative management of blunt splenic trauma. *Injury* 2012; **43**(9): 1337–46.

[36] Harbrecht BG, Peitzman AB, Rivera L, et al. Contribution of age and gender to outcome of blunt splenic injury in adults: a multicenter study of the Eastern Association for the Surgery of Trauma. *J Trauma* 2001; **51**:887–95.

[37] Wearn C, Hardwicke J, Kitsios A, et al. Outcomes of burns in the elderly: revised estimates from the Birmingham Burn Centre. *Burns* 2015; **41**(6):1161–68.

[38] Kraft R, Herndon DN, Al-Mousawi AM, et al. Burn size and survival probability in paediatric patients in modern burn care: a prospective observational cohort study. *Lancet* 2012; **379**(9820):1013–21.

[39] Pereira CT, Barrow RE, Sterns AM, et al. Age dependent differences in survival after severe burns: a unicentric review of 1,674 patients and 179 autopsies over 15 years. *J Am Coll Surg* 2006; **202**(3):536–48.

[40] Jescheke MG, Patsouris D, Stanojcic M, et al. Pathophysiologic response to burns in the elderly. *EBioMedicine* 2015; **2**(10): 1536–48.

[41] Haentjens P, Magaziner J, Colon-Emeric CS, et al. Meta-analysis: excess mortality after hip fracture among older women and men. *Ann Intern Med* 2010; **152**: 380–90.

[42] Grimes JP, Gregory PM, Noveck H, et al. The effects of time-to-surgery on mortality and morbidity in patient following hip fracture. *Am J Med* 2002; **112**:702–9.

[43] Kenzora JE, McCarthy RE, Lowel JD, et al. Hip fracture mortality: relation to age, treatment, preoperative illness, time of surgery and complications. *Clin Orthop* 1984; **1984**:45–56.

[44] Falck-Ytter Y, Francis CW, Johanson NA et al. Prevention of VTE in orthopedic surgery patients: Antithrombotic Therapy and Prevention of Thrombosis, 9th edn: American College of Chest Physicians Evidence-Based Clinical Practice Guidelines. *Chest* 2012; **141**(Suppl 2): e278S.

[45] Ma MH, MacKenzie EJ, Alcorta R, Kelen GD. Compliance with prehospital triage protocols for major trauma patients. *J Trauma* 1999; **46**:168–75.

[46] Phillips S, Rond PC, Kelly SM, Swartz PD. The failure of triage criteria to identify geriatric patients with trauma: results from the Florida Trauma Triage Study. *J Trauma* 1996; **40**:278–83.

[47] Zimmer-Gembeck MJ, Southard PA, Hedges JR, et al. Triage in an established trauma system. *J Trauma* 1995; **39**:922–28.

[48] Zafar SN, Obirieze A, Schneider ED, et al. Outcomes of older trauma care at centers treating a higher proportion of older patients. *J Trauma Acute Care Surg* 2015; **78**(4):852–59.

[49] Zafar SN, Shah AA, Zogg CK, et al. Morbidity or mortality? Variations in trauma centres in the rescue of older injured patients. *Injury* 2015, available at http://dx.doi.org/10.1016/j.injury.2015.11.044.

[50] Sheetz KH, Krell RW, Englesbe MJ, et al. The importance of the first complication: understanding failure to rescue after emergent surgery in the elderly. *J Am Coll Surg* 2014; **219**(3):365–70.

[51] Schultz RJ, Whitfield GF, LaMura JJ, et al. The role of physiologic monitoring in patients with fractures of the hip. *J Trauma* 1985; **25**:309–16.

[52] Davis JW, Kaups KL, Base deficit in the elderly: a marker of severe injury and death. *J Trauma* 1998; **45**:873–77.

[53] Schulman AM, Claridge JA, Young JS. Young versus old: factors affecting mortality after blunt traumatic injury. *Am Surg* 2002; **68**:942–47.

[54] Scalea TM, Simon HM, Duncan AO, et al. Geriatric blunt multiple trauma: improved survival with early invasive monitoring. *J Trauma* 1990; **30**(2):129–34; discussion 134–36.

[55] Bertha E, Arfwedson C, Imnell A, Kalman S. Towards individualized perioperative, goal-directed haemodynamic algorithms for patients of advanced age: observations during a randomized, controlled trial. *Br J Anaesth* 2016; **116**(4):486–92.

[56] Hashmi A, Ibrahim-Zada I, Rhee P, et al. Predictors of mortality in geriatric trauma patients: a systematic review and meta-analysis. *J Trauma Acute Care Surg* 2014; **76**(3):894–901.

[57] Friese RS, Wynne J, Joseph B, et al. Age and mortality after injury: is the association linear? *Eur J Trauma Emerg Surg* 2014; **40**(5):567–72.

[58] Jacobs DG, Plaisier BR, Barie PS, et al. Practice management guidelines for geriatric trauma: the EAST Practice Management Guidelines Work Group. *J Trauma* 2003; **54**:391–416.

[59] Carrillo EH, Richardson JD, Malias MA, Cryer HM, Miller FB. Long term outcome of blunt trauma care in the elderly. *Surg Gynecol Obstet* 1993; **176**(6):559–64.

[60] Day RJ, Vinen J, Hewitt-Falls E. Major trauma outcomes in the elderly. *Med J Aust* 1994; **160**(11): 675–78.

[61] Morris JA Jr, MacKenzie EJ, Edelstein SL. The effect of preexisting conditions on mortality in trauma patients. *JAMA* 19901; **263**(14):1942–46.

[62] Smith DP, Enderson BL, Maull KI. Trauma in the elderly: determinants of outcome. *South Med* J 1990; **83**(2):171–77.

[63] Rockwood K, Song X, MacKnight C, et al. A global clinical measure of fitness and frailty in elderly people. *Can Med Assoc J* 2005; **173**(5):489–95.

[64] Fried LP, Ferrucci L, Darer J, et al. Untangling the concepts of disability, frailty, and comorbidity: implications for improved targeting and care. *J Gerontol A Biol Sci Med Sci* 2004; **59**(3):255–63.

[65] Robinson TN, Wu DS, Pointer L, et al. Simple frailty score predicts postoperative complications across surgical specialties. *Am J Surg* 2001; **213**(1):37–42.

[66] Makary MA, Segev DL, Pronovost PJ, et al. Frailty as a predictor of surgical outcomes in older patients. *J Am Coll Surg* 2010; **210**(6):901–8.

[67] Maxwell CA[1], Mion LC, Mukherjee K, et al. Pre-injury physical frailty and cognitive impairment among geriatric trauma patients determines post-injury functional recovery and survival. *J Trauma Acute Care Surg* 2015.

[68] Joseph B, Pandit V, Zangbar B, et al. Validating trauma-specific frailty index for geriatric trauma patients: a prospective analysis. *J Am Coll Surg* 2014; **219**:10–17.

[69] Iosifidis M, Iliopoulos E, Panagiotou A, et al. Walking ability before and after a hip fracture in elderly predict greater long-term survivorship. *J Orthop Sci.* 2016; **21**(1):48–52.

[70] Zhao FZ, Wolf SE, Nakonezny PA, et al. Estimating geriatric mortality after injury using age, injury severity, and performance of a transfusion: the geriatric trauma outcome score. *J Palliat Med* 2015; **18**: 677–81.

[71] Inaba K, Goecke M, Sharkey P, Branneman F. Long term outcomes after injury in the elderly. *Trauma* 2003; **54**(3): 486–91

[72] Kelley-Quon, L., Min, L., Morley, et al. Functional status after injury: a longitudinal study of geriatric trauma. *Am Surg* 2010; **76**(10):1055–58.

[73] Tillou A, Kelley-Quon L, Burruss S, et al. Long-term postinjury functional recovery: outcomes of geriatric consultation. *JAMA Surg* 2014; **149**:83–89.

[74] Liu SW, Obermeyer Z, Chang Y, Shankar KN. Frequency of ED revisits and death among older adults after a fall. *Am J Emerg Med* 2015; **33**: 1012–1018.

[75] Tan MP, Kamaruzzaman SB, Zakaria MI, et al. Ten-year mortality in older patients attending the emergency department after a fall. *Geriatr Gerontol Int* 2015 Jan 22. doi:10.1111/ggi.12446. [Epub ahead of print]

[76] Corman, E. Including fall prevention for older adults in your trauma injury prevention program – introducing farewell to falls. *J Trauma Nurs.* 2009; **16**(4): 206–7.

[77] Acierno R, Hernandez MA, Amstadter AB, et al. Prevalence and correlates of emotional, physical, sexual, and financial abuse and potential neglect in the United States: the National Elder Mistreatment Study. *Am J Public Health* 2010; **100**: 292–97.

[78] Pillemer K, Finkelhor D. The prevalence of elder abuse: a random sample survey. *Gerontologist* 1988; **28**:51–57.

[79] Friedman LS, Avila S, Tanouye K, et al. A case-control study of severe physical abuse of older adults. *J Am Geriatr Soc* 2011; **59**:417–22.

[80] Rosen T, Bloemen EM, LoFaso VM, et al. Emergency department presentations for injuries in older adults independently known to be victims of elder abuse. *J Emerg Med* 2016.

[81] Peschman J, Brasel K. End-of-life care of the geriatric surgical patient. *Surg Clin North Am* 2015; **95**:191–202.

[82] Stevens Cl, Torke AM. Geriatric trauma: a clinical and ethical review. *J Trauma Nurs* 2016; **23**(1):36–41.

[83] Huijberts S, Buurman BM, de Rooij SE. End-of-life care during and after an acute hospitalization in older patients with cancer, end-stage organ failure, or frailty: a sub-analysis of a prospective cohort study. *Palliat Med* 2016; **30**(1):75–82.

第 10 章 老年患者的免疫反应和感染
Immune Response and Infections in the Elderly

Nicole Bryan   Arif R. Sarwari   著

陈　焕 译　　王小亭 校

要　点

- 关于免疫系统衰老的研究目前处于早期阶段，"免疫衰老"一词已被用于确认这一现象。
- 对于 65 岁以上的患者，感染往往是致病和致死的主要来源。
- 固有免疫系统由中性粒细胞和巨噬细胞、上皮屏障、自然杀伤细胞、树突细胞、补体蛋白和非特异性防御系统组成。例如，黏液和抗菌肽的产生以及黏液纤毛功能。随着衰老的进展，固有免疫系统的变化会导致慢性炎症。
- 获得性免疫系统由 B 淋巴细胞和 T 淋巴细胞组成，它们分别影响体液和细胞免疫反应。两者都显示出与年龄相关的数量和多样性下降。
- 衰老对获得性免疫系统的影响似乎大于对固有免疫系统的影响。
- 与年轻人群相比，老年患者在接受常规疫苗接种后，经常表现出保护作用减弱。

一、概述

随着全球人口老龄化，老年患者越来越有可能不仅出现在门诊，而且会在 ICU 病房接受治疗。衰老免疫系统的研究目前处于早期阶段，但对于其对感染、恶性肿瘤和自身免疫的影响已达成共识。术语免疫衰老已被用于明确这种现象。值得注意的是，很难将免疫功能的真正变化与衰老相关的其他基本宿主防御分开。这些防御措施包括屏障的改变，如皮肤等屏障的改变、胃酸度降低、气道黏液纤毛清除受损、咳嗽反射受损、营养不良、引起梗阻的尿流变化，以及其他并发症（如糖尿病）的影响。其中，营养不良有可能对免疫衰老产生重大影响，并且在老年人群中并不少见。

为了更好地了解衰老的免疫系统，可以按传统将其分为固有免疫（中性粒细胞、巨噬细胞等）和获得性免疫（B 淋巴细胞、T 淋巴细胞、免疫球蛋白等）。虽然两者都受到衰老的影响，但获得性免疫受到的影响似乎更大。然而，衰老对中性粒细胞和巨噬细胞的氧化爆发和吞噬活性都有一些影响。

除中性粒细胞和巨噬细胞外，固有免疫系统还包括上皮屏障、自然杀伤细胞、树突细胞、补体蛋白，以及非特异性防御，例如黏液和抗菌肽的产生以及黏液纤毛功能。随着年龄的增长，固有免疫系统的变化会导致慢性炎症。获得性免疫系统可以简单地认为由 B 淋巴细胞和 T 淋巴细胞组成，它们分别影响体液和细胞免疫反应。两者都显示出与年龄相关的数量和多样性下降。

二、免疫衰老

衰老过程伴随着许多生理活动的下降，免疫系统也不例外。生理功能的逐渐退化被称为衰老，它源自拉丁语"senescere"，意思是"变老"。术语免疫衰老是指由于正常的生物衰老过程而发生的免疫系统功能的改变，与任何潜在疾病无关。这一过程影响免疫系统的所有方面，其中包括固有性和获得性反应，对感染的发展、疫苗接种的反应性和恶性肿瘤具有重要的临床意义[1]。

对于 65 岁以上的人群而言，感染是致病和致死的主要原因。有趣的是，并非免疫系统的所有组成部分都会受到不利影响。具体而言，针对先前遇到的致病微生物发起有效反应的能力似乎保持完整，而在面对新病原体时，免疫系统的激活会随着时间的推移而减弱。在临床上这些变化可能表现为与严重感染的典型表现不同，包括高达 30% 的患者并无发热[2] 或很少有局部体征，而是表现为非特异性症状，包括精神状态改变、全身无力和摔倒[3]。这些发现可能代表应对感染产生炎症反应的能力减弱。

衰老的免疫系统对新型传染性病原体的反应降低，也对这一人群的疫苗接种产生影响。与年轻人群相比，老年患者在接受常规疫苗接种后经常表现出保护作用减弱。因此，已经有几种不同的策略来最大限度地提高疫苗的有效性。这些包括给予更高剂量[4]、使用常规加强剂[5]、优化疫苗佐剂[6] 和改变给药途径[7]。本章稍后将详细讨论这些策略。

除了对感染的易感性增加之外，免疫衰老还与癌症发病率的增加有关，随着年龄的增长，尤其是 65—85 岁的癌症发病率也会增加。这种观察到的增加本质上是多因素的，包括环境因素（随着时间的推移暴露于致癌物的次数增加）以及生物因素，这有利于致瘤细胞的选择性优势。此外，免疫系统通过免疫监视过程在防止恶性肿瘤发展方面发挥关键作用，免疫系统通过免疫监视识别癌细胞或癌前细胞并在它们引起疾病之前将其清除。然而，随着衰老而发生的免疫反应的改变，特别是获得性免疫系统，会导致肿瘤细胞逃避检测以及由此产生的免疫激活[8]。

三、衰老和造血干细胞的产生

造血干细胞（hematopoietic stem cell，HSC）作为关键的祖细胞，是免疫系统所有细胞成分的来源。虽然它们仅占骨髓细胞群的 0.01%，但它们是维持免疫系统所有成熟成分的关键，如固有免疫和获得性免疫。正是它们具有长期自我更新以及分化为多个细胞谱系的能力，使得它们对于维持由寿命相对较短的成熟效应细胞组成的免疫系统至关重要。研究表明，衰老过程会影响 HSC 的数量和功能。在不同小鼠品系中进行的流式细胞术检测研究表明，HSC 数量在衰老过程中可能会增加或减少，其中未知的遗传因素可能起着关键作用。然而多项动物研究表明，就功能而言，与 HSC 或骨髓移植后的年轻动物相比，老年动物 HSC 重新填充功能齐全的免疫系统的能力显著降低。此外，移植后的 HSC 能否沿着髓系或淋巴分化途径发育也受到老化过程的影响。具体而言，髓系通路优于淋巴通路，导致 B 淋巴细胞和 T 淋巴细胞相对于骨髓细胞的数量总体减少。对这些发现的一种可能解释是老年 HSC 中白介素 –7 受体（IL-7R）的表达降低，因为 IL-7 是启动和维持淋巴分化的关键[9]。

四、免疫系统特定成分的变化

（一）固有免疫

固有免疫系统也称为祖先成分，由多种细胞和非细胞防御机制组成。这些包括中性粒细胞、单核细胞／巨噬细胞、自然杀伤（NK）细胞、补体成分、黏膜屏障和细胞因子。因此，衰老对固有免疫系统的影响以多个单独成分的复杂变化为特征。有趣的是，

虽然一些固有功能会随着年龄的增长而减弱，但其他一些则表现出增强的活动。这些不对称变化最终导致炎症状态的整体增加，并导致许多人将与年龄相关的变化描述为免疫失调，而不是纯粹的衰老[10]。中性粒细胞是循环中存在的主要免疫细胞，它们可以抵御细菌和真菌感染。一般来说，与造血细胞相比，它们的寿命很短，半衰期只有 8～12h。它们的寿命可能会因炎性细胞因子（如粒细胞 – 巨噬细胞集落刺激因子和干扰素）和细菌产物［如脂多糖（lipopolysaccharide，LPS）］而延长，从而最大限度地提高它们的杀伤能力。它们被趋化因子召唤到感染部位，使用多种机制来消灭入侵的病原体。这些包括通过吞噬作用摄入微生物，然后通过产生活性氧（reactive oxygen species，ROS）和蛋白水解酶进行杀死微生物[11]。

衰老过程对中性粒细胞功能的多个方面产生显著影响。首先，趋化反应变得异常，可能会削弱中性粒细胞定位到特定感染部位的能力[12]。然而，在体内，这表现为缓解炎症的能力下降。对这些发现的一种可能解释是，一旦中性粒细胞到达受感染组织，趋化反应就会减弱，这会导致由于缺乏定向运动而导致周围组织炎症增加[11]。此外，随着年龄的增长，中性粒细胞的吞噬能力减弱[10, 13]，呼吸爆发受损，这可能表现为根据刺激增加或减少超氧化物的产生[10]。最后，促炎因子（LPS、粒细胞集落刺激因子、IL-6）延长中性粒细胞寿命的能力也随着衰老过程而恶化，这进一步削弱了中性粒细胞清除入侵微生物病原体的能力[14]。

单核细胞 / 巨噬细胞构成固有免疫系统的关键组成部分。单核细胞来自骨髓祖细胞，并存在于整个循环中。它们随后分化为组织相关巨噬细胞，这些巨噬细胞存在于全身的多个器官系统中，包括大脑、肝脏、肺、皮肤和骨骼。它们的功能作用因所在的特定器官而异。然而，一般而言，它们吞噬并杀死微生物并消除细胞碎片。此外，它们还分泌无数细胞因子，这些细胞因子可以作为关键的抗原呈递细胞，引导和增强固有免疫反应并与获得性免疫系统相互作用[10]。

衰老对单核细胞和巨噬细胞的数量和功能的影响是多种多样的。虽然随着年龄的增长，循环中单核细胞的数量似乎没有影响，但从老年人身上分离出的骨髓中的巨噬细胞数量似乎确实减少[15, 16]。关于巨噬细胞的吞噬功能，目前的数据是相互矛盾的，一些研究表明随着年龄的增长吞噬能力会下降，而其他研究则显示出相反的结果。这些差异可能是由于细胞激活状态、组织来源或其他实验条件的差异造成的[10]。

此外，被衰老过程破坏的关键巨噬细胞功能是其抗原呈递作用。免疫系统的获得性特征激活依赖于 T 淋巴细胞或 B 淋巴细胞识别抗原的复杂系统。T 细胞受体依靠与主要组织相容性复合体Ⅱ类（MHCⅡ类）的相互作用来识别巨噬细胞和其他抗原呈递细胞呈递的降解产物。一旦 T 细胞被激活，它们就会进一步调节细胞和体液免疫反应，包括那些构成免疫记忆基础的反应。此外，MHCⅡ类复合物也是产生胸腺中 T 细胞库的关键。随着年龄的增长，巨噬细胞中 MHCⅡ类的

表达显著降低，这很可能继发于激活后基因转录减少[17]。鉴于 MHCⅡ类分子在 T 淋巴细胞活化中的重要作用，它们的表达降低会导致获得性免疫系统随着衰老而功能障碍。

自然杀伤（NK）细胞是一群细胞毒性淋巴细胞，负责不依赖 MHC 杀死病毒感染的细胞和肿瘤细胞。它们根据表面标记 CD56 分为两个独立的群体。CD56^{bright} 细胞约占循环 NK 细胞的 10%，主要功能是分泌炎性细胞因子，尤其是干扰素 –γ（IFN-γ）。相比之下，CD56^{dim} 细胞占循环淋巴细胞的 90%，并表现出主要的细胞毒性功能，而细胞因子的产生却很少。有趣的是，NK 细胞的总数随着衰老而增加，这与其他淋巴细胞群不同。然而，这两个亚群并没有以相同的速度增加。相反，CD56^{dim} 群体的增加更大，导致 CD56^{dim} 和 CD56^{bright} 细胞之间的总体比值发生变化。NK 细胞数量的增加似乎是功能下降的补偿机制，因为在基于单个细胞的检查时，观察到杀伤能力降低[18]。此外，细胞因子的产生（包括 IFN-γ）也会因衰老过程而减少。这种受损的细胞因子产生可能无法通过增加细胞数量来克服，并且可能导致老年人出现更高的感染风险和死亡率[11, 19, 20]。

（二）获得性免疫

获得性免疫系统由 B 淋巴细胞和 T 淋巴细胞组成。这些细胞分别负责通过产生抗体来中和抗原，以及针对细胞内病原体（如病毒和肿瘤细胞）的细胞介导免疫。此外，它们还与固有免疫系统密切作用，以进一步磨炼对病原体入侵的炎症反应。通过细胞表面

受体的抗原识别，两种类型的细胞都变得完全成熟并被激活。B 淋巴细胞的这些受体由膜结合的免疫球蛋白组成，一旦细胞完全成熟为浆细胞，这些免疫球蛋白就会被分泌出来。相比之下，T 淋巴细胞与存在于抗原呈递细胞表面的互补抗原 –MHC 复合物进行识别，并需要与 CD3 和其他共刺激分子进行共刺激才能成为完全激活的效应细胞。衰老过程对 T 淋巴细胞和 B 淋巴细胞的总数和细胞亚型，以及受体多样性具有显著影响。这些变化的总体影响是识别和启动有效免疫反应的能力下降。有趣的是，记忆淋巴细胞似乎对衰老过程更有抵抗力，长期免疫大部分得到保留[21]。

● T 淋巴细胞的老化

幼稚 T 淋巴细胞起源于骨髓，随后迁移到胸腺，在次级淋巴组织成熟之前，他们会在胸腺中进一步选择。胸腺在生命早期最为活跃，随后在称为退化的过程中经历功能衰退[22]。胸腺的大小在生命的第 1 年达到顶峰，然后逐渐减小。作为这个过程的一部分，胸腺的活跃部分慢慢被脂肪组织取代，在 40—50 岁时几乎完成[23]。到 70 岁时，只有 10% 的胸腺参与主动复制[21]。

由于胸腺退化，幼稚 T 淋巴细胞的数量和 T 细胞受体（T-cell receptor，TCR）多样性显著减少。一项研究估计，在 25—60 岁，有 2000 万条不同的 TCR β– 链，而 70 岁之后只有 20 万条[24]。此外，与年轻（20—45 岁）或中年志愿者相比，在百岁老人中发现的近期胸腺迁移水平显著降低，这表明随着年龄的增长，幼稚 T 细胞群体显著耗竭[25]。这种减少的初始 T 细胞群体和 TCR 多样性显著地限制了老年患者对新感染的反应能力，使他们面临更高的发病率和死亡率。此外，它还导致该人群对疫苗的反应性降低。

除了幼稚 T 细胞群减少和随之导致的 TCR 多样性下降，衰老还会导致循环 T 淋巴细胞群的数量和组成发生变化。研究一致表明，老年人的 T 细胞总数总体下降，这是通过 CD3+ 细胞的下降来衡量的。此外，纵向研究表明，随着时间的推移，CD4：CD8 可能会发生倒置，这会导致 1~2 年内死亡率增加[26]。

此外，有一个离散的 T 细胞亚群，CD28- 细胞，主要对 CD8+ 细胞产生影响。CD28 是一种非常有效的共刺激分子，位于 T 淋巴细胞膜的表面。在 MHC 抗原复合物的 TCR 识别时，这个受体的激活会引起 IL-2 的释放，这是 T 细胞增殖的关键。此外，它还有助于细胞成熟为效应 T 细胞，这个过程不再需要共刺激。这种 CD28- 群体出现的原因仍然未知。然而，有一种假说认为该群体源自 CD28+ 淋巴细胞，其经历重复的抗原刺激，导致 CD28 受体丢失并进入复制的静止状态[27, 28]。有趣的是，在其他过程中也观察到了这种现象，如 HIV 感染、自身免疫疾病和放射化学治疗后[28]。

在老化的 T 细胞群中观察到的另一个关键现象是 IL-2 的产生减少。如前所述，IL-2 是一种关键的细胞因子，可驱动 T 淋巴细胞群体的扩增及其分化。它对于介导 CD4 反应尤为关键，因为它是唯一能够驱动细胞周期进程的细胞因子。此外，IL-1 还负责维持完全分化的效应细胞的存活，因为它们在没有 IL-1 的情况下会迅速发生凋亡。随着年龄的增长，CD4$^+$ T 淋巴细胞在 TCR 刺激后产生 IL-2 的能力显著降低。这最终导致 T 辅助细胞群在数量和功能方面的减少。此外，由于 T 辅助细胞是通过刺激 B 淋巴细胞产生强大抗体反应的关键，因此体液反应也存在缺陷[29, 30]。

- B 淋巴细胞的老化

B 淋巴细胞在骨髓中起源和成熟，在 B 细胞卵泡的生发中心进一步成熟，然后才开始在血流中循环。它们负责以分泌免疫球蛋白的形式产生体液免疫，并且如前所述，它们严重依赖与 T 细胞的相互作用来完全分化和激活成为浆细胞。未成熟的 B 淋巴细胞在其细胞表面表达免疫球蛋白。抗原暴露后，它们开始产生分泌的免疫球蛋白，最初由 IgM 组成，随后转换为更成熟的表型之一，包括 IgG、IgA 或 IgE，这个过程被称为类别转换。此外，免疫球蛋白还可以经历体细胞超突变过程，以进一步提高它们对给定抗原的特异性，从而更有效地中和它。识别抗原并产生强大的抗体反应的能力是这些细胞的主要功能。

衰老过程对 B 淋巴细胞的数量，以及产生和分泌多种免疫球蛋白的功能都有重大影响。骨髓标本的研究表明存在的 B 细胞前体数量减少，从而限制了成熟和分泌免疫球蛋白的细胞数量[31]。有趣的是，B 淋巴细胞还表现出新生成的记忆细胞数量减少和循环幼稚细胞数量增加。此外，从老年人身上分离的 B 细胞表现出从 IgM 到次要同种型（如

IgG）的类别转换能力降低[32]。除了类别转换和转换为记忆细胞的数量减少外，B 淋巴细胞群的多样性也在下降，正如与 T 淋巴细胞所讨论的那样。B 细胞库的这种减少可能继发于骨髓中前体的产生减少，并且与老年人的整体健康状况不佳有关[33]。

- 记忆细胞

对特定病原体提供持久免疫力的能力是获得性免疫反应的关键特征之一。这种现象早在公元前 430 年就在雅典被观察到，在那里人们注意到"同一个人从未因瘟疫而受到两次袭击"。几个世纪以来，包括麻疹、脊髓灰质炎和黄热病在内的多种病原体都证明了这一点。进一步的观察还确定，并不需要持续的抗原攻击来维持这种保护效力[34]。免疫的这一面最近在 2009 年 H1N1 流感大流行期间也被观察到，在此期间，老年人对该病毒有着持续抗体反应。如前所述，从幼稚细胞产生有效记忆 B 淋巴细胞或 T 淋巴细胞的能力随着年龄的增长而减弱。然而，在生命早期接触抗原产生的功能性记忆细胞可以提供持续的终身保护[35]。这一观察结果可能解释了高龄个体对新病原体的免疫反应与既往遇到的生物体的免疫反应之间的差异。

五、疫苗对老年患者的影响

免疫接种是我们预防感染最有效工具之一。然而，免疫系统中与年龄相关的变化使老年人易受新病原体的影响，也会影响他们对疫苗的反应。因此，为了最大限度地提高给定疫苗提供的保护，需要采用不同的策略。

CDC 已经发布专门针对 65 岁以上人群的指南。一种策略是使用不同的佐剂。具体而言，使用蛋白质缀合物似乎比多糖缀合物会引起更强烈的响应。该策略已用于肺炎球菌疫苗接种，当前 CDC 建议，对于 65 岁及以上的个体首选使用 14 价蛋白结合疫苗（PCV14）而不是 23 价多糖疫苗（PPV23），理论依据便基于此[6]。已采用的另一种策略是使用更高剂量的疫苗。流感研究表明，与标准剂量相比，接受更高剂量的疫苗后保护性抗体的产生增加[36]。这些发现导致 FDA 批准了针对老年人的高剂量流感疫苗。正在研究的其他策略包括使用新型佐剂[37]、改进疫苗计划[5]和改变给药途径[7]。

参 考 文 献

[1] Ginaldi L, Loreto MF, Corsi MP, Modesti M, De Martinis M. Immunosenescence and infectious diseases. *Microbes Infect* 2001; **3**(10): 851–57.

[2] Norman DC. Fever in the elderly. *Clin Infect Dis* 2000; **31**(1):148–51.

[3] Gavazzi G, Krause KH. Ageing and infection. *Lancet Infect Dis* 2002; **2**(11):659–66.

[4] Falsey AR, Treanor JJ, Tornieporth N, et al. Randomized, double-blind controlled phase 3 trial comparing the immunogenicity of high-dose and standard-dose influenza vaccine in adults 65 years of age and older. *J Infect Dis* 2009; **200**(2):172–80.

[5] Kaml M, Weiskirchner I, Keller M, et al. Booster vaccination in the elderly: their success depends on the vaccine type applied earlier in life as well as on pre-vaccination antibody titers. *Vaccine* 2006; **24**(47–48): 6808–11.

[6] de Roux A, Schmöle-Thoma B, Siber GR, et al. Comparison of pneumococcal conjugate polysaccharide and free polysaccharide vaccines in elderly adults: conjugate vaccine elicits improved antibacterial immune responses and immunological memory. *Clin Infect Dis* 2008; **46**(7):1015–23.

[7] Holland D, Booy R, De Looze F, et al. Intradermal influenza vaccine administered using a new microinjection system produces superior immunogenicity in elderly adults: a randomized controlled trial. *J Infect Dis* 2008; **198**(5):650–58.

[8] Malaguarnera L, Cristaldi E, Malaguarnera M. The role of immunity in elderly cancer. *Crit Rev Oncol Hematol* 2010; **74**(1):40–60.

[9] Geiger H, Rudolph KL. Aging in the lympho-hematopoietic stem cell compartment. *Trends Immunol* 2009; **30**(7):360–65.

[10] Gomez CR, Nomellini V, Faunce DE, Kovacs EJ. Innate immunity and aging. *Exp Gerontol* 2008; **43**(8):718–28.

[11] Panda A, Arjona A, Sapey E, et al. Human innate immunosenescence: causes and consequences for immunity in old age. *Trends Immunol* 2009; **30**(7):325–33.

[12] Wenisch C, Patruta S, Daxböck F, Krause R, Hörl W. Effect of age on human neutrophil function. *J Leukoc Biol* 2000; **67**(1):40–45.

[13] Butcher SK, Chahal H, Nayak L, et al. Senescence in innate immune responses: reduced neutrophil phagocytic capacity and CD16 expression in elderly humans. *J Leukoc Biol* 2001; **70**(6):881–86.

[14] Fortin CF, Larbi A, Dupuis G, Lesur O, Fülöp T Jr. GM-CSF activates the Jak/STAT pathway to rescue polymorphonuclear neutrophils from spontaneous apoptosis in young but not elderly individuals. *Biogerontology* 2007; **8**(2):173–87.

[15] Ogawa T, Kitagawa M, Hirokawa K. Age-related changes of human bone marrow: a histometric estimation of proliferative cells, apoptotic cells, T cells, B cells and macrophages. *Mech Ageing Dev* 2000; **117**(1–3):57–68.

[16] Takahashi I, Ohmoto E, Aoyama S, et al. Monocyte chemiluminescence and macrophage precursors in the aged. *Acta Med Okayama* 1985; **39**(6):447–51.

[17] Herrero C, Sebastián C, Marqués L, et al.

Immunosenescence of macrophages: reduced MHC class II gene expression. *Exp Gerontol* 2002; **37**(2–3):389–94.

[18] Borrego F, Alonso MC, Galiani MD, et al. NK phenotypic markers and IL-2 response in NK cells from elderly people. *Exp Gerontol* 1999; **34**(2): 253–65.

[19] Ogata K, An E, Shioi Y, Nakamura K, et al. Association between natural killer cell activity and infection in immunologically normal elderly people. *Clin Exp Immunol* 2001; **124**(3):392–97.

[20] Krishnaraj R, Bhooma T. Cytokine sensitivity of human NK cells during immunosenescence: 2. IL2–induced interferon gamma secretion. *Immunol Lett* 1996; **50**(1–2):59–63.

[21] Agarwal S, Busse PJ. Innate and adaptive immunosenescence. *Ann Allergy Asthma Immunol* 2010; **104**(3):183–90; quiz 190–92, 210.

[22] Mackall CL, Fleisher TA, Brown MR, et al. Age, thymopoiesis, and CD4+ T-lymphocyte regeneration after intensive chemotherapy. *N Engl J Med* 1995; **332**(3): 143–49.

[23] Flores KG, Li J, Sempowski GD, Haynes BF, Hale LP. Analysis of the human thymic perivascular space during aging. *J Clin Invest* 1999; **104**(8):1031–39.

[24] Naylor K, Li G, Vallejo AN, et al. The influence of age on T cell generation and TCR diversity. *J Immunol* 2005; **174**(11):7446–52.

[25] Nasi M, Troiano L, Lugli E, et al. Thymic output and functionality of the IL-7/IL-7 receptor system in centenarians: implications for the neolymphogenesis at the limit of human life. *Aging Cell* 2006; **5**(2): 167–75.

[26] Ferguson FG, Wikby A, Maxson P, et al. Immune parameters in a longitudinal study of a very old population of Swedish people: a comparison between survivors and nonsurvivors. *J Gerontol A Biol Sci Med Sci* 1995; **50**(6):B378–82.

[27] Fagnoni FF, Vescovini R,Mazzola M, et al. Expansion of cytotoxic CD8+ CD28– T cells in healthy ageing people, including centenarians. *Immunology* 1996;

88(4):501–7.

[28] Sansoni P, Vescovini R, Fagnoni F, et al. The immune system in extreme longevity. *Exp Gerontol* 2008; **43**(2):61–65.

[29] Haynes L, Eaton SM, Swain SL. The defects in effector generation associated with aging can be reversed by addition of IL-2 but not other related gamma(c)–receptor binding cytokines. *Vaccine* 2000; **18**(16):1649–53.

[30] Haynes L, Maue AC. Effects of aging on T cell function. *Curr Opin Immunol* 2009; **21**(4):414–17.

[31] McKenna RW, Washington LT, Aquino DB, et al. Immunophenotypic analysis of hematogones (B-lymphocyte precursors) in 662 consecutive bone marrow specimens by 4–color flow cytometry. *Blood* 2001; **98**(8):2498–507.

[32] Frasca D, Landin AM, Lechner SC, et al. Aging down-regulates the transcription factor E2A, activation-induced cytidine deaminase, and Ig class switch in human B cells. *J Immunol* 2008; **180**(8):5283–90.

[33] Gibson KL, Wu YC, Barnett Y, et al. B-cell diversity decreases in old age and is correlated with poor health status. *Aging Cell* 2009; **8**(1):18–25.

[34] Ahmed R, Gray D. Immunological memory and protective immunity: understanding their relation. *Science* 1996; **272**(5258):54–60.

[35] Haynes L, Eaton SM, Burns EM, et al. CD4 T cell memory derived from young naive cells functions well into old age, but memory generated from aged naive cells functions poorly. *Proc Natl Acad Sci USA* 2003; **100**(25):15053–58.

[36] Busse WW, Peters SP, Fenton MJ, et al. Vaccination of patients with mild and severe asthma with a 2009 pandemic H1N1 influenza virus vaccine. *J Allergy Clin Immunol* 2011; **127**(1):130–7, e1–3.

[37] Couch RB, Bayas JM, Caso C, et al. Superior antigen-specific CD4+ T-cell response with AS03– adjuvantation of a trivalent influenza vaccine in a randomised trial of adults aged 65 and older. *BMC Infect Dis* 2014; **14**:425.

125

第11章 老年重症患者的输血治疗与常见血液学问题

Transfusion Therapy and Common Hematologic Problems in the Critically Ill Elderly

Aryeh Shander Faraz Syed Mazyar Javidroozi 著

王广健 译 丁 欣 校

要 点

- 通常认为，衰老带来的生理变化会增加贫血的风险，并限制对贫血的生理适应。

- 贫血在老年患者中很常见，这通常是由多种因素导致的。

- 贫血是导致预后不良的独立危险因素，不应置之不理。

- 通常认为输血是老年贫血患者的默认治疗方案，但除此之外，考虑其他治疗策略也很重要。

- 异体输血可能会导致多种不良反应，必须有明确指征才能进行。

- 几项对照试验已经证明，限制性输血策略减少了血液用量，并且预后与开放性输血策略相似或更好。

- 一些证据表明，某些患者群体（如患有心血管疾病的患者）在实施限制性输血策略时可能会面临一些风险，这还需要进行更多的研究。

- 尽管普遍认为老年患者可能从更开放的输血策略中获益，但该观点并没有得到现有证据的支持。

- 对于贫血或存在贫血风险的老年重症患者，在讨论患者血液管理的问题时，也应该考虑包括预防措施在内的其他策略。

一、概述

血液系统和心血管系统（连同其他器官），以及这些系统如何相互作用随着年龄的增长会产生显著变化。当涉及这些变化的临床表现及其对患者预后的影响时，界限往往变得模糊，许多与衰老相关的细胞和亚细胞变化的临床意义仍然存在争议。

衰老与骨髓细胞的显著变化存在相关性。这些变化的特点是造血细胞和相关细胞因子逐渐减少，而脂肪细胞数量增加。从细胞的角度来看，从干细胞到分化程度更高的细胞，造血细胞谱系中的所有群体都受影响[1]。因此，血液系统疾病（贫血）的发生率随着衰老而增加，而骨髓对血液系统的应激反应［为应对出血而引起红细胞（red blood cell, RBC）生成加快］下降[2]。在血小板和凝血因子中，可以观察到与年龄相关的凝血系统的改变，这些变化使老年患者普遍倾向于高凝状态，导致老年患者血栓事件的发生率增加[3]。重点要记住，这些衰老带来的变化是自然而然的逐渐发生，而非在超过某个神奇的年龄后突然产生。同样，许多老年患者可能不会出现血红蛋白水平或血液系统其他功能的下降[4]。

像其他的癌症一样，血液系统恶性肿瘤的患病率随着年龄的增长而增加。这一现象归因于几个因素，其中包括干细胞随时间突变的累积[5]。研究表明，随着年龄的增长，造血越来越倾向于"克隆化"，这意味着较少的造血干细胞群体占据主导地位，并在骨髓中产生的大量血细胞。克隆性造血在老年患者中更为常见，有时可能诱发白血病[1]。

衰老会对免疫系统造成影响，与固有免疫和获得性免疫功能的受损都存在相关性[6]（见第 10 章）。这些变化（统称为免疫衰老）的临床后果可能会引起感染和感染并发症增多[7]。因此，脓毒症在老年人中更为常见，而且越来越与预后不良相关（包括死亡的风险增高）[8]。衰老通常被认为是一种促炎状态，炎性老化这一术语通常用于描述存在老年人体内的低度炎症[9]。这种持续炎症的后果是存在争议的，有人认为它与老年人中更常见的其他慢性疾病的发病率增加相关，这些慢性病包括糖尿病、心血管疾病、神经退行性疾病和恶性肿瘤[7]。

衰老还与心血管和呼吸系统的生理功能（及其储备能力）逐渐下降有关。灌注在全身各处均受到严格控制，以确保细胞获得可靠的氧供来满足需求。在衰老过程中，维持这种平衡的调节机制多方面受累，这是由衰老过程本身直接造成的结果，或者是老年人更常见的并发症（如高血压、动脉粥样硬化）造成的结果[10]。此外，衰老过程中心血管和呼吸系统储备能力的下降，将会减少身体对供氧受限或增加需求等变化条件的适应能力，尽管年轻患者在这种情况下往往可以正常耐受，但也会同时增加失代偿风险[11]。

其他器官的广泛变化也可能影响血液系统。例如，在胃肠道系统中与年龄相关的改变包括黏膜防御屏障的破坏，这可能会导致炎症和感染风险的增加。这种黏膜破坏和随之而来的炎症过程可能会干扰营养物质的吸收，造成营养不良，并有可能导致营养性贫血[12]。

与衰老相关的病理生理特征和变化的讨论往往会将我们引向衰弱的概念。虽然衰弱没有标准的定义，但在临床上，它通常可以被描述为一种对急性应激原的易感性增加的状态，这是身体各生理系统的功能状态和储备能力逐渐下降造成的结果[13]。从实践的角度来看，Fried 等提出的五项标准中至少有三项符合时，则高度提示老年患者存在衰弱，即精神不振、握力减弱、体力活动减少、行走速度减慢、体重意外下降[14]。

二、关键概念

（一）老年人贫血

衰老和血液系统之间的相互作用是多维的，可能具有深远的影响。高龄（和衰弱）会增加贫血或贫血恶化的风险，而其他系统储备能力的降低（以及预期对贫血的生理适应能力受损）[15]可能会增加对缺氧的易感性，并可能降低对贫血的耐受性。此外，老年人造血功能下降可能会造成急性失血的延迟恢复，如创伤或手术后[2]。

老年人贫血通常是多因素造成的，其病因包括炎症、肾功能不全、出血、营养缺乏（包括铁、叶酸和维生素 B_{12}）、造血功能下降、细胞死亡增加（红细胞凋亡或衰亡），以及医源性原因，如药物引起的贫血[16-19]。在相当数量的老年患者中，贫血的原因很难确定，所以出现了原因不明的老年人贫血（unexplained anaemia of the elderly，UAE）或不明原因贫血（anemia of unknown etiology，

AUE）这两个术语。在美国第三次国家卫生和营养调查（National Health and Nutrition Examination Survey，NHNES）的一项研究中，1/3 的老年患者贫血的主要原因是缺铁，1/3 是慢性肾脏疾病或慢性炎症，而其余 1/3 被归类为 AUE[20]。随着人们对贫血原因的不断了解，识别一些 AUE 患者中的潜在原因可能也只是个时间问题[18]。然而，在某些其他患者中，AUE 似乎是独立存在的，其特征是在没有营养缺乏、炎症或肾功能障碍的情况下出现正常细胞性贫血[21]。在一项大型研究中，将老年 AUE 患者与确定原因的非贫血和贫血患者的匹配队列进行比较，白介素 -6（interleukin 6，IL-6）和铁调素无明显差异，表明炎症或缺铁不是主要原因[22]。睾酮水平降低和促红细胞生成素反应迟钝（特征是促红细胞生成素水平升高，但未达到目前贫血水平的预期）在 AUE 患者中更为常见[22]。

贫血在老年人群中更为常见[19]。表 11-1 概述了不同年龄老年人群的贫血患病率的报道[20, 23-32]。报道显示，在老年人群中，贫血的患病率往往呈上升趋势。

老年人贫血是预后不良的独立危险因素。它与生活质量[33]、认知功能[29, 32, 34]、日常生活能力[35]、行动能力[36, 37]和力量[37, 38]下降有关。贫血还会增加机体损伤[30, 31]、跌倒[39, 40]、抑郁[41]、住院和入住照护机构[42, 43]、衰弱[30]和死亡率[31, 32, 35, 42-44]的风险。表 11-1 总结了一些研究所报道的贫血的负面结果。

一些证据表明，贫血和血红蛋白水平对老年患者预后的影响更为复杂[21]。在一项非住院老年残疾女性的研究中，随着血红蛋白

表 11-1　老年人贫血的患病率及其报道的负面结果

研　究	人　群	贫血的定义	贫血的患病率	贫血的预后
Contreras et al. (2015)[31]	328 名 85 岁以上社区居住的老年人	WHO 标准	24%	贫血与高依赖性、高并发症和死亡率相关
Deal et al. (2009)[25]	美国 436 名 70—80 岁社区居住女性的代表性样本	Hb < 12g/dl	8.8%	贫血与基线表现较差和认知测试下降速率较快有关
Guralnik et al. (2004)[20]	美国第三次国家卫生和营养调查（1988—1994）中 65 岁及以上的人群	WHO 标准	≥ 65 岁的人群中有 11.0% 的男性和 10.2% 的女性患贫血；≥ 85 岁的人群中，有 > 20% 患有贫血；	—
Hong et al. (2013)[29]	参与"健康、衰老和身体组成研究"的 2552 名老年人（平均 76.1 岁）	WHO 标准	15.4%	基线时的贫血与痴呆风险的增加独立相关
Jorgensen et al. (2010)[23]	5286 名 55—77 岁的挪威特罗姆瑟居民	WHO 标准	3.4%	低 Hb 水平与骨折风险增加相关男性贫血（而非女性）患非脊椎处骨折的风险比高 Hb 水平的男性高 2.15 倍
Juarez-Cedillo et al. (2014)[30]	1933 名参加墨西哥"衰老和痴呆研究"的社区老年人	WHO 标准	8.3%	贫血和低 Hb 与衰弱风险的增加独立相关
Nakashima et al. (2012)[27]	124 名 60 岁以下巴西马林加长期护理机构老年人的随机抽样	WHO 标准	29%	—
Rosnick et al. (2010)[28]	451 名来自 12 家照护机构平均年龄为 83.7±8.2 岁的居民	WHO 标准	54%	贫血与较差的体能相关；患慢性肾脏疾病的贫血患者，其自我效能感和功能活动的结果预期都比非贫血患者要低
Samper-Ternent et al. (2011)[26]	5605 名 60 岁以上参与墨西哥国家健康和营养调查的成年人	WHO 标准	10.3%	—
Zakai et al. (2013)[32]	3758 名 65 岁及以上的非贫血社区居民	WHO 标准	9% 的居民在 3 年的随访中出现贫血	Hb 降低和贫血与认知功能恶化及死亡率相关

注：贫血的世界卫生组织（WHO）标准是成年男性血红蛋白浓度小于 13g/dl，成年非怀孕女性血红蛋白浓度小于 12g/dl[24]。Hb. 血红蛋白

水平的降低，5 年死亡风险急剧增加。有趣的是，高血红蛋白水平也与远期死亡风险增加存在相关性（尽管与低血红蛋白水平相比，风险要小得多）[45]。这项研究还发现，血红蛋白水平在 14～14.5g/dl 时死亡风险最低，并且当血红蛋白低于这个范围时，死亡风险呈线性增加。这表明，相对于是否存在贫血，血红蛋白的下降可能是预测老年人预后不良的更为精确的指标，这也得到了其他研究的支持[32]。重症是出现贫血的重要危险因素[46]，而贫血是导致预后恶化的重要因素，这使问题进一步复杂化[17, 47]。在老年重症患者中，贫血和预后不良之间也有类似的关系[48]。

（二）输血策略和结果

传统上，输血被认为是包括老年人在内的所有人群贫血的标准治疗方法。输血是一种看似简单易行的治疗方法，能迅速提高血红蛋白水平，恢复患者血液携氧能力和血流动力学状态，避免组织缺氧和缺血。事实上，一个单位的同种异体红细胞（red blood cell，RBC）是由各种细胞和生物活性因子、抗原、囊泡、代谢物和介质组成的复杂且异质的混合物，这一混合物可能会不断变化[49]。异体输血在本质上应该被视为活组织移植，并应以同样谨慎和仔细的态度来对待[50]。

从历史上看，感染风险和并发症一直是与异体输血相关的主要问题。在实施各种筛查、检测和处理（如病原体灭活）策略后，发达国家已经将献血引起感染播散的风险降至极低水平，丙型肝炎、乙型肝炎和人类免疫缺陷病毒的发病率通常低于 0.1 每百万血制品单位[51]。尽管如此，由于在首次出现感染和实施筛查或灭活病原体的措施之间存在难以避免的延迟，新的感染源仍然是一个潜在的风险[52]。尽管需要广泛的宣传，医疗体系需要投入巨大的成本[53]，输血传播感染的负担与输血的非感染性风险相比是微不足道的。

不足为奇的是，许多输血并发症都源于异体血的免疫原性及其与输血者免疫系统的相互作用，其中包括同种异体免疫[54]、免疫调节[55]、发热反应[56]、输血相关性急性肺损伤（transfusion-related acute lung injury，TRALI）[57]和移植物抗宿主病（graft-versus-host disease，GVHD）[58]。

捐献血液的体外储存和处理及储存过程中发生的变化（储存损伤），是输血负面影响的其他机制[59, 60]。尽管如此，迄今为止的临床试验仍不能证明新鲜血液比陈旧血液（但成分仍在可接受的保质期内）在改善临床结果方面更有优势[61, 62]。

在不同的患者群体中，将异体输血与不良的临床结果（包括多器官功能障碍、心脏并发症、血栓栓塞事件、呼吸窘迫和衰竭、长期依赖呼吸机、脑卒中、肾损伤、脓毒症和感染、死亡率和住院时间延长）相关联的研究在持续增加[63, 64]。这导致了输血正在努力受到限制，仅限于明确有输血指征的患者。

在一项具有里程碑意义的研究中［重症患者的输血需求试验（Transfusion Requirements in Critical Care，TRICC）］，Hebert 等将患有贫血的重症患者随机分至限制性输血策略组（当血红蛋白低于 7g/dl 时输血，维持血红蛋白在 7～9g/dl）和开放性输血策略组（当血红蛋白低于 10g/dl 时输血，维持在 10～12g/dl）[65]。结果显示，在病情不太严重的患者和 55 岁以下的患者中，与开放性输血策略相比，限制性输血策略可以降低死亡率，而急性心肌缺血和梗死患者死亡风险增加的趋势并不显著[65]。考虑到限制输血对年轻患者的生存是显著获益的，人们必须要问，限制性输血策略对老年重症患者是否有害。

此后进行的试验，很大程度上证实了 TRICC 试验的结果。对 17 项临床试验中 3700 多名参与者的数据进行的 Meta 分析得出结论，限制性输血策略可以使输血风险降低 37%，平均每位患者的输血量减少 0.75 个单位。对合并数据的分析表明，使用限制性输血策略可以显著降低感染风险[66]。此外，在对 19 项临床试验中 6200 多名参与者的数据进行 Meta 分析发现，限制性输血策略除了能降低住院死亡风险外，还能降低 30% 的输血率，输血单位的绝对数量也减少 1.19（RR=0.77，95%CI 0.62～0.95）[67]。

Holst 等对 31 项心血管手术患者的数据进行了评估，推断出与较宽松的输血策略（血红蛋白阈值为 8～10g/dl 或红细胞压积为 30%～32%）相比，坚持限制性输血策略（研究中血红蛋白阈值为 7～9g/dl 或红细胞压积水平为 24%～25%）可以显著减少输血；然而，对心肌梗死、脑卒中、肾功能衰竭或死亡风险没有显著的统计学影响[68]。

在 1000 名伴有感染性休克和血红蛋白水平≤9g/dl 的重症患者中，随机分配到血红蛋白低于 7g/dl 后（阈值较低）输注 1 个单位 RBC 的患者与血红蛋白低于 9g/dl 后（阈值较高）输血的患者相比，90 天死亡率、缺血事件和生命支持需求相似[69]。在对慢性肺疾病、血液系统恶性肿瘤、转移癌或术后患者的亚组进行事后分析中，与低血红蛋白阈值下输血相比，高血红蛋白阈值下输血没有观察到生存益处[70]。对这些患者的长期随访并没有发现研究组之间在死亡率和健康相关生活质量方面有任何显著差异[71]。

此外，观察了输血策略对接受手术治疗的成年患者和成年重症患者死亡风险的影响，得出的结论：开放性输血策略可能会改善手术患者的存活率，但不会改善重症患者的存活率[72]。应该注意的是，这项 Meta 分析报道的输血生存获益受到两项研究的严重影响，而这两项研究面临着方法学的批评[73, 74]。

Ripolles 等对 6 项研究中 2156 名患者的数据进行分析，重点关注重症患者和急性冠脉综合征入院的患者，发现随机接受限制性输血策略的重症患者，死亡率有降低的趋势（RR=0.86，95%CI 0.73～1.01）[75]。最近，Carson 等回顾了 31 项临床试验中 12 500 多名参与者的数据，并比较了限制性输血触发阈值（通常是血红蛋白 7～8g/dl）和开放性输血触发阈值（血红蛋白 9～10g/dl）[76]。限制性输血与输血率降低 43% 有相关性，然而对 30 天死亡率或发病率没有负面影响[76]。研究者推论，虽然需要对急性冠状动脉综合征、急性神经疾病、脑卒中、癌症（包括恶性血液病）和骨髓衰竭等特定患者群体进行更多的研究，但现有证据支持血红蛋白水平高于 7～8g/dl 的患者通常不需要异体输血的观点[76]。作者在他们的分析中没有特别提到老年患者。

然而，随着老年人并发症患病率的增高，预计需要对这一特定人群进行更多的研究。

3000 多名接受非心脏手术的患者进行的 11 项 Meta 分析，明确了心血管并发症对输血策略结果的影响[77]。限制性输血策略和开放性输血策略的 30 天死亡风险在统计学上没有显著差异，而限制性输血策略（血红蛋白阈值≤ 8g/dl）增加了急性冠脉综合征的风险（合并 RR=1.78，95%CI 1.18～2.70）[77]。在对急性心肌梗死患者试验数据的亚组分析中，Ripolles 等报道，采用限制性输血策略的患者，死亡风险增加的趋势并不显著（RR=3.85，95%CI 0.82～18.0）[75]。

在一项对心脏手术后血红蛋白浓度＜9g/dl 的 2003 名患者的研究中，这些患者随机应用开放性输血策略（术后血红蛋白阈值＜9g/dl）或限制性输血策略（血红蛋白阈值＜7.5g/dl），限制性输血策略与资源使用和成本的显著减少相关，而不会对手术后 3 个月内任何严重感染或缺血事件的主要综合结果产生负面影响[78]。然而，限制性输血组的全因死亡率较高（与自由输血组相比为 4.2%∶2.6%，HR=1.64，95%CI 1.00～2.67）。这一观察结果导致研究人员没有对心脏术后患者毫无保留地推荐限制性输血策略，他们呼吁对这一人群现有的研究数据进行更多的研究和 Meta 分析[78]。

Hovaguimian 等最近发表了一项比较开放性输血策略和限制性输血策略的试验数据的 Meta 分析，在这些试验中，他们汇集和分析了来自四个预先定义的特定背景亚组的试验数据，即接受心血管手术的患者（8 项试验中的 3323 名患者）、接受骨科手术的老年患者（9 项试验中的 3777 名患者）、内科或外科急症患者（急诊或 ICU；10 项试验中的 4129 名患者）、急性脑外伤合并颅内出血的患者（2 项试验中的 244 名患者）[79]。根据他们的分析显示，心血管手术患者的限制性输血策略可能与供氧不足相关的并发症增加（RR=1.09，95%CI 0.97～1.22）和早期死亡（RR=1.39，95%CI 0.95～2.04）存在相关性。然而，在重症患者或急性脑出血患者中未见相关报道[79]。

虽然通常认为对照、随机试验（以及汇集多个试验结果的 Meta 分析）能够为包括输血在内的医学治疗，提供最高级别安全性和有效性的证据，但认识到这些研究的局限性是很重要的。在试验中，往往存在与特定结果风险调整相关的问题（以及基于这些问题的 Meta 分析）。据报道，限制性输血策略与缺血性心脏事件风险增加之间的相关性，通常缺乏对基线风险因素对其结果的潜在作用的充分评估和分析。此外，输血策略的临床试验通常侧重于在治疗过程的预定时间内进行的输血，而可能忽略了该时间段以外进行的输血。因此，在一项侧重于术后时期的研究中，限制性输血组的患者可能在术前或手术期间仍进行了开放性输血，这便混淆了观察到的结果与输血策略之间的关联。当存在此类问题的大型试验的数据被汇集到 Meta 分析中时，同样的问题可能会持续存在，甚至会继续传播[80]。

根据现有证据表明，在没有其他输血指征（如缺氧症状）的情况下，以血红蛋白 7～8g/dl 为阈值对大多数重症患者而言，似乎是安全合理的。然而，在存在像缺血性心脏病和脑损伤等并发症时，可能需要格外小心，需要对这些患者群体进行更多研究[81]。这种做法相当谨慎，且不一定得到现有证据的支持。因此，应尽可能考虑替代治疗方案（主要是贫血的预防和治疗）（见下文）[82]。

（三）老年人的输血治疗

对输血的回顾性研究中存在一个反复出现的主题，即观察到的输血患者通常比未输血患者的年龄要大得多。当涉及决定是否输血时，临床医生最常考虑的因素包括血红蛋白水平、并发症和年龄[83]。尽管如此，在没有其他并发症的情况下，对于高龄是患者更需要输血（或进行更开放的输血策略）的独立因素的观点，目前仍普遍缺乏支持证据。虽然老年患者是各种医院病房和门诊中较大的患者群体之一，但专门针对这一群体输血问题进行研究的数量非常有限。

Wu 等对大约 79 000 名 65 岁及以上的急性心肌梗死住院患者的数据进行了回顾性分析[84]。正如预期的那样，他们观察到，入院时血红蛋白水平较低与 30 天内死亡风险增加相关。输血对死亡率的影响取决于血红蛋白水平，即入院时血红蛋白水平较低的患者，输血与 30 天内死亡风险降低相关（红细胞压积为 5%～24% 的患者，OR=0.22，95%CI 0.11～0.45；入院时红细胞压积为 30.1%～33% 的患者，OR=0.69，95%CI 0.53～0.89）[84]。然而，患有急性冠状动脉疾病的老年患者在红细胞压积高达 30%（或入院时为 33%）时输血可能获益的结论是不确定的，并饱受他人

质疑[85]。

在一项对 919 名接受髋部骨折手术的老年患者的较小规模队列研究中，1/3 的患者在住院期间进行输血[86]。尽管输血未影响患者入院后 6 个月的生存率，但输血患者感染（胸部、泌尿系或伤口）的风险显著高于未输血患者（HR=1.91，95%CI 1.41～2.59），且与未输血患者相比，输血患者的住院时间明显延长[86]。对 21 项随机对照试验进行的 Meta 分析证实，限制性输血策略与住院患者感染风险降低之间相关联（RR=0.82，95%CI 0.72～0.95）[87]。

Gregersen 等研究了 157 名 65 岁及以上髋部骨折手术患者的输血策略与各种结果之间的关系[88]。在手术后 30 天内，根据血红蛋白阈值 < 9.7g/dl（限制性）或 < 11.3g/dl（开放性），将患者随机分配到两种不同的输血策略组。在 1 个月或 1 年后的总体生活质量（quality of life，QoL）方面，研究组之间没有显著差异。然而，研究者报道说，在随机采用开放性输血策略的患者中，日常活动能力（activities of daily living，ADL）的恢复有所改善[88]。在一项包括 284 名髋部骨折术后老年患者的相关研究中，尽管 ADL 的测量方法相似，但随机至使用限制性输血策略会增加患者的 30 天死亡率（HR=2.4，95%CI 1.1～5.2）和 90 天死亡率（仅住在照护机构的患者中；HR=2.0，95%CI 1.1～5.2）[89]。随后对同一组患者的分析表明，在随机选择自由输血策略和限制性输血策略的患者之间，感染率没有显著差异（分别为 66% vs. 72%；RR=1.08，95%CI 0.93～1.27）[90]。虽然这些

相关研究表明，在老年患者中，开放性输血策略可能比限制性输血策略具有一些优势，但必须强调的是，这些研究中使用的限制性输血策略的阈值是血红蛋白 9.7g/dl，这与大多数其他研究中的开放性血红蛋白阈值大致相当。换言之，在这些研究中，比较的可能是适度的开放和更开放的输血策略，这导致几乎每 10 名患者中就有 9 名接受输血，而未考虑研究组的分配[88-90]。

在一项研究开放性输血策略对髋部骨折老年患者康复影响的临床试验中，Carson 等随机选取 2000 多名年龄在 50 岁及以上（平均年龄 81 岁）的患者，采用限制性输血策略（血红蛋白阈值＜8g/dl 或有贫血症状）或开放性输血策略（血红蛋白阈值 10g /dl）[91]。几乎所有的开放组患者都接受了输血（红细胞输入中位数为 2 个单位），而限制组有 41% 的患者接受了输血。在 60 天的随访中，开放性策略组和限制性策略组分别有 35.2% 和 34.7% 的患者出现死亡或无法独立行走的主要结果（OR=1.01，95%CI 0.84～1.22）。其他并发症在两组之间没有显著差异[91]。

在 Hovaguimian 等的 Meta 分析中[79]，老年骨科手术是四个特定背景的亚组之一。值得注意的是，超过一半的患者的数据汇集来自 Carson 等之前讨论的研究[91]。他们基于汇总数据分析推论出，限制性输血策略与供氧不足相关事件的风险增加相关（RR=1.41，95%CI 1.03～1.92）。然而，早期死亡的风险并未增加（RR=1.09，95%CI 0.80～1.49）。相反，接受限制性输血策略的老年患者发生感染并发症的可能性较小（RR=0.75，95%CI 0.53～1.04）[79]。

关于输血策略对老年患者预后的影响的证据有限（来自老年重症患者的证据更有限），所以很难针对这一群体提出特定的输血建议。虽然决定是否输血时仍然要考虑高龄这一传统因素[83]，但年龄对输血需求方面的实际临床意义还未明确，而且高龄能否独立证明更自由的输血策略是合理，这一点还有待商榷。在此之前，在没有其他输血指征的情况下，可以考虑将这些患者的输血血红蛋白阈值定为 7～8g/dl[21, 81]。并发症在老年人中更为普遍，这是一个独特的考虑因素，这可能证明血红蛋白阈值较高时输血是合理的；然而，还需要更多的研究来更好地确定这些患者的最佳输血策略。与此同时，现有的输血指南（包括专门针对重症患者的输血指南），可以适用于老年重症患者[92-101]（表 11-2）。

（四）输血以外的思考

关于各种输血策略及其对预后的影响的激烈争论，不应转移我们对一个关键概念的关注，即输血不仅仅是一种反应性和不顾一切的措施，用以暂时、仓促地控制和改善低血红蛋白水平，并避免组织缺氧。然而，除非发生大量失血等急性灾难性事件，否则很容易忽视常随时间推移而发生的潜在过程，并逐渐将患者推向输血是唯一可行性选择的状态。因此，在许多情况下，输血可以被视为"治疗的失败"，并应该进行完整的失效模式和影响分析（failure mode and effects analysis，FMEA）[102]。

识别输血可改变的危险因素是关键。贫血是人群中输血的主要危险因素，因此必须

表 11-2　输血指南汇总

指　南	美国麻醉医师学会 (2006)[96]	美国胸外科科医师协会 (2007)[92]	意大利输血医学和免疫血液学会 (2011)[93-95]	美国血库协会 (2016)[97]	英国国家临床指南中心 (2015)[98]	美国医师协会 (2013)[99]	英国血液标准委员会 (2013)[100]	美国重症医学会 (2009)[101]
患者群体	普外科	心外科	普外科	血流动力学稳定的成年患者（包括重症患者）	一般患者群体	成年心脏病患者	重症患者	成年创伤和重症患者
常见的输血指征	血红蛋白<6g/dl	• 血红蛋白<6g/dl • 围术期血红蛋白<7g/dl • 伴有终末器官缺血风险时，血红蛋白水平可能较高	• 血红蛋白<6g/dl • 伴有风险因素时，血红蛋白6~8g/dl • 存在缺氧时，血红蛋白6~10g/dl	• 一般患者（包括重症），血红蛋白≤7g/dl • 接受骨科手术、心脏手术，以及既往患心血管疾病患者，血红蛋白≤8g/dl	• 未患大出血、急性冠脉综合征或依赖性的慢性输血的贫血时，血红蛋白<7g/dl • 急性冠脉综合征患者，血红蛋白≤8g/dl	冠心病住院患者，血红蛋白<7~8g/dl	• 血红蛋白≤7g/dl • 有缺氧证据的早期严重脓毒症，目标血红蛋白9~10g/dl • 迟发性严重脓毒症，目标血红蛋白>7g/dl（或）创伤性脑损伤和脑缺血，目标血红蛋白9g/dl • 蛛网膜下腔出血，目标血红蛋白8~10g/dl • 急性冠脉综合征，目标血红蛋白8~9g/dl • 稳定型心绞痛，目标血红蛋白>7g/dl	• 伴失血性休克的患者 • 有急性出血，血流动力学不稳定（DO_2）或氧输送不足的患者 • 需机械通气的重症患者血红蛋白<7g/dl • 重症创伤复苏患者血红蛋白<7g/dl • 伴有稳定性心脏病的重症患者，血红蛋白<7g/dl • 伴有急性冠脉综合征的住院患者，血红蛋白<7g/dl
罕见的输血指征	血红蛋白>10g/dl	血红蛋白>10g/dl	血红蛋白>10g/dl	血红蛋白>10g/dl	—	血红蛋白>10g/dl	血红蛋白>9g/dl	血红蛋白>10g/dl

（续表）

指　南	美国麻醉医师学会（2006）[96]	美国胸外科医师协会（2007）[92]	意大利输血医学和免疫血液学会（2011）[93-95]	美国血库协会（2016）[97]	英国国家临床指南中心（2015）[98]	美国医师协会（2013）[99]	英国血液标准委员会（2013）[100]	美国重症医学会（2009）[101]
不确定的情况	血红蛋白＞6~10g/dl	—	—	急性冠状动脉综合征、严重血小板减少症（因血液系统或肿瘤原因而有出血风险的患者）。慢性输血依赖性贫血（因证据不足而不推荐）	—	—	—	脓毒症、有急性肺损伤和急性呼吸窘迫综合征风险、伴有神经损伤和疾病
其他需要考虑的情况	缺血、出血程度/速度、容量状态、缺氧并发症的危险因素	年龄、疾病严重程度、心功能、缺血、出血量/速度、混合静脉血氧饱和度（SVO_2）	出血速度、风险因素、缺氧/缺血症状	缺氧症状（胸痛、直立性低血压、反应迟钝的心动过速、心衰）	—	—	若老年患者伴明显的心肺并发症，则应更加谨慎地对待血红蛋白7g/dl这一阈值（目标血红蛋白为7~9g/dl）	除急性心肌梗死或不稳定心肌缺血外，在血流动力学稳定的贫血患者中，血红蛋白阈值＜7g/dl与血红蛋白阈值＜10g/dl效果相同，但应避免使用血红蛋白作为输血的触发因素；是否输注RBC应根据患者的血容量状况、贫血的持续时间和程度，以及心肺生理参数决定

解决贫血问题[103, 104]。如前所述，贫血的患病率随着衰老而增加。已经有许多文献对贫血的检测、诊断和确定、病因和合适的治疗策略进行了探讨[17, 47, 105–107]。图 11–1 提供了一种诊断和治疗贫血的途径，该途径也适用于老年人和老年重症患者[17]。

人们已经从关注输血和血液成分的使用，转向强调患者的预后和改善措施。这也

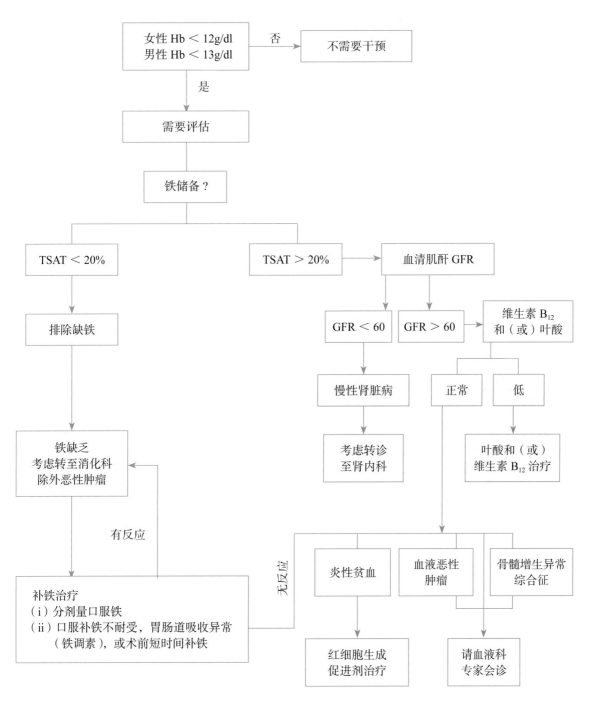

▲ 图 11-1　检测、诊断和治疗贫血的整体途径

改编自 Shander 等[17]

是患者血液管理（patient blood management, PBM）概念的核心。PBM 的定义是及时应用循证医学和外科概念，旨在维持血红蛋白浓度，优化止血，最大限度地减少失血量，以改善患者预后[82, 108, 109]。综合 PBM 策略下的各种模式可以考虑用于包括重症在内的所有老年患者。例如，针对患者特定病因量身定做的各种贫血治疗方法，以及最大限度地减少医源性原因及诊断性静脉切开术造成的失血[110]。这些 PBM 方法对重症患者尤为重要，因为在这个脆弱的患者群体中，医院获得性贫血及其负面后果（包括输血风险增加）的发生率极高[111-113]。

三、高龄患者临床指南的可用性及应用

对于 80 岁以上的患者，目前还没有关于输血或 PBM 时机和使用的具体指南。虽然在实践中存在着很大的差异，一些临床医生可能出于谨慎而主张对高龄患者采取更开放的输血策略，但这并非受到客观证据支持。因此，需要在这一非常特殊和不断增多的患者群体中行进一步的研究，以更好地界定贫血和输血的风险，以及异体输血和其他 PBM 方式的指征。

参考文献

[1] Shlush LI, Zandi S, Itzkovitz S, Schuh AC. Aging, clonal hematopoiesis and preleukemia: not just bad luck? *Int J Hematol* 2015; **102**:513–22.

[2] Tuljapurkar SR, McGuire TR, Brusnahan SK, et al. Changes in human bone marrow fat content associated with changes in hematopoietic stem cell numbers and cytokine levels with aging. *J Anat* 2011; **219**:574–81.

[3] Franchini M. Hemostasis and aging. *Crit Rev Oncol Hematol* 2006; **60**:144–51.

[4] Patel KV. Epidemiology of anaemia in older adults. *Semin Hematol* 2008; **45**: 210–17.

[5] Moehrle BM, Geiger H. Aging of hematopoietic stem cells: DNA damage and mutations? *Exp Hematol* 2016; **44**:895–901.

[6] Pinti M, Appay V, Campisi J, et al. Aging of the immune system: focus on inflammation and vaccination. *Eur J Immunol* 2016; **46**: 2286–301.

[7] Fulop T, Dupuis G, Witkowski JM, Larbi A. The role of immunosenescence in the development of age-related diseases. *Rev Invest Clin* 2016; **68**:84–91.

[8] Starr ME, Saito H. Sepsis in old age: review of human and animal studies. *Aging Dis* 2014; **5**:126–36.

[9] Franceschi C, Garagnani P, Vitale G, Capri M, Salvioli S. Inflammaging and "garb-aging." *Trends Endocrinol Metab* 2017; **28**:199–212.

[10] Nagata K, Yamazaki T, Takano D, et al. Cerebral circulation in aging. *Ageing Res Rev* 2016; **30**:49–60.

[11] Sprung J, Gajic O, Warner DO. Review article: age related alterations in respiratory function – anesthetic considerations. *Can J Anaesth* 2006; **53**:1244–57.

[12] Soenen S, Rayner CK, Jones KL, Horowitz M. The ageing gastrointestinal tract. *Curr Opin Clin Nutr Metab Care* 2016; **19**:12–18.

[13] Xue QL. The frailty syndrome: definition and natural history. *Clin Geriatr Med* 2011; **27**:1–15.

[14] Fried LP, Tangen CM, Walston J, et al. Frailty in older adults: evidence for a phenotype. *J Gerontol A Biol Sci Med Sci* 2001; **56**:M146–56.

[15] Madjdpour C, Spahn DR, Weiskopf RB. Anemia and perioperative red blood cell transfusion: a matter of tolerance. *Crit Care Med* 2006; **34**:S102–8.

[16] Shander A, Javidroozi M, Ashton ME. Drug-induced anemia and other red cell disorders: a guide in the age of polypharmacy. *Curr Clin Pharmacol* 2011; **6**:

295–303.

[17] Shander A, Goodnough LT, Javidroozi M, et al. Iron deficiency anemia: bridging the knowledge and practice gap. *Transfus Med Rev* 2014; **28**:156–66.

[18] Makipour S, Kanapuru B, Ershler WB. Unexplained anemia in the elderly. *Semin Hematol* 2008; **45**:250–54.

[19] Rohrig G. Anemia in the frail, elderly patient. *Clin Interv Aging* 2016; **11**:319–26.

[20] Guralnik JM, Eisenstaedt RS, Ferrucci L, Klein HG, Woodman RC. Prevalence of anemia in persons 65 years and older in the United States: evidence for a high rate of unexplained anaemia. *Blood* 2004; **104**: 2263–68.

[21] Goodnough LT, Schrier SL. Evaluation and management of anemia in the elderly. *Am J Hematol* 2014; **89**:88–96.

[22] Waalen J, von Löhneysen LK, Lee P, Xu X, Friedman JS. Erythropoietin, GDF15, IL6, hepcidin and testosterone levels in a large cohort of elderly individuals with anaemia of known and unknown cause. *Eur J Haematol* 2011; **87**:107–16.

[23] Jorgensen L, Skjelbakken T, Lochen ML, et al. Anaemia and the risk of non-vertebral fractures: the Tromso Study. *Osteoporos Int* 2010; **21**:1761–68.

[24] Blanc B, Finch CA, Hallberg L. Nutritional aneamias: report of a WHO Scientific Group. *WHO Tech Rep Ser* 1968; 405: 1–40.

[25] Deal JA, Carlson MC, Xue QL, Fried LP, Chaves PH. Anemia and 9-year domainspecific cognitive decline in communitydwelling older women: the Women's Health and Aging Study II. *J Am Geriatr Soc* 2009; **57**:1604–11.

[26] Samper-Ternent R, Michaels-Obregon A, Wong R. Coexistence of obesity and anaemia in older Mexican adults. *Ageing Int* 2011; **37**:104–17.

[27] Nakashima AT, de Moraes AC, Auler F, Peralta RM. Anemia prevalence and its determinants in Brazilian institutionalized elderly. *Nutrition* 2012; **28**:640–43.

[28] Resnick B, Sabol V, Galik E, Gruber- Baldini AL. The impact of anemia on nursing home residents. *Clin Nurs Res* 2010; **19**:113–30.

[29] Hong CH, Falvey C, Harris TB, et al. Anemia and risk of dementia in older adults: findings from the Health ABC Study. *Neurology* 2013; **81**:528–33.

[30] Juarez-Cedillo T, Basurto-Acevedo L, Vega-Garcia S, et al. Prevalence of anemia and its impact on the state of frailty in elderly people living in the community: SADEM Study. *Ann Hematol* 2014; **93**: 2057–62.

[31] Contreras MM, Formiga F, Ferrer A, et al. [Profile and prognosis of patients over 85 years old with anaemia living in the community: Octabaix STUDY.] *Rev Esp Geriatr Gerontol* 2015; **50**:211–15.

[32] Zakai NA, French B, Arnold AM, et al. Hemoglobin decline, function, and mortality in the elderly: the Cardiovascular Health Study. *Am J Hematol* 2013; **88**:5–9.

[33] Thein M, Ershler WB, Artz AS, et al. Diminished quality of life and physical function in community-dwelling elderly with anemia. *Medicine (Baltimore)* 2009; **88**:107–14.

[34] Lucca U, Tettamanti M, Mosconi P, et al. Association of mild anemia with cognitive, functional, mood and quality of life outcomes in the elderly: the "Health and Anemia" study. *PLoS One* 2008; **3**:e1920.

[35] Denny SD, Kuchibhatla MN, Cohen HJ. Impact of anemia on mortality, cognition, and function in community-dwelling elderly. *Am J Med* 2006; **119**:327–34.

[36] Chaves PH, Ashar B, Guralnik JM, Fried LP. Looking at the relationship between hemoglobin concentration and prevalent mobility difficulty in older women: should the criteria currently used to define anemia in older people be reevaluated? *J Am Geriatr Soc* 2002; **50**: 1257–64.

[37] Penninx BW, Guralnik JM, Onder G, et al. Anemia and decline in physical performance among older persons. *Am J Med* 2003; **115**:104–10.

[38] Penninx BW, Pahor M, Cesari M, et al. Anemia is associated with disability and decreased physical performance and muscle strength in the elderly. *J Am Geriatr Soc* 2004; **52**:719–24.

[39] Dharmarajan TS, Avula S, Norkus EP. Anemia increases risk for falls in hospitalized older adults: an evaluation of falls in 362 hospitalized, ambulatory, long-term care, and community patients. *J Am Med Dir Assoc* 2006; **7**:287–93.

[40] Penninx BW, Pluijm SM, Lips P, et al. Latelife anemia is associated with increased risk of recurrent falls. *J Am Geriatr Soc* 2005; **53**: 2106–11.

[41] Son SJ, Lee KS, Na DL, et al. Anemia associated with depressive symptoms in mild cognitive impairment with severe white matter hyperintensities. *J Geriatr Psychiatry Neurol* 2011; **24**:161–67.

[42] Penninx BW, Pahor M, Woodman RC, Guralnik JM. Anemia in old age is associated with increased mortality and hospitalization. *J Gerontol A Biol Sci Med Sci* 2006; **61**:474–79.

[43] Salive ME, Cornoni-Huntley J, Guralnik JM, et al. Anemia and hemoglobin levels in older persons: relationship with age, gender, and health status. *J Am Geriatr Soc* 1992; **40**:489–96.

[44] Zakai NA, Katz R, Hirsch C, et al. A prospective study of anemia status, hemoglobin concentration, and mortality in an elderly cohort: the Cardiovascular Health Study. *Arch Intern Med* 2005; **165**: 2214–20.

[45] Chaves PH, Xue QL, Guralnik JM, et al. What constitutes normal hemoglobin concentration in community-dwelling disabled older women? *J Am Geriatr Soc* 2004; **52**:1811–16.

[46] Astin R, Puthucheary Z. Anemia secondary to critical illness: an unexplained phenomenon. *Extrem Physiol Med* 2014; **3**:4.

[47] Shander A. Anemia in the critically ill. *Crit Care Clin* 2004; **20**:159–78.

[48] Mukhopadhyay A, Tai BC, See KC, et al. Risk factors for hospital and long-term mortality of critically ill elderly patients admitted to an intensive care unit. *Biomed Res Int* 2014; **2014**:960575.

[49] Perros AJ, Christensen AM, Flower RL, Dean MM. Soluble mediators in platelet concentrates modulate dendritic cell inflammatory responses in an experimental model of transfusion. *J Interferon Cytokine Res* 2015; **35**:821–30.

[50] Mincheff MS, Meryman HT. Blood transfusion, blood storage and immunomodulation. *Immunol Invest* 1995; **24**:303–9.

[51] Funk MB, Heiden M, Volkers P, Lohmann A, Keller-Stanislawski B. Evaluation of risk minimization measures for blood components: based on reporting rates of transfusion-transmitted reactions (1997–2013). *Transfus Med Hemother* 2015; **42**:240–46.

[52] Shander A, Lobel GP, Javidroozi M. Transfusion practices and infectious risks. *Expert Rev Hematol* 2016; **9**:597–605.

[53] Jackson BR, Busch MP, Stramer SL, AuBuchon JP. The cost-effectiveness of NAT for HIV, HCV, and HBV in whole-blood donations. *Transfusion* 2003; **43**:721–29.

[54] Brown CJ, Navarrete CV. Clinical relevance of the HLA system in blood transfusion. *Vox Sang* 2011; **101**:93–105.

[55] Refaai MA, Blumberg N. Transfusion immunomodulation from a clinical perspective: an update. *Expert Rev Hematol* 2013; **6**:653–63.

[56] Hirayama F. Current understanding of allergic transfusion reactions: incidence, pathogenesis, laboratory tests, prevention and treatment. *Br J Haematol* 2013; **160**: 434–44.

[57] Kenz HE, Van der Linden P. Transfusionrelated acute lung injury. *Eur J Anaesthesiol* 2014; **31**:345–50.

[58] Fast LD. Developments in the prevention of transfusion-associated graft-versus-host disease. *Br J Haematol* 2012; **158**:563–68.

[59] Orlov D, Karkouti K. The pathophysiology and consequences of red blood cell storage. *Anaesthesia* 2015; **70**(Suppl 1):29–12.

[60] Qu L, Triulzi DJ. Clinical effects of red blood cell storage. *Cancer Control* 2015; **22**:26–37.

[61] Lacroix J, Hebert PC, Fergusson DA, et al. Age of transfused blood in critically ill adults. *N Engl J Med* 2015; **372**:1410–18.

[62] Steiner ME, Ness PM, Assmann SF, et al. Effects of red-cell storage duration on patients undergoing cardiac surgery. *N Engl J Med* 2015; **372**:1419–29.

[63] Shander A, Javidroozi M, Ozawa S, Hare GM. What is really dangerous: anaemia or transfusion? *Br J Anaesth* 2011; **107**(Suppl 1):i41–59.

[64] Chatterjee S, Wetterslev J, Sharma A, Lichstein E, Mukherjee D. Association of blood transfusion with increased mortality in myocardial infarction: a meta-analysis and diversity-adjusted study sequential analysis. *JAMA Intern Med* 2013; **173**: 132–39.

[65] Hebert PC, Wells G, Blajchman MA, et al. A multicenter, randomized, controlled clinical trial of transfusion requirements in critical care. Transfusion Requirements in Critical Care Investigators, Canadian Critical Care Trials Group. *N Engl J Med* 1999; **340**:409–17.

[66] Carless PA, Henry DA, Carson JL, et al. Transfusion thresholds and other strategies for guiding allogeneic red blood cell transfusion. *Cochrane Database Syst Rev.* 2010; **4**:CD002042.

[67] Carson JL, Carless PA, Hebert PC. Transfusion thresholds and other strategies for guiding allogeneic red blood cell transfusion. *Cochrane Database Syst Rev.* 2012; **4**:CD002042.

[68] Holst LB, Petersen MW, Haase N, Perner A, Wetterslev J. Restrictive versus liberal transfusion strategy for red blood cell transfusion: systematic review of randomised trials with meta-analysis and trial sequential analysis. *BMJ* 2015; **350**: h1354.

[69] Holst LB, Haase N, Wetterslev J, et al. Lower versus higher hemoglobin threshold for transfusion in septic shock. *N Engl J Med* 2014; **371**:1381–91.

[70] Rygard SL, Holst LB, Wetterslev J, Johansson PI, Perner A. Higher vs lower haemoglobin threshold for transfusion in septic shock: subgroup analyses of the TRISS trial. *Acta Anaesthesiol Scand*. 2017; **61**:166–75.

[71] Rygard SL, Holst LB, Wetterslev J, et al. Long-term outcomes in patients with septic shock transfused at a lower versus a higher haemoglobin threshold: the TRISS randomised, multicentre clinical trial. *Intensive Care Med* 2016; **42**:1685–94.

[72] Fominskiy E, Putzu A, Monaco F, et al. Liberal transfusion strategy improves survival in perioperative but not in critically ill patients: a meta-analysis of randomised trials. *Br J Anaesth* 2015; **115**:511–19.

[73] Hajjar LA, Vincent JL, Galas FR, et al. Transfusion requirements after cardiac surgery: the TRACS randomized controlled trial. *JAMA* 2010; **304**:1559–67.

[74] Murphy GJ, Pike K, Rogers CA, et al. Liberal or restrictive transfusion after cardiac surgery. *N Engl J Med* 2015; **372**:997–1008.

[75] Ripolles MJ, Casans FR, Espinosa A, et al. Restrictive versus liberal transfusion strategy for red blood cell transfusion in critically ill patients and in patients with acute coronary syndrome: a systematic review, meta-analysis and trial sequential analysis. *Minerva Anestesiol* 2016; **82**: 582–98.

[76] Carson JL, Stanworth SJ, Roubinian N, et al. Transfusion thresholds and other strategies for guiding allogeneic red blood cell transfusion. *Cochrane Database Syst Rev*. 2016; **10**:CD002042.

[77] Docherty AB, O'Donnell R, Brunskill S, et al. Effect of restrictive versus liberal transfusion strategies on outcomes in patients with cardiovascular disease in a non-cardiac surgery setting: systematic review and meta-analysis. *BMJ* 2016; **352**: i1351.

[78] Reeves BC, Pike K, Rogers CA, et al. A multicentre randomised controlled trial of transfusion indication threshold reduction on transfusion rates, morbidity and health-care resource use following cardiac surgery (TITRe2). *Health Technol Assess* 2016; **20**:1–260.

[79] Hovaguimian F, Myles PS. Restrictive versus liberal transfusion strategy in the perioperative and acute care settings: a context-specific systematic review and meta-analysis of randomized controlled trials. *Anesthesiology* 2016; **125**:46–61.

[80] Trentino K, Farmer S, Gross I, Shander A, Isbister J. Observational studies: should we simply ignore them in assessing transfusion outcomes? *BMC Anesthesiol* 2016; **16**:96.

[81] Holst LB. Benefits and harms of red blood cell transfusions in patients with septic shock in the intensive care unit. *Dan Med J* 2016; **63**:B5209.

[82] Shander A, Isbister J, Gombotz H. Patient blood management: the global view. *Transfusion*. 2016; **56**(Suppl 1):S94–102.

[83] Shander A, Fink A, Javidroozi M, et al. Appropriateness of allogeneic red blood cell transfusion: the International Consensus Conference on Transfusion Outcomes. *Transfus Med Rev* 2011; **25**: 232–46.

[84] Wu WC, Rathore SS, Wang Y, Radford MJ, Krumholz HM. Blood transfusion in elderly patients with acute myocardial infarction. *N Engl J Med* 2001; **345**: 1230–36.

[85] Perlman S, Moskowitz D, Bennett H. Transfusion in elderly patients with myocardial infarction. *N Engl J Med* 2002; **346**:779–82.

[86] Shokoohi A, Stanworth S, Mistry D, et al. The risks of red cell transfusion for hip fracture surgery in the elderly. *Vox Sang* 2012; **103**:223–30.

[87] Rohde JM, Dimcheff DE, Blumberg N, et al. Health care-associated infection after red blood cell transfusion: a systematic review and meta-analysis. *JAMA* 2014; **311**: 1317–26.

[88] Gregersen M, Borris LC, Damsgaard EM. Blood transfusion and overall quality of life after hip fracture in frail elderly patients: the transfusion requirements in frail elderly randomized controlled trial. *J Am Med Dir Assoc* 2015; **16**:762–66.

[89] Gregersen M, Borris LC, Damsgaard EM. Postoperative blood transfusion strategy in frail, anemic elderly patients with hip fracture: the TRIFE randomized controlled trial. *Acta Orthop* 2015; **86**: 363–72.

[90] Gregersen M, Damsgaard EM, Borris LC. Blood transfusion and risk of infection in frail elderly after hip fracture surgery: the TRIFE randomized

controlled trial. *Eur J Orthop Surg Traumatol* 2015; **25**: 1031–38.

[91] Carson JL, Terrin ML, Noveck H, et al. Liberal or restrictive transfusion in high-risk patients after hip surgery. *N Engl J Med* 2011; **365**:2453–62.

[92] Ferraris VA, Ferraris SP, Saha SP, et al. Perioperative blood transfusion and blood conservation in cardiac surgery: the Society of Thoracic Surgeons and the Society of Cardiovascular Anesthesiologists Clinical Practice Guideline. *Ann Thorac Surg* 2007; **83**:S27–86.

[93] Liumbruno GM, Bennardello F, Lattanzio A, Piccoli P, Rossetti G. Recommendations for the transfusion management of patients in the peri-operative period: I. The pre-operative period. *Blood Transfus* 2011; **9**:19–40.

[94] Liumbruno GM, Bennardello F, Lattanzio A, Piccoli P, Rossetti G. Recommendations for the transfusion management of patients in the peri-operative period: II. The intra-operative period. *Blood Transfus* 2011; **9**:189–217.

[95] Liumbruno GM, Bennardello F, Lattanzio A, Piccoli P, Rossetti G. Recommendations for the transfusion management of patients in the peri-operative period: III. The post-operative period. *Blood Transfus.* 2011; **9**:320–35.

[96] Practice guidelines for perioperative blood transfusion and adjuvant therapies: an updated report by the American Society of Anesthesiologists Task Force on Perioperative Blood Transfusion and Adjuvant Therapies. *Anesthesiology* 2006; 105:198–208.

[97] Carson JL, Guyatt G, Heddle NM, et al. Clinical practice guidelines from the AABB: red blood cell transfusion thresholds and storage. *JAMA* 2016; **316**: 2025–35.

[98] National Clinical Guideline Center (UK). *Blood Transfusion*, 2015, available at www.ncbi.nlm.nih.gov/pubmed/26632625.

[99] Qaseem A, Humphrey LL, Fitterman N, Starkey M, Shekelle P. Treatment of anemia in patients with heart disease: a clinical practice guideline from the American College of Physicians. *Ann Intern Med* 2013; **159**:770–79.

[100] Retter A, Wyncoll D, Pearse R, et al. Guidelines on the management of anaemia and red cell transfusion in adult critically ill patients. *Br J Haematol* 2013; **160**:445–64.

[101] Napolitano LM, Kurek S, Luchette FA, et al. Clinical practice guideline: red blood cell transfusion in adult trauma and critical care. *Crit Care Med* 2009; **37**:3124–57.

[102] Lu Y, Teng F, Zhou J, Wen A, Bi Y. Failure mode and effect analysis in blood transfusion: a proactive tool to reduce risks. *Transfusion* 2013; **53**:3080–87.

[103] Gombotz H, Rehak PH, Shander A, Hofmann A. Blood use in elective surgery: the Austrian benchmark study. *Transfusion* 2007; **47**:1468–80.

[104] Gombotz H, Rehak PH, Shander A, Hofmann A. The second Austrian benchmark study for blood use in elective surgery: results and practice change. *Transfusion* 2014; **54**:2646–57.

[105] Goodnough LT, Shander A, Spivak JL, et al. Detection, evaluation, and management of anemia in the elective surgical patient. *Anesth Analg* 2005; **101**:1858–61.

[106] Goodnough LT, Maniatis A, Earnshaw P, et al. Detection, evaluation, and management of preoperative anaemia in the elective orthopaedic surgical patient: NATA guidelines. *Br J Anaesth* 2011; **106**:13–22.

[107] Shander A. Preoperative anaemia and its management. *Transfus Apher Sci* 2014; **50**:13–15.

[108] Shander A, Hofmann A, Isbister J, Van AH. Patient blood management: the new frontier. *Best Pract Res Clin Anaesthesiol* 2013; **27**:5–10.

[109] Shander A, Nemeth J, Cruz JE, Javidroozi M. Patient blood management: a role for pharmacists. *Am J Health Syst Pharm* 2017; **74**:e83–89.

[110] Fischer DP, Zacharowski KD, Meybohm P. Savoring every drop: vampire or mosquito? *Crit Care* 2014; **18**:306.

[111] Koch CG, Li L, Sun Z, et al. Hospitalacquired anemia: prevalence, outcomes, and healthcare implications. *J Hosp Med* 2013; **8**:506–12.

[112] Koch CG, Li L, Sun Z, et al. From bad to worse: anaemia on admission and hospital-acquired anaemia. *J Patient Saf* 2014.

[113] Kurniali PC, Curry S, Brennan KW, et al. A retrospective study investigating the incidence and predisposing factors of hospital-acquired anaemia. *Anaemia* 2014; **2014**:634582.

第 12 章　老年患者手术的应激反应

Stress Response to Surgery in the Elderly

Nazish K. Hashmi　Mihai V. Podgoreanu　著

丁　欣　译　王小亭　校

要　点

- 大手术是一项全球医疗负担，前所未有的人口老龄化使其进一步加重，而老龄化也是围术期器官损伤和长期预后不良的主要危险因素。

- 手术创伤引发强烈的应激反应，其特征通常随年龄增长而改变，成为导致老年人进一步损伤和围术期器官功能障碍的主要机制。

- 老年科学的一个新领域已经确定了衰老的七大支柱，它们把理解和治疗生物衰老的关键过程进行区分，对应激的适应是其中的主要部分。

- 随着年龄的增长，稳态反应会受损，峰值反应可能会过大或不足，并且缓慢恢复到基线。

- 老龄化增加了手术应激、缺血再灌注损伤和重症疾病的易感性，这些与身体恢复力的下降有关，其典型特征为免疫衰老，线粒体功能和营养感觉丧失，以及手术应激后的恢复减弱。

- 越来越多的证据表明，针对预计受到手术应激的老人进行康复治疗，健康饮食、营养及锻炼是提高身体恢复能力的有效干预措施。

- 预测脆弱性增加的激发性测试或生物标志物发展不佳，使我们对哪些患者亚组可能从干预中获得实质性益处的了解仍然有限。此外，目前还没有药物弹性增强剂或增强剂。

- 年龄作为后遗症及"二次打击"（如术后感染）调整因素的影响及其对结果轨迹的影响极为复杂。外科创伤后，肠道微生物群的数量和功能下降，出现了有毒且耐药的病原体群落，使得应激的宿主更容易受到感染。

- 术后疼痛轨迹因年龄而异，应针对老年患者采取适当的干预措施。

一、老龄化人口中的大手术：全球的医疗负担

2014 年，随着儿童和年轻人死亡率的下降，美国人口的预期寿命已经增加到 78.8 岁[1]。据估计，65 岁或以上的成年人人数为 4620 万，比 2004 年增加 28%（或 1000 万）[2]。预计这一数字将从总人口的 13% 增长到 2030 年的 20% 以上，而 85 岁以上的老年人预计在未来 40 十年将增长 3 倍，达到 1900 万[3]。大手术是一项全球性的医疗负担，每年大约会进行 2.44 亿次手术，高达 4% 的患者在围术期死亡，高达 15% 的患者有严重的术后并发症，5%～15% 的患者在 30 天内再次入院[4,5]。

围术期人口老龄化的影响是显而易见的，即老年人占美国所有外科手术患者的 40% 以上[6]。随着经导管主动脉瓣置换术（transcatheter aortic valve replacement，TAVR）和其他恶性肿瘤微创手术的日益普及，我们只会看到老年外科患者的数量进一步增加。在极高龄人群中，死亡风险增加了 3 倍，包括麻醉相关死亡[7]；超过 40% 的患者将经历严重的术后并发症，需要更长的 ICU 住院时间[8,9]；超过 50% 的 65 岁以上患者[10] 和 22% 的 85 岁以上患者[11] 接受 ICU 治疗；最先进的生命支持技术的使用将呈指数级增长。在 80 岁的老年人中，计划术后入住 ICU 的患者分别与 12% 和 25% 的 ICU 和医院死亡率相关。然而，因计划外手术入住 ICU 的患者，1 年死亡率更高，达 67%[12]。更重要的是，许多 ICU 的老年存活者在出院后仍表现为过高的死亡率和 ICU 后综合征的高发病率[11,13,14]，

因此，只有 1/4 的 80 岁及以上患者在术后 1 年内恢复到其生理功能的基线水平[15]。

二、手术应激反应的一般特征

宿主对大手术的全身反应可以概念化为急性"控制性创伤"。它是一系列进化上保守的、复杂的神经内分泌、代谢、凝血、炎症和免疫系统事件，可最大限度地提高机体的治愈能力。这种模式化的多级应激反应受到两类因素的影响，即宿主（内源性）因素，如年龄、性别、既往健康状况和基因，以及程序性（外源性）因素，如手术类型、持续时间和有创性、麻醉管理、液体治疗，对体外循环和围术期镇痛的需求。内源性和外源性因素之间的相互作用，最终导致术后结果和恢复过程的差异[16-21]（图 12-1）。正如本章将更详细地讨论，老龄化是一个特别令人关注的问题，因为许多老年外科患者存在多种共病，此外，还包括身体虚弱，储备和应对外科应激的恢复力下降[22-24]。

根据 David Cuthbertson 爵士的经典描述，创伤性损伤的免疫、炎症和代谢反应其特征表现为三个不同的阶段，即消落、起涨和恢复，随后将其外推到手术和围术期状态[19,25,26]。在消落期，强烈的血管收缩反应将血液和底物分流到重要器官，通过减少创伤后能量消耗来促进机体的生存。这导致了起涨期的出现，这是一种高代谢的状态，伴随着生理参数（如心输出量、每分通气量和耗氧量）的增加，旨在为修复机制提供底物和能量。当开始恢复时，应激反应的恢复阶

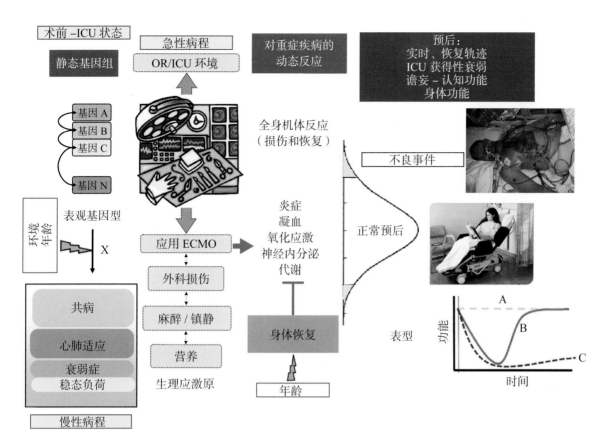

▲ 图 12-1　患者对内源性和外源性因素驱动的各种围术期应激原的反应

改编自 Podgoreanu 等[11]

段旨在下调先前加速的生理过程，使机体恢复到损伤前状态[17]。

现在已经认识到，手术应激反应的早期驱动因素是无菌的局部组织损伤、炎症、传入神经细胞刺激、神经内分泌反应和内皮功能障碍，从而导致一系列从局部到系统的快速级联事件[27]（图 12-2）。局部组织损伤产生的损伤信号被常驻和非常驻免疫细胞上的模式识别受体检测，导致效应系统激活，包括关键促炎细胞因子，与补体的复杂相互作用，以及急性凝血病和高纤溶状态。急性免疫反应的主要目标是通过凝血、炎症、增殖和重塑等恢复性过程，来促使伤口愈合和防止病原体入侵。修复的每个阶段都由免疫细

胞、细胞因子、趋化因子、基因转录变化和翻译后修饰进行复杂地协调。

与此同时，局部组织创伤伴随大手术期间出现的周围神经损伤，伤害感受器激活和疼痛诱导传入介质和神经递质进入脊髓和中枢神经系统（CNS），激活下丘脑-垂体-肾上腺（hypothalamic-pituitary-adrenal，HPA）轴和孤束核，并最终通过应激激素的释放、昼夜节律改变和神经炎症加剧手术患者的应激临床表现。全身反应的程度与手术损伤的程度成正比，心脏手术是一个极端的例子，其中手术创伤的后果是缺血再灌注和机体对体外循环的生理反应的结合[27]。虽然创伤通常是自限性的，可自行消退，但在某些情况下，手术损伤的应

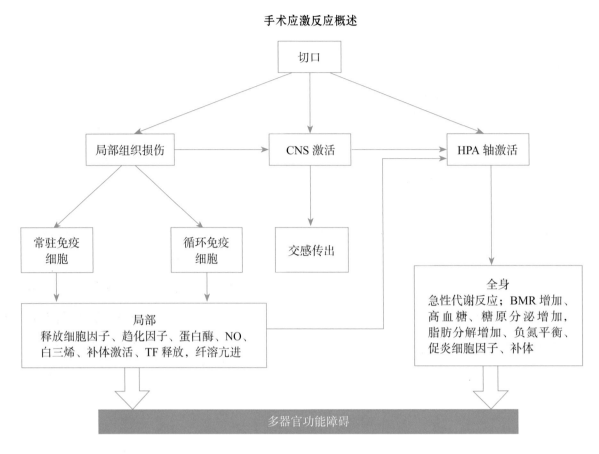

手术应激反应概述

▲ 图 12-2　手术应激反应概述，体现出 CNS 和局部组织损伤时释放的递质之间的复杂关系，导致炎性反应

CNS. 中枢神经系统；HPA. 下丘脑 - 垂体 - 肾上腺；BMR. 基础代谢率；TF. 组织因子；NO. 一氧化氮

激反应可能会"过量"并超过人体的耐受，成为驱动围术期进一步器官损伤的主要机制，比如认知和心脏功能障碍、内皮激活、血管不稳定、全身炎症、凝血病，以及可能伴随感染风险增加的免疫抑制[26-28]。

在外科患者中，急性无菌应激原通常伴随着继发性损伤，这些损伤可能是无菌的，也可能是病原体引起的（如术后感染）。因此，这种所谓的炎性损伤的两次打击模型已成为应激性损伤的普遍接受范例。与继发事件相比，最初手术损伤引起的宿主反应成分更明确。现在已经清楚的是，无菌手术损伤或病

原体来源的同源信号汇聚在相同的识别或反应途径上。有意思的是，虽然宿主对手术初始无菌打击的反应，主要受损伤程度和患者特异性（内源性）因素（包括年龄）影响，但术后管理和病原体毒力等外源性因素，更显著地影响对二次损伤的总体反应性[29]。

三、老龄化改变手术损伤的宿主反应

（一）炎症和免疫系统

越来越多的证据表明，特定的细胞和分

子变化是衰老所有表现的直接因素，包括对手术应激反应的改变。令人眼花缭乱的衰老表型组合包括线粒体、细胞核和核糖体 DNA 的变化；基因组和染色质不稳定性；氧化应激水平增加（尤其是线粒体损伤）；与免疫能力下降相矛盾的全身炎性反应增加；蛋白质糖基化的增加，从而加剧炎症；细胞衰老和端粒丢失的增多；凋亡的失调（程序性细胞死亡过度或不足）；蛋白质周转受损，受损和糖化的蛋白质去除减少（自噬受损）；内分泌失调；干细胞的修复和再生能力的改变[30]。

与年龄相关的免疫能力与混杂疾病之间的关系，比人们普遍认识到的更为复杂[31, 32]。流行病学数据表明，衰老主要涉及固有免疫和获得性免疫的改变（方向为获得性免疫的下降和固有免疫的代偿性上调），并伴随着全身炎症的增加。这种促炎性增强了老年人的固有免疫反应[33]，经常是在没有炎症威胁的情况下发生的（被称为炎性衰老），表现为更具有系统性、慢性，通常是无症状的[30]。老龄化人群表现出低度炎症的细胞因子标志物增加[如白介素 –6（IL-6）]，这与感染[34]和其他应激事件发生的风险增加有关[35]。受到脂多糖（lipopolysaccharides，LPS）攻击的老年人，也表现出更长时间的发热反应和低血压[33, 36, 37]，并且在患肺炎球菌肺炎期间，细胞因子反应的时间更长，反应更强[38]。最近，炎症小体激活在机制上也与炎性衰老有关[39]。作为固有免疫系统的一部分，炎症小体是由病原体或细胞应激触发的细胞内结构，负责炎症细胞因子 IL-1α 和 IL-18 的成熟。具体而言，在 85 岁及

以上的个体中，特定炎症体基因模块的高表达和持续表达，与高血压、动脉僵硬、炎症细胞因子水平慢性升高、代谢功能障碍、氧化应激和全因死亡率的发生相关[39]。

尽管一些衰老理论认为，固有免疫应答能力至少在一定程度上是由氧化应激等有害挑战累积的影响维持的[40]，但在衰老过程中，可能还有其他相互作用的因素促进促炎能力。例如，随着年龄的增长，自主变异性，特别是迷走神经活动的减少[41]可能会促进应激初始时，肿瘤坏死因子 α（TNF-α）活性的增强。相比之下，物理调节增强了副交感神经系统的信号传导，并通过减少细胞因子过量，在急性炎症应激期间为身体健康的老年患者提供了生存优势[29]。

此外，与年龄相关的肠道微生物（肠道微生物组）组成的失衡，似乎会导致肠道通透性增加，以及年龄相关的炎症和巨噬细胞功能的下降[42]。随着越来越多的证据显示，微生物群和失调在手术应激、脓毒症和重症疾病[43]的预后和恢复过程中起核心作用，衰老在休克、缺血再灌注及出血后对于增加微生物病原体从肠道向体循环的移位中的意义，怎么强调也不过分[44]。在这方面，术后病程以及重症疾病时早期肠内营养的主要目标是促进非营养性的获益，如肠道完整性和免疫调节（免疫营养），然后才解决维持瘦肌肉质量和避免营养不良的问题。

鉴于我们对肠道微生物群及其对手术应激反应和预后的影响有了更好的理解，围术期益生菌和其他急性营养干预（如粪便移植）措施，在帮助保护和恢复有益肠道微

生物群落方面的作用是一个积极的研究领域[44, 45]。Meta 分析发现，全身使用益生菌可使手术部位感染和术后脓毒症减少约 40%，创伤后多器官功能障碍综合征的发病率持续降低，但缺乏令人信服的证据证明其治疗效果[46]。

免疫衰老过程，或人类免疫系统中与年龄相关的缺陷，似乎主要影响获得性免疫反应[32, 33]。在老年受试者中，来源于幼稚 CD8 T 细胞的 T 细胞库逐渐丧失，对新抗原的反应降低。同时，1 型细胞因子反应 ⌊IL-2、干扰素 –γ（IFN-γ）和 TNF-α⌋ 逐渐转变为 2 型反应（IL-4、IL-6、IL-10 和 IL-15），进一步损害细胞介导的免疫[29]。最终结果是病原体识别、趋化性和吞噬功能降低伴有 T 细胞抗体反应和细胞毒性不足。

最近的两项研究揭示了免疫反应在预测术后恢复中的作用。Gaudilliere 等通过使用质谱仪对个体免疫细胞类型中手术创伤的详细表型和功能性免疫反应进行分类，确定了一种统一的手术免疫特征以及手术恢复特定方面的新预测因子，如功能损伤和疼痛[47]。具体来说，细胞信号反应，而不是细胞计数，与恢复有关。此外，相关的信号反应在 CD14⁺ 的单核细胞以及树突状细胞中的最为显著，toll 样受体 4（toll-like receptor 4, TLR4）激活诱导的信号对个体术后恢复轨迹具有很强的预测能力。在同一组的后续研究中，研究者证明了个体患者术前的"免疫表型"，在体外评估为术前采集的样本中 CD14⁺ 单核细胞中 LPS 诱导信号的强度，也能预测某些领域术后恢复的速度[48]。

（二）凝血系统

随着年龄的增长，促凝和促血栓形成环境越来越多。手术引起的组织损伤导致组织因子（tissue factor, TF）的释放，进而通过外源性途径激活凝血级联反应。这通过凝血酶生成和纤维蛋白沉积导致凝块形成。组织因子不受控制的激活可导致围术期凝血病[49]。许多凝血因子的血浆浓度随着年龄的增加而增加。考虑到某些标志物，尤其是因子Ⅷ和纤维蛋白原，这种促凝状态升高的一个因素可能反映了前面提到的持续的炎症过程。受年龄影响最大的止血因子是 von Willebrand 因子的增加。此外，凝血酶生成和血小板活化均随年龄增长而增加[50]。血小板活化增加导致与白细胞特异性结合的上调，从而促进促炎状态并抑制炎症的消退。因此，在老年人中，血小板 P–选择素表达、促炎性白细胞表型和血小板 – 白细胞相互作用增加[51]，这对介导手术应激后的器官损伤具有重要影响。与血小板结合的白细胞的增加归因于血小板中一氧化氮和环磷酸鸟苷（cGMP）生物活性的降低[52]。纤溶酶原激活物抑制药 1（PAI-1）是一种主要的纤溶抑制药，可诱发血栓形成、纤维化和心血管疾病，而这些疾病主要影响老年人群。PAI-1 表达在老年人群中升高，在与衰老过程相关的多种病理中显著上调，包括心肌和脑梗死、动脉粥样硬化、心脏和肺纤维化、代谢综合征、癌症和炎症反应。因此，PAI-1 可能在与衰老相关病理变化的发展中起关键作用。有趣的是，PAI-1 还被认为是衰老的标志物和介体，是一组统称为衰老信息传递分泌组的蛋白质的关键成员[53]。

手术应激也会导致纤溶亢进，常见于创伤、心脏和脊柱大手术。纤溶亢进可导致大量输血的需求，并导致在 ICU 和住院部的时间延长，甚至出现死亡[54]。相比之下，在与衰老相关的获得性血栓形成倾向的背景下，术后制动和手术应激反应伴随的全身性炎症也可导致老年人术后血栓栓塞风险增加[55]。

（三）神经内分泌代谢系统

手术的内分泌反应包括垂体分泌的生长激素、促肾上腺皮质激素、催乳素和血管升压素；肾上腺分泌的皮质醇、儿茶酚胺和醛固酮增加；胰腺分泌的胰高血糖素释放增加，胰岛素释放减少。术后睾酮、雌激素和三碘甲状腺原氨酸也会减少。这些激素之间复杂的相互作用使机体处于分解代谢状态，表现为胰岛素抵抗、高血糖、脂肪分解和骨骼肌消耗，从而导致负氮平衡。与年轻人相比，老年人的分解代谢变化的幅度可能没有太大差异，但老年患者的肌肉量一开始就减少，更容易发生蛋白质分解代谢[56]。骨骼肌消瘦会导致虚弱和恢复到基线功能状态延迟[57]，出院后需要到中级护理机构，最糟糕的是出现死亡。

虽然年龄对初次手术损伤反应的影响在文献中有所描述，但是年龄作为后续损伤和二次打击（如术后感染）的修饰符的影响，以及对预后轨迹的影响，我们的理解仍非常有限。

大多数感染发病机制模型，包括术后感染，但都不包括宿主应激。现已证实，在宿主遭受急性损伤，如手术、创伤、心肌梗死或烧伤手术后，肠道微生物群的数量和功能会下降，并出现一种具有毒性和耐药性的病原微生物群落，使应激宿主更容易受到感染[58]。这一点尤其复杂，因为在长期术后应激和全身炎症反应的背景下，干预或治疗相关效应似乎与内源性决定因素相互作用，如年龄。与年龄相关的免疫和内分泌功能下降[59]以及自主神经信号减弱都可能导致老年患者出现不良后果。目前，对于这些内源性因素在长期应激下导致适应性丧失的影响有多大，在整个年龄范围内的见解都有限[29]。

四、应用于手术应激反应的老年科学概念

由于衰老本身是大多数限制健康预期寿命或"健康寿命"的疾病和条件的主要风险因素，老年科学的一个新领域正在寻求了解生物系统中与衰老相关的综合变化，并开发新的多种疾病预防和治疗方法。Kennedy 等最近描述了七个高度交织的驱动衰老的过程（因此被称为衰老的支柱），其中包括对应激的适应、表观遗传学、炎症、大分子损伤、代谢、蛋白质稳态、干细胞和再生[60]。重要的是，了解这七个支柱之间的相互作用至关重要，应该为我们研究围术期应激反应的方法，以及它们如何构成跨器官外科恢复的基础提供信息。接下来将概述与衰老作为手术应激反应调节剂有关的几个关键概念，包括稳态和稳态负荷、兴奋性、虚弱和恢复力。

（一）稳态、稳态负荷和手术应激反应

稳态是 Sterling 和 Eyer 于 1988 年提出的一个概念，描述了应激原对生物体的影响。它指的是生物体通过持续变化应对应激原或外部刺激以维持动态平衡的能力。稳态的目标是保持体细胞的稳定性。当机体感知到应激时，会导致下丘脑 – 垂体 – 肾上腺（HPA）轴的激活，从而引起血清皮质醇，去甲肾上腺素和肾上腺素的增加。当应激原消散时，这种反应被关闭，血清皮质醇和其他应激激素以有效的方式恢复到基线水平。随着生物体的衰老，稳态反应受损，峰值反应可能夸大或不足，以及恢复到基线的过程延缓[61, 62]。生物体反复和长时间暴露在这些介质下可能会产生有害影响，导致磨损和撕裂的累积，这一术语被称为稳态负荷。因此，稳态负荷是生物体为适应生理的应激而付出的代价[63]。稳态负荷的原始主要介质是儿茶酚胺，皮质醇和硫酸二氢表雄酮（DHEA-S）。其他激素和蛋白质后来也被用于评估稳态负荷，如胰岛素样生长因子 1（insulin-like growth factor 1，IGF-1），IL-6，血清素和 C 反应蛋白（C-reactive protein，CRP）[64, 65]。这些主要介质导致了生理的变化和结果，包括收缩压和舒张压、血糖、血脂及身体习性测量指标，包括腰臀比的升高。这些被称为应激的次要介质。稳态负荷的最终结果是出现慢性疾病的倾向增加，如动脉粥样硬化和糖尿病。

四种类型的稳态负荷被描述为对个人健康很重要。第一种类型是在经常暴露于应激的情况下，例如反复发作的不受控制的高血压，易感老年人可能会出现不良后果，如心肌梗死或出血性脑卒中。第二种类型是当暴露于类似的应激原时，应激反应的适应失败会导致长时间暴露于应激介质。第三种类型的稳态负荷围绕着当压力刺激消退后，个体无法终止稳态反应。这类稳态负荷的一个例子是慢性抑郁女性的骨矿物质密度降低，她们血清皮质醇水平继续升高，这反过来又抑制新骨形成。在第四种类型的稳态负荷中，存在不充分的稳态反应，从而了导致炎性细胞因子的过度活跃，后者通常被糖皮质激素抑制。这通常表现为对自身免疫性和炎症性疾病的易感性增加[61]。

随着生物体年龄的增加，许多器官系统都会发生变化，这些变化与慢性退行性疾病的发展有关。一个重要的过程是免疫系统的老化，表现为促炎细胞因子如 IL-6、TNF-α、CRP 和 IL-1α 的总体增加，伴随着抗炎细胞因子如 IL-10 的减少。这种"炎性衰老"与糖尿病、痴呆和心血管疾病的发病机制有关，并且与死亡率的升高有关[66]。有趣的是，百岁老人的细胞因子谱仍然与年轻人相似，这支持"炎性衰老"与寿命的减少有关[67]。

端粒长度是稳态负荷的另一个标志。端粒在真核染色体末端串联重复短 DNA 链。端粒及其相关蛋白负责保护基因组 DNA。在每次细胞分裂结束时，端粒长度缩短，使细胞更容易受到基因组不稳定的影响。端粒酶可以在染色体末端添加 DNA 重复序列以补偿磨损[68]。较短的端粒长度与心血管疾病的危险因素有关，并可能是慢性肾病，阿尔茨海默病和脑卒中患者死亡率的预测指标。端粒长

度的缩短可见于长期暴露于应激的人群，如护理人员[69]。在照顾暴露于急性应激源的痴呆症患者的绝经后女性中，与急性应激原相关的较高皮质醇水平与较短的端粒存在相关性。反复高强度的应激暴露的长期后果可能加速细胞衰老[70]。

（二）兴奋效应作为老年人外科应激反应的潜在调节剂

兴奋效应是毒理学和放射生物学领域中使用最广泛的术语，指一种全身性的，进化保守的对应激原的适应性细胞反应的双相模式，即暴露于低剂量制剂或者低强度的环境因素产生有益的效果（如应激耐受、"健康跨度"或寿命改善），而给予较高浓度或强度时会出现毒性或致死性。兴奋效应在 1946 年首次被提出，但在生物医学研究中很大程度上被忽视，直到发现一过性的热应激激活了细胞、组织或生物体的一种保护表型的出现，使他们能够抵抗其他致命性应激原的有害影响。

研究发现先前暴露于短时间的亚致死性缺血后再灌注能够对随后暴露于致死性缺血再灌注（I/R）的心脏起到保护作用，这种现象被称为缺血预处理（IPC）。这种现象使得研究者对这一领域的兴趣提高到了新的高度。在此之后，发现心脏和其他器官可以通过对远处的器官或组织（如小肠、肾脏和四肢）进行 IPC［远程、器官间或远处缺血预处理（RIPC）］，或通过逐步和血流动力学控制的再灌注来保护（多次短暂的 I/R 发作）以挽救先前缺血但存活的心肌（一种称为缺血后处理的现象）[71]。最近，已经报道了冷休克反应的神经保护作用，研究发现，在低温过程中，释放的一种蛋白质通过保护神经元免于死亡和保留突触可塑性来影响小鼠神经退行性疾病的进展[72]。这些早期发现支持这样一个概念，即适应性内在多效性细胞存活程序可以被各种轻度有害刺激物或药物制剂激活，以对 I/R 有害作用提供保护，这对手术应激反应和围术期器官保护具有巨大的转化相关性。除热和冷休克反应外，这种保守的促存活和长寿的兴奋效应诱导途径的例子包括对氧化应激增加的线粒体反应，对内质网应激，通过 TLR4 的信号传导的免疫调节的未折叠蛋白反应，以及对饮食限制、卡路里限制、运动的代谢控制，针对热和辐射[73]、冬眠[74]的 DNA 修复 / 遗传稳定性。间歇性禁食、热量限制、运动和冬眠共有的一条生存途径涉及激活一系列蛋白质脱乙酰酶，称为 sirtuins（主要是 sirtuin-3），这会导致抗氧化剂和代谢重组的兴奋效应[74, 75]。因此，候选的拟激素模拟物是这种促存活途径的关键调节因子，其中包括受刺激的 DNA 修复、内源性抗氧化剂、蛋白质结构和功能的恢复、能量耐受性、免疫调节及对缺血的全身和代谢反应。几个例子包括拟激素热模拟物（分子伴侣，如 HSP70、乙醇和槲皮素）和饮食限制模拟物（二甲双胍、白藜芦醇和 PPAR-δ 激动剂）。有几点干预措施可以限制缺血后组织损伤，目的在于通过调节刺激引起的适应性内源性程序。开发模仿缺血性调节的强大作用的药物调节策略的机械原理是合理的。生活方式干预包括运动、热量限制或间歇性禁食，饮食操作及饮用酒精饮料和（或）植物化学物质，可能会引起兴奋反应，并且与围术期管理有关。其中一个争议领域围绕着术前营养建议，特别是老年手术患者。目前的趋势是，术前营养远离术前禁食，而转向增强术后康复（enhanced recovery after surgery，ERAS）营养指南里提出的碳水化合物负荷，这需要与针对手术应激而进行短期的饮食限制和禁食（或者药物性饮食限制模拟物）的先决条件的证据进行平衡，这些先决条件包括上游营养传感机制以及效应器机制，涉及促存活胰岛素信号的增加以及内源性亚硫酸氢的产生[76]。

尽管有良好的临床前研究，许多兴奋效应干预措施的效果在存在衰老和心血管危险因素的情况下已被证明是无效的，和（或）在同时使用心血管药物、麻醉剂（尤其是丙泊酚）和阿片类药物时会有不利影响。远端缺血预处理（RIPC）近期未能降低心脏手术死亡率和发病率的随机对照试验证明，其在患者中的实际应用仍然存在障碍[77]。因此，揭示导致对预处理的刺激反应受损的机制，以及将兴奋效应与毒性应激区分开，将会对在相关手术患者人群（包括老年人）中成功应用兴奋效应干预至关重要。

（三）衰弱：老年人术后预后的一个可调节的预测因子

衰弱被定义为一种多维综合征，其特征是身体储备、能量、认知储备逐渐减少，以及多个器官系统的整体生理储备缺乏，通过削弱机体应对应激原的能力而导致机体处于一种脆弱的状态。

衰弱在老年人群中普遍存在，是跌倒、住院和发病率的已知风险因素[78]。在许多外科亚专业中，老年人的临床衰弱与围术期预后的恶化相关。衰弱的老年患者更容易出现严重并发症[79-81]，住院时间延长[82]，择期心脏和非心脏手术后30天再入院率更高[79]，独立活动能力丧失，出院后需要进入医疗机构的人数增加[83]，1年生存率降低[84]。Makary等前瞻性地测量了65岁以上接受择期手术的患者的虚弱程度[82]，发现衰弱患者发生并发症的风险是非衰弱患者的2.5倍以上。他们的住院时间可能更长，出院后到辅助生活机构的可能性更高[82, 85]。此外，既往存在的认知障碍正在成为老年人手术应激后预后不良的预测因素。在65岁以上的受试者中，痴呆症的患病率为5%～10%，轻度认知障碍（一种经常未被发现的问题）的患病率高达35%～50%。重要的是，既往存在的认知障碍是手术常见认知并发症，即术后谵妄（20%～80%的发生率）和术后认知功能障碍（12%～15%的发生率）的预测因子和修正因子[86]。衰弱的发病率和更高的经济负担要求对所有接受手术的老年患者进行简化的术前评估和充分优化（见第15章）。事实上，与历史悠久的美国麻醉医师协会评分相比，全面的老年医学评估可能是术后预后的一个更强的预测指标[87]。

为了优化老年外科患者的治疗质量，美国外科学会和美国老年医学会于2012年制订了老年患者围术期管理最佳实践指南[88]。这些指南主要关注老年外科患者特有的问题，如衰弱、认知功能障碍和多药物治疗。它们还包括营养状况、社会支持和决策能力评估的推荐意见。该小组以一种清单的形式（表 12-1）对这些建议汇编，以便进行彻底和最佳的术前检查，并确定高危患者行进一步评估。各医院的外科部门已经采纳并修改了这些指南，以适应其患者群体。Wozniak 等在西奈山医院老年医学科实施了这些指南，并对其进行了修改，内容包括听力筛查、口腔筛查、表现状态、Charlson 共病指数、压疮风险和护理者负担访谈[89]。该内容是由一位经验丰富的执业护士实施，在他们的标准术前评估基础上增加了20min。其他外科专业，包括泌尿外科，也认识到了老年人的手术风险，并强调了取得良好功能预后的重要性[90]，这对老年外科患者来说极其重要。虽然美国麻醉医师协会尚未发布针

表 12-1　老年外科手术患者术前最佳评估检查表

除对患者进行完整的病史和体格检查外，还强烈建议进行以下评估。

- 评估患者的认知能力和理解预期手术的能力
- 筛查患者的抑郁症情况
- 确定患者术后发生精神错乱的危险因素
- 筛查酒精和其他药物滥用 / 依赖情况
- 识别患者术后肺部并发症的危险因素，并采取适当的预防策略
- 根据美国心脏病学会 / 美国心脏协会的算法，对接受非心脏手术的患者进行术前心脏评估
- 记录功能状态和跌倒史
- 确定基线虚弱评分
- 评估患者的营养状况，如果患者有严重的营养风险，应考虑术前干预
- 记录准确和详细的用药史，并考虑适当的围术期调整；监测多药治疗
- 在可能的治疗结果的背景下，确定患者的治疗目标和期望
- 确定患者的家庭和社会支持系统
- 对老年患者进行适当的术前诊断测试

引自 Chow 等[88]

对老年外科患者的具体实践指南，但有越来越多的文献涉及该领域当前的一些争议，如麻醉的选择和术后谵妄的预防[91]。

（四）老年人的身体恢复

了解高龄是如何改变手术应激很重要，因为老年人手术预后的改善取决于制订适当的围术期措施以减少应激反应，最终目标是早日恢复术前身体状态。然而，术后患者的轨迹，特别是在大手术后维持或恢复适当功能的能力，仍然描述的很少，缺乏准确的表型框架和机制理解。我们对术后恢复作为主要预后指标所认识到的极少的知识，依赖于未经常评估的横断面发病率数据，这限制了恢复速度和潜在机制的特征描述。一个新兴的概念将身体对应激原（如手术创伤）的反应分为两个关键步骤，即偏离原始（基线）状态和恢复原始状态（恢复）。

因此，应激抵抗的特征可以分为两个部分，即抵抗体内偏离稳态的能力（稳健性），通过手术应激后偏离原始术前状态的程度和达到峰值的时间来衡量；在这种偏离后完全恢复的能力（恢复力），通过恢复时间和功能恢复的完整性来衡量[92]。初步证据表明，手术恢复力的许多生物标志物（如神经肽 Y、睾酮和脱氢表雄酮）与术后更好的恢复轨迹相关，可作为预后指标[93]与"提前康复"策略结合使用，以降低围术期不良预后的风险。在这方面，了解手术应激原的剂量 - 反应关系尤为重要，因为可能存在阈值效应，与同时存在或后续的应激原结合后会更加复杂[94]。

五、调整手术应激反应及改善预后

麻醉的目的是通过减少应激介质的产生和释放来减弱手术应激反应。尽管小型研究发现接受全静脉麻醉（如瑞芬太尼和异丙酚）的患者与接受挥发性麻醉（如七氟醚）的患者相比，对手术应激的免疫和神经体液代谢反应更好[95]，关于老年衰弱患者的最佳麻醉选择，证据非常有限且有时有争议，主要来自髋关节手术。Neuman 等报道，接受区域麻醉的髋关节手术患者的校正死亡率降低 29%，肺部并发症减少 24%[96]，而其他人则发现脊柱麻醉患者髋关节手术后围术期并发症的发生率更高[97]。2004 年 Cochrane 回顾并未揭示两种技术在结果上存在重大差异，2014 年美国骨科医师协会发布的关于老年髋部骨折治疗的指南中，认为全身麻醉或神经轴麻醉的预后没有差异[98]。由于缺乏强有力的证据表明一种麻醉方式优于另一种，麻醉医生必须根据他们的最佳判断以及对患者共病的了解来决定使用的麻醉方式的类型。REGAIN 试验（比较区域麻醉与全身麻醉对促进髋关节术后独立活动；ClinicalTrials.gov 标识符：NCT02507505）目前正在多个地点前瞻性地招募患者，这将有助于提高该领域的证据质量。

提供足够的镇痛是减轻老年人手术应激的关键组成部分。因此必须认识到，不受控制的疼痛在老年人中很常见，尤其是那些有潜在认知功能障碍的人[99, 100]。无法控制的疼痛可导致不良后果，包括谵妄、心肺并发症、较长时间的康复、需要再入院和出现慢性疼痛综合征[101]。相比之下，由于药代动力学改变、中枢神经系统对药物的敏感性增加和衰弱，限制了老年患者补偿药物过量的能力[102]，因此老年患者发生镇痛药不良事件的风险更高。多模式镇痛，加上加巴喷丁、普瑞巴林、对乙酰氨基酚、酮咯酸和局部麻醉剂（渗透、神经轴或局部）等非阿片类镇痛剂应用的增加，可以减少术后即刻的疼痛，促进早期康复和出院[103]。神经轴技术也有利于老年人腹部大手术、血管甚至骨科手术后的镇痛。老年外科患者将从这种术后镇痛技术中获益匪浅，特别是在早期行走、早期肠功能恢复、较少镇静和降低心血管疾病发病率方面[104]。

美国老年医学会发布了一份关于老年人术后谵妄管理的最佳实践报道。该报道建议及时诊断和药物治疗谵妄[105]，强调充分镇痛和避免使用某些苯二氮䓬类药物、H1 受体拮抗药和哌替啶的重要性。还有一些证据表明，用脑电监测滴定麻醉以避免爆发抑制可能会降低术后谵妄的发生率[106]。"较浅的麻醉平面"的好处必须与手术过程中可能出现的术中觉醒、运动和交感神经激活的风险相平衡，所有这些都可能对老年人有害。

六、结论

总之，在理解衰老如何增加手术应激、缺血再灌注损伤和术后重症疾病的易感性方面存在根本的差距。许多观察结果表明，在与年龄相关的身体恢复力下降的范例下，衰老、线粒体功能丧失、营养感应、"炎症体"激活和手术应激后恢复受损之间存在联系[92]。理解为什么一些老年人在手术应激和严重疾病后功能迅速恢复，而另一些老年人功能下降，在研究上和临床上仍继续提出疑问。驱动机制是什么？这些机制是针对特定器官的，还是存在潜在的弹性特征？疼痛、环境和心理社会因素在调节手术恢复力中的作用是什么？对这些科学问题的回答将为关键的临床问题提供信息。如果我们能预测手术的恢复

力，我们能改变或避免压力源，或改变我们治疗的方式吗？是否有多效性干预措施可以提高老年人的手术恢复力？重要的是，作为围术期医生和 ICU 医师，我们应该将关注点从成功转出 ICU 和出院扩展到对功能的更全面的评估和理解，并将其作为治疗终点[107]。评估手术应激和重症疾病后残疾的工具是现有的[108]，针对残疾对 ICU 幸存者影响的初步研究表明，这确实是一种普遍且重要的以患者为中心的改善结果[109]。

参 考 文 献

[1] Arias E, Kochanek K, Xu J, Murphy S. Mortality in the United States, 2014. *NCHS Data Brief* 2015; **229**:1–8.

[2] Administration of Aging. Profile of Older Americans: 2015. Administration for Community Living, US Department of Health and Human Services, 2015, available at www.acl.gov/aging-and-disability-in –america/data.../profile-older-americans.

[3] Vincent GK VV. *The Next Four Decades: The Older Population in the United States: 2010 to 2050*. US Department of Commerce, Economics and Statistics Administration, US Census Bureau, 2010.

[4] Weiser TG, Regenbogen SE, Thompson KD, et al. An estimation of the global volume of surgery: a modelling strategy based on available data. *Lancet* 2008; **372**(9633):139–44.

[5] Pearse RM, Moreno RP, Bauer P, et al. Mortality after surgery in Europe: a 7 day cohort study. *Lancet* 2012; **380**(9847): 1059–65.

[6] Hall M, DeFrances C, Williams S, Golosinskiy A, Schwartzman A. National Hospital Discharge Survey: 2007 summary. *Natl Health Stat Report* 2010; **29**: 1–20, 4.

[7] Li G, Warner M, Lang BH, Huang L, Sun LS. Epidemiology of anesthesia-related mortality in the United States, 1999–2005. *Anesthesiology* 2009; **110**(4):759–65.

[8] Speziale G, Nasso G, Barattoni MC, et al. Operative and middle-term results of cardiac surgery in nonagenarians: a bridge toward routine practice. *Circulation* 2010; **121**(2):208–13.

[9] Speziale G, Nasso G, Barattoni MC, et al. Short-term and long-term results of cardiac surgery in elderly and very elderly patients. *J Thorac Cardiovasc Surg* 2011; **141**(3):725–31, e1.

[10] Angus DC, Linde-Zwirble WT, Lidicker J, et al. Epidemiology of severe sepsis in the United States: analysis of incidence, outcome, and associated costs of care. *Crit Care Med* 2001; **29**(7):1303–10.

[11] Sjoding MW, Prescott HC, Wunsch H, Iwashyna TJ, Cooke CR. Longitudinal changes in ICU admissions among elderly patients in the United States. *Crit Care Med* 2016; **44**(7):1353–60.

[12] Nguyen YL, Angus DC, Boumendil A, Guidet B. The challenge of admitting the very elderly to intensive care. *Ann Intensive Care* 2011; **1**(1):29.

[13] Rydingsward JE, Horkan CM, Mogensen KM, et al. Functional status in ICU survivors and out of hospital outcomes: a cohort study. *Crit Care Med* 2016; **44**(5):869–79.

[14] Wunsch H, Guerra C, Barnato AE, et al. Three-year outcomes for Medicare beneficiaries who survive intensive care. *JAMA* 2010; **303**(9):849–56.

[15] Heyland DK, Stelfox HT, Garland A, et al. Predicting performance status 1 year after critical illness in patients 80 years or older: development of a multivariable clinical prediction model. *Crit Care Med* 2016; **44**(9):1718–26.

[16] Podgoreanu MV, Schwinn DA. New paradigms in cardiovascular medicine: emerging technologies and practices: perioperative genomics. *J Am Coll Cardiol* 2005; **46**(11):1965–77.

[17] Giannoudis P, Dinopoulos H, Chalidis B, Hall G. Surgical stress response. *Injury* 2006; **37**(Suppl 5):S3–9.

[18] Finnerty C, Mabvuure N, Ali A, Kozar R, Herndon D. The surgically induced stress response. *JPEN J Parenter Enteral Nutr* 2013; **37**(Suppl 5):21S–29S.

[19] Wilmore DW. From Cuthbertson to fast-track surgery: 70 years of progress in reducing stress in surgical patients. *Ann Surg* 2002; **236**(5):643–48.

[20] Abdelmalak BB, Bonilla AM, Yang D, et al. The hyperglycemic response to major noncardiac surgery and the added effect of steroid administration in patients with and without diabetes. *Anesth Analg* 2013; **116**(5):1116–22.

[21] Li L, Messina JL. Acute insulin resistance following injury. *Trends Endocrinol Metab* 2009; **20**(9):429–35.

[22] Desborough JP. The stress response to trauma and surgery. *Br J Anaesth* 2000; **85**(1):109–17.

[23] Jin F, Chung F. Minimizing perioperative adverse events in the elderly. *Br J Anaesth* 2001; **87**(4): 608–24.

[24] Cecconi M, Corredor C, Arulkumaran N, et al. Clinical review: goal-directed therapy-what is the evidence in surgical patients? The effect on different risk groups. *Crit Care* 2013; **17**(2):209.

[25] Cerra F, Siegel J, Border J, Peters D, McMenamy R. Correlations between metabolic and cardiopulmonary measurements in patients after trauma, general surgery, and sepsis. *J Trauma* 1979; **19**(8):621–29.

[26] Kohl B, Deutschman C. The inflammatory response to surgery and trauma. *Curr Opin Crit Care* 2006; **12**(4):325–32.

[27] Dobson GP. Addressing the global burden of trauma in major surgery. *Front Surg* 2015; **2**:43.

[28] Bartels K, Karhausen J, Clambey ET, Grenz A, Eltzschig HK. Perioperative organ injury. *Anesthesiology* 2013; **119**(6): 1474–89.

[29] Lowry SF. The stressed host response to infection: the disruptive signals and rhythms of systemic inflammation. *Surg Clin North Am* 2009; **89**(2):311–26, vii.

[30] Watt D. The biology of aging: implications for diseases of aging and health care in the twenty-first century. In A Nair,MSabbagh, eds., *Geriatric Neurology*. New York, NY: Wiley Online Library, 2014: 1–37.

[31] Dhainaut JF, Claessens YE, Janes J, Nelson DR. Underlying disorders and their impact on the host response to infection. *Clin Infect Dis* 2005; **41**(Suppl 7):S481–89.

[32] Gruver AL, Hudson LL, Sempowski GD. Immunosenescence of ageing. *J Pathol* 2007; **211**(2):144–56.

[33] Opal SM, Girard TD, Ely EW. The immunopathogenesis of sepsis in elderly patients. *Clin Infect Dis* 2005; **41**(Suppl 7):S504–12.

[34] Yende S, Tuomanen EI, Wunderink R, et al. Preinfection systemic inflammatory markers and risk of hospitalization due to pneumonia. *Am J Respir Crit Care Med* 2005; **172**(11):1440–46.

[35] Cesari M, Penninx BW, Newman AB, et al. Inflammatory markers and onset of cardiovascular events: results from the Health ABC Study. *Circulation* 2003; **108**(19):2317–22.

[36] Krabbe KS, Bruunsgaard H, Hansen CM, et al. Ageing is associated with a prolonged fever response in human endotoxemia. *Clin Diagn Lab Immunol* 2001; **8**(2): 333–38.

[37] Krabbe KS, Bruunsgaard H, Qvist J, et al. Hypotension during endotoxemia in aged humans. *Eur J Anaesthesiol* 2001; **18**(9): 572–75.

[38] Bruunsgaard H, Skinhoj P, Qvist J, Pedersen BK. Elderly humans show prolonged in vivo inflammatory activity during pneumococcal infections. *J Infect Dis* 1999; **180**(2):551–54.

[39] Furman D, Chang J, Lartigue L, et al. Expression of specific inflammasome gene modules stratifies older individuals into two extreme clinical and immunological states. *Nat Med* 2017; **23**(2):174–84.

[40] Butcher SK, Lord JM. Stress responses and innate immunity: aging as a contributory factor. *Aging Cell* 2004; **3**(4):151–60.

[41] Bonnemeier H, Richardt G, Potratz J, et al. Circadian

profile of cardiac autonomic nervous modulation in healthy subjects: differing effects of aging and gender on heart rate variability. *J Cardiovasc Electrophysiol* 2003; **14**(8):791–99.

[42] Thevaranjan N, Puchta A, Schulz C, et al. Age-associated microbial dysbiosis promotes intestinal permeability, systemic inflammation, and macrophage dysfunction. *Cell Host Microbe* 2017; **21**(4): 455–66, e4.

[43] McDonald D, Ackermann G, Khailova L, et al. Extreme dysbiosis of the microbiome in critical illness. *mSphere* 2016; **1**(4).

[44] Codner PA, Herron TJ. The shifting microbiome in surgical stress. *Curr Surg Rep* 2017; **5**(4):9.

[45] Stavrou G, Kotzampassi K. Gut microbiome, surgical complications and probiotics. *Ann Gastroenterol* 2017; **30**(1):45–53.

[46] Morrow LE, Wischmeyer P. Blurred lines: dysbiosis and probiotics in the ICU. *Chest* 2017; **151**(2): 492–99.

[47] Gaudilliere B, Fragiadakis GK, Bruggner RV, et al.Clinical recovery from surgery correlates with single-cell immune signatures. *Sci Transl Med* 2014; **6**(255):255ra131.

[48] Fragiadakis GK, Gaudilliere B, Ganio EA, et al. Patient-specific immune states before surgery are strong correlates of surgical recovery. *Anesthesiology* 2015; **123**(6): 1241–55.

[49] Rao LV, Pendurthi UR. Tissue factor-factor VIIa signaling. *Arterioscler Thromb Vasc Biol* 2005; **25**(1):47–56.

[50] Favaloro EJ, Franchini M, Lippi G. Aging hemostasis: changes to laboratory markers of hemostasis as we age: a narrative review. *Semin Thromb Hemost* 2014; **40**(6):621–33.

[51] Seidler S, Zimmermann HW, Bartneck M, Trautwein C, Tacke F. Age-dependent alterations of monocyte subsets and monocyte-related chemokine pathways in healthy adults. *BMC Immunol* 2010; **11**:30.

[52] Goubareva I, Gkaliagkousi E, Shah A, et al. Age decreases nitric oxide synthesis and responsiveness in human platelets and increases formation of monocyte-platelet aggregates. *Cardiovasc Res* 2007; **75**(4): 793–802.

[53] Yamamoto K, Takeshita K, Saito H. Plasminogen activator inhibitor-1 in aging. *Semin Thromb Hemost* 2014; **40**(6):652–59.

[54] Dobson GP, Letson HL, Sharma R, Sheppard FR, Cap AP. Mechanisms of early trauma-induced coagulopathy: the clot thickens or not? *J Trauma Acute Care Surg* 2015; **79**(2):301–9.

[55] Schlaudecker J, Becker R. Inflammatory response and thrombosis in older individuals. *Semin Thromb Hemost* 2014; **40**(6):669–74.

[56] Morais JA, Chevalier S, Gougeon R. Protein turnover and requirements in the healthy and frail elderly. *J Nutr Health Aging* 2006; **10**(4):272–83.

[57] Schricker T, Lattermann R. Perioperative catabolism. *Can J Anaesth* 2015; **62**(2): 182–93.

[58] Alverdy JC, Luo JN. The influence of host stress on the mechanism of infection: lost microbiomes, emergent pathobiomes, and the role of interkingdom signaling. *Front Microbiol* 2017; **8**:322.

[59] Chahal HS, Drake WM. The endocrine system and ageing. *J Pathol* 2007; **211**(2): 173–80.

[60] Kennedy BK, Berger SL, Brunet A, et al. Geroscience: linking aging to chronic disease. *Cell* 2014; **159**(4):709–13.

[61] McEwen BS. Protective and damaging effects of stress mediators. *N Engl J Med* 1998; **338**(3):171–79.

[62] McEwen BS, Seeman T. Protective and damaging effects of mediators of stress: elaborating and testing the concepts of allostasis and allostatic load. *Ann NY Acad Sci* 1999; **896**:30–47.

[63] McEwen BS, Stellar E. Stress and the individual: mechanisms leading to disease. *Arch Intern Med* 1993; **153**(18): 2093–101.

[64] Seplaki CL, Goldman N, Glei D, Weinstein M. A comparative analysis of measurement approaches for physiological dysregulation in an older population. *Exp Gerontol* 2005; **40**(5):438–49.

[65] Dowd JB, Simanek AM, Aiello AE. Socioeconomic status, cortisol and allostatic load: a review of the literature. *Int J Epidemiol* 2009; **38**(5):1297–309.

[66] Bartlett DB, Firth CM, Phillips AC, et al. The age-related increase in low-grade systemic inflammation (inflammaging) is not driven by cytomegalovirus infection. *Aging Cell* 2012; **11**(5):912–15.

[67] Franceschi C, Monti D, Sansoni P, Cossarizza A. The immunology of exceptional individuals: the lesson of centenarians. *Immunol Today* 1995; **16**(1):12–16.

[68] Blackburn EH, Epel ES, Lin J. Human telomere

biology: a contributory and interactive factor in aging, disease risks, and protection. *Science* 2015; **350**(6265): 1193–98.

[69] Epel ES, Blackburn EH, Lin J, et al. Accelerated telomere shortening in response to life stress. *Proc Natl Acad Sci USA* 2004; **101**(49):17312–15.

[70] Tomiyama AJ, O'Donovan A, Lin J, et al. Does cellular aging relate to patterns of allostasis? An examination of basal and stress reactive HPA axis activity and telomere length. *Physiol Behav* 2012; **106**(1):40–45.

[71] Hausenloy DJ, Yellon DM. Ischaemic conditioning and reperfusion injury. *Nat Rev Cardiol* 2016; **13**(4):193–209.

[72] Peretti D, Bastide A, Radford H, et al. RBM3 mediates structural plasticity and protective effects of cooling in neurodegeneration. *Nature* 2015; **518**(7538):236–39.

[73] Kolb H, Eizirik DL. Resistance to type 2 diabetes mellitus: a matter of hormesis? *Nat Rev Endocrinol* 2011; **8**(3):183–92.

[74] Quinones QJ, Zhang Z, Ma Q, et al. Proteomic profiling reveals adaptive responses to surgical myocardial ischemia-reperfusion in hibernating arctic ground squirrels compared to rats. *Anesthesiology* 2016; **124**(6):1296–310.

[75] Kincaid B, Bossy-Wetzel E. Forever young: SIRT3 a shield against mitochondrial meltdown, aging, and neurodegeneration. *Front Aging Neurosci* 2013; **5**:48.

[76] Longchamp A, Harputlugil E, Corpataux JM, Ozaki CK, Mitchell JR. Is overnight fasting before surgery too much or not enough? How basic aging research can guide preoperative nutritional recommendations to improve surgical outcomes: a mini-review. *Gerontology* 2017; **63**(3):228–37.

[77] Hausenloy DJ, Candilio L, Evans R, et al. Remote ischemic preconditioning and outcomes of cardiac surgery. *N Engl J Med* 2015; **373**(15):1408–17.

[78] Xue QL. The frailty syndrome: definition and natural history. *Clin Geriatr Med* 2011; **27**(1):1–15.

[79] Robinson TN, Wu DS, Pointer L, et al. Simple frailty score predicts postoperative complications across surgical specialties. *Am J Surg* 2013; **206**(4):544–50.

[80] Dasgupta M, Rolfson DB, Stolee P, Borrie MJ, Speechley M. Frailty is associated with postoperative complications in older adults with medical problems. *Arch Gerontol Geriatr* 2009; **48**(1):78–83.

[81] Kristjansson SR, Nesbakken A, Jordhoy MS, et al. Comprehensive geriatric assessment can predict complications in elderly patients after elective surgery for colorectal cancer: a prospective observational cohort study. *Crit Rev Oncol Hematol* 2010; **76**(3):208–17.

[82] Makary MA, Segev DL, Pronovost PJ, et al. Frailty as a predictor of surgical outcomes in older patients. *J Am Coll Surg* 2010; **210**(6):901–8.

[83] Robinson TN, Wallace JI, Wu DS, et al. Accumulated frailty characteristics predict postoperative discharge institutionalization in the geriatric patient. *J Am Coll Surg* 2011; **213**(1):37–42; discussion 44.

[84] Bagshaw SM, Stelfox HT, McDermid RC, et al. Association between frailty and shortand long-term outcomes among critically ill patients: a multicentre prospective cohort study. *CMAJ* 2014; **186**(2):e95–102.

[85] Lee DH, Buth KJ, Martin BJ, Yip AM, Hirsch GM. Frail patients are at increased risk for mortality and prolonged institutional care after cardiac surgery. *Circulation* 2010; **121**(8):973–78.

[86] Culley DJ, Flaherty D, Reddy S, et al. Preoperative cognitive stratification of older elective surgical patients: a cross-sectional study. *Anesth Analg* 2016; **123**(1):186–92.

[87] Zenilman ME. More powerful than the American Society of Anesthesiology score. *JAMA Surg* 2014; **149**(7):640–41.

[88] Chow WB, Rosenthal RA, Merkow RP, American College of Surgeons National Surgical Quality Improvement Program, et al. Optimal preoperative assessment of the geriatric surgical patient: a best practices guideline from the American College of Surgeons National Surgical Quality Improvement Program and the American Geriatrics Society. *J Am Coll Surg* 2012; **215**(4):453–66.

[89] Wozniak SE, Coleman J, Katlic MR. Optimal preoperative evaluation and perioperative care of the geriatric patient: a surgeon's perspective. *Anesthesiol Clin* 2015; **33**(3):481–89.

[90] Townsend NT, Robinson TN. Surgical risk and comorbidity in older urologic patients. *Clin Geriatr Med* 2015; **31**(4):591–601.

[91] Murthy S, Hepner DL, Cooper Z, Bader AM, Neuman MD. Controversies in anaesthesia for noncardiac

surgery in older adults. *Br J Anaesth* 2015; **115**(Suppl 2):ii, 15–25.

[92]　Whitson HE, Duan-Porter W, Schmader KE, et al. Physical resilience in older adults: systematic review and development of an emerging construct. *J Gerontol A Biol Sci Med Sci* 2016; **71**(4): 489–95.

[93]　Graham D, Becerril-Martinez G. Surgical resilience: a review of resilience biomarkers and surgical recovery. *Surgeon* 2014; **12**(6):334–44.

[94]　Hadley EC, Kuchel GA, Newman AB, et al. Report: NIA Workshop on measures of physiologic resiliencies in human aging. *J Gerontol A Biol Sci Med Sci* 2017; **72**(7):980–90.

[95]　IhnCH, Joo JD, Choi JW, et al. Comparison of stress hormone response, interleukin-6 and anaesthetic characteristics of two anaesthetic techniques: volatile induction and maintenance of anaesthesia using sevoflurane versus total intravenous anaesthesia using propofol and remifentanil. *J IntMed Res* 2009; **37**(6): 1760–71.

[96]　Neuman MD, Silber JH, Elkassabany NM, Ludwig JM, Fleisher LA. Comparative effectiveness of regional versus general anesthesia for hip fracture surgery in adults. *Anesthesiology* 2012; **117**(1):72–92.

[97]　Whiting PS, Molina CS, Greenberg SE, et al. Regional anaesthesia for hip fracture surgery is associated with significantly more peri-operative complications compared with general anaesthesia. *Int Orthop* 2015; **39**(7):1321–27.

[98]　Brox WT, Roberts KC, Taksali S, et al. The American Academy of Orthopaedic Surgeons Evidence-Based Guideline on Management of Hip Fractures in the Elderly. *J Bone Joint Surg Am* 2015; **97**(14):1196–99.

[99]　Schofield PA. The assessment and management of peri-operative pain in older adults. *Anaesthesia* 2014; **69**(Suppl 1):54–60.

[100]　American Geriatrics Society. The management of chronic pain in older persons: AGS Panel on Chronic Pain in Older Persons. *J Am Geriatr Soc* 1998; **46**(5):635–51.

[101]　Falzone E, Hoffmann C, Keita H. Postoperative analgesia in elderly patients. *Drugs Aging* 2013; **30**(2):81–90.

[102]　McKeown JL. Pain management issues for the geriatric surgical patient. *Anesthesiol Clin* 2015; **33**(3):563–76.

[103]　Fabi DW. Multimodal analgesia in the hip fracture patient. *J Orthop Trauma* 2016; **30**(Suppl 1):S6–11.

[104]　Moraca RJ, Sheldon DG, Thirlby RC. The role of epidural anesthesia and analgesia in surgical practice. *Ann Surg* 2003; **238**(5):663–73.

[105]　American Geriatrics Society Expert Panel on Postoperative Delirium in Older Adults. Postoperative delirium in older adults: best practice statement from the American Geriatrics Society. *J Am Coll Surg* 2015; **220**(2):136–48, e1.

[106]　Radtke FM, Franck M, Lendner J, et al. Monitoring depth of anaesthesia in a randomized trial decreases the rate of postoperative delirium but not postoperative cognitive dysfunction. *Br J Anaesth* 2013; **110**(Suppl 1):i98–105.

[107]　Forman DE, Arena R, Boxer R, et al. Prioritizing functional capacity as a principal end point for therapies oriented to older adults with cardiovascular disease: a scientific statement for healthcare professionals from the American Heart Association. *Circulation* 2017; **135**(16):e894–918.

[108]　Shulman MA, Myles PS, Chan MT, et al. Measurement of disability-free survival after surgery. *Anesthesiology* 2015; **122**(3): 524–36.

[109]　Hodgson CL, Udy AA, Bailey M, et al. The impact of disability in survivors of critical illness. *Intensive Care Med* 2017; **43**(7):992–1001.

第 13 章 有重症风险的老年患者围术期管理

Perioperative Care of Geriatric Patients at Risk of Developing Critical Illness

Andrea Tsai Ruben J. Azocar 著

巩师毅 译 赵 华 校

要 点

- 老年患者入住 ICU 变得越来越普遍，并导致医疗成本增加。

- 老年人以两种不同的方式收入 ICU，即急诊住院和择期住院。择期入住 ICU 后的预后似乎更好：非计划手术的 1 年死亡率为 67%，急诊住院的 1 年死亡率为 80%。

- 围术期外科之家（Perioperative Surgical Home ，PSH）模型旨在更好地协调老年人的治疗，可以最大限度地减少并发症，改善预后并降低成本。

- 老年患者术前评估目的在于根据基线功能状态进行危险分层，从而解决可干预的风险因素，尽可能在手术前优化患者情况，并客观地识别术后变化。

- 老年人的术中管理应关注术前的问题，即由于老年人大脑的敏感性增加，催眠、镇静和镇痛药物的用量应减少；再分配率下降会导致血药浓度升高；由于药物的肝肾代谢降低导致半衰期延长。

- 术前衰弱与老年患者的术后预后密切相关，强烈建议在术前进行衰弱评分，以预测围术期的预后并指导 ICU 管理（尤其是暂停或撤除生命支持）。

一、概述

众所周知，65 岁以上人口的快速增长对医疗保健造成巨大影响，重症医学也不能幸免；事实上，老年患者入住 ICU 的情况越来越普遍。一家荷兰医疗机构比较了1992—1996 年及 2002—2006 年入住 ICU 的情况，发现 75 岁以上患者的入院人数增加了33%[1]。与此同时，澳大利亚和新西兰的 57个 ICU 的数据显示，2000—2005 年，80 岁以上患者入住 ICU 的人数每年增加 6%[2]。这部分人群占该队列所有 ICU 入院人数的 14%。在美国，42%～52% 的 ICU 入院患者是老年患者，其中 60% 的 ICU 住院天数来自于这一群体[3]。此外，11% 的医疗保险受益人在生命的最后 6 个月内平均在 ICU 度过 8 天，并且大约 40% 的医疗保险受益人在疾病终末期入住 ICU[4]。这些 ICU 住院花费约占医疗保险总支出的 25%[4]。Teno 等的研究数据显示，在生命的最后 30 天内，医疗保险受益人入住 ICU 的人数，从 2000 年的 24.3% 增加到 2005 年的 26.3% 和 2009 年的 29.2%，尽管在此期间，急诊住院死亡率有所下降[5]。考虑到包含了 ICU 治疗的住院费用比没有 ICU 治疗的住院费用高约 2.5 倍（61 800 美元 vs. 25 200 美元）[6]，不难得出需要重症治疗的老年人数的不断增加会对国家财政造成重大的影响。另外，由于 65 岁以上人口的持续增长，人均可用的 ICU 床位从每 100 000 名老年人 193.2 张 ICU 床位下降到每 100 000 名老年人 189.4 张床位[7]。

老年人以两种不同的方式收入 ICU 中，即急诊住院和择期住院。急诊入住 ICU 包括大多数内科入院和急诊非计划手术入院，如创伤和手术灾祸。择期入住 ICU 通常与手术干预有关。后一组的预后优于前一组。一项研究报道显示，术后入住 ICU 的死亡率为 12%，住院的死亡率为 25%，其中 72% 的幸存者能够出院回家[2]。同样，另一项研究发现，57% 的接受择期手术的老年患者在手术后 1 年仍然存活[8]。相比之下，需要急诊手术的老年患者的死亡率为 89%，因急性内科

疾病入院的患者死亡率为 90%[8]。这些发现与另一项研究一致，该研究报道非计划手术的 1 年死亡率为 67%，急诊入院的 1 年死亡率为 80%[9]。

尽管老年患者择期手术后的生存率优于急诊手术或入住 ICU 后的生存率，但不幸的是，该患者人群的围术期结局仍然明显劣于年轻人。一项前瞻性观察性研究纳入了 1064 名接受非心脏手术的患者，65 岁以上患者的 1 年死亡率为 10.3%，接近年轻人的 2 倍（5.5%）[10]。同样，在美国，65 岁以上人群的围术期死亡率急剧增加[11]。2002—2005 年对退伍军人事务部国家外科质量改进计划（Veterans Affairs National Surgical Quality Improvement Program，NSQIP）数据库审查了 7696 例手术，结果显示总体发病率为 28%，死亡率为 2.3%，但在 80 岁以上的老年人中，发病率为 51%，死亡率为 7%[12]。

死亡率与并发症有着显著的相关性；一位老年患者很有可能在术中存活但死于术后并发症。老年人的围术期并发症及其与死亡率的关系已得到证实。中枢神经系统（CNS）和心脏、肺和肾脏的并发症最为常见，且对预后的影响最大[13-15]。NSQIP 对 1991—1999 年接受过非心脏手术的患者进行了研究，结果显示在 80 岁及以上的患者中，20% 有一种或多种术后并发症[15]。发生并发症的患者 30 天死亡率高于未发生并发症的患者（26% vs. 4%，$P < 0.001$）[15]。

Wunsch 等分析了 35 308 名入住 ICU 后存活的医疗保险受益人的 3 年预后，显示 ICU 存活患者的 3 年死亡率（39.5%，n=13

950）高于医院对照组［34.5%，*n*=12，173，调整后的风险比（AHR）为 1.07，95%CI 1.04～1.10，*P* < 0.001］和一般对照（14.9%，*n*=5，266，AHR=2.39，95%CI 2.31～2.48，*P* < 0.001）[16]。有意思的是，未接受机械通气的存活者与医院对照组患者相比，3 年死亡率增加很少（3 年死亡率分别为 38.3%，*n*=12 716 和 34.6%，*n*=11 470，AHR=1.04，95%CI 1.02～1.07），但接受机械通气的患者死亡率显著增加（ICU 存活者为 57.6%，*n*=1234；住院对照者为 32.8%，*n*=703 名住院对照者，AHR=1.56，95%CI 1.40～1.73），其中风险集中在出院后的 6 个月内（接受机械通气的患者 6 个月死亡率为 30.1%，*n*=645 人，而住院对照组为 9.6%，*n*=206，AHR=2.26，95%CI 1.90～2.69）[16]。

然而，长期预后的评价不应仅限于死亡率。生活质量（QoL）对患者及其家人也非常重要。日常生活活动（ADL）不能自理与老年人的围术期并发症存在相关性[14]。涉及 CNS 和心脏、肺和肾脏系统的并发症对患者预后有着重大影响，会导致意外入住 ICU 的风险增加[13-15]。同样值得注意的是，在 ICU 存活并转到专业照护机构的患者，6 个月的死亡率更高（转入专业护理机构患者的死亡率为 24.1%，出院直接回家的患者死亡率为 7.5%，AHR=2.62，95%CI 2.50～2.74，*P* < 0.001）[16]。

这种不断增长的老年人口消耗了大量的医疗资源，并且容易出现预后不良，符合美国麻醉医师协会（American Society of Anesthesiologists，ASA）围术期外科之家（Perioperative Surgical Home，PSH）的模型。

该计划是在医疗保健改进研究所（Institute for Healthcare Improvement，IHI）的三重目标下制订的，其目标是提高患者的治疗体验（质量和满意度），同时降低人均医疗成本[17, 18]。因此，PSH 是一种以患者为中心、基于团队的治疗模式，强调价值、患者满意度和成本的降低[19, 20]。

PSH 模型概念框架中的关键要素是最大限度地减少围术期治疗的异质性[21]。组织管理的经验表明，实践中的异质性会增加出现错误和并发症的可能性。建议通过确保治疗的连续性并将整个围术期管理视为一个连续过程而不是离散的术前、术中、术后和出院后事件，从而减少异质性[21]。重视老年患者的管理，有利于最大限度地减少并发症以及重症的发生，从而节约医疗成本[22]。

二、术前评估

2012 年，美国外科医师学会（American College of Surgeons，ACS）NSQIP 和美国老年病学会（American Geriatrics Society，AGS）发布了最佳实践指南，重点关注老年外科患者的最佳术前评估[23]。这些指南详细说明了全面的、基于循证医学证据的术前评估，目的是在手术前优化患者的治疗。对于计划接受术后入住 ICU 的择期手术的老年患者来说，毫无疑问存在优化治疗的可能性。相比之下，对于创伤或意外出现手术并发症的老年患者，优化治疗的能力更为有限，但一定程度的术前评估仍然是可行的，有助于指导术中术后治疗，改善预后。ACS NSQIP/AGS 最佳实践指南将在下一步进行介绍，并根据最新的研究进展进行更新。

指南推荐，对于老年患者术前的精神心理评估包括以下方面，即识别谵妄发生的危险因素，评估认知能力和行为能力，筛查抑郁症和酒精及其他药物滥用或依赖[23]。该评估的目的是记录患者基线状态，进行危险分层以明确可干预的危险因素，尽可能在手术前优化患者的治疗，并确保术后的改变能够被客观地识别和治疗。

谵妄是老年外科患者最常见的并发症，高达 50% 的老年术后患者出现谵妄[24, 25]。该指南建议明确谵妄的危险因素，对于有术后谵妄风险的患者，应避免苯二氮䓬类药物和抗组胺药物的使用[23, 26]。谵妄的危险因素在表 13-1 进行总结，ACS NSQIP/AGS 和重症医学会（SCCM）指南强调了以下六个危险因素，即既往老年痴呆、昏迷、高血压病史、酗酒史、入院时疾病的严重程度高和苯二氮䓬类药物的使用[23, 26]。

为了评估认知能力，筛查认知障碍，除查看医疗记录及与熟悉患者的人（如家人）面谈外，Mini-Cog 和时钟绘图测试已经成为快速、有效和推荐的筛查工具[23, 25, 27]（表13-2 和图 13-1）。术前认知测试的重要意义在于了解患者基线情况并与术后状态进行比较。此外，可以早期识别认知受损患者，使他们得到进一步评估或由专科会诊。最后，有证据的认知障碍对于确定患者的行为能力，遵医嘱和维持生活质量的能力非常重要。

指南建议对患者的行为能力或他们的决策能力进行评估，这对于确定患者签署手术

表 13-1　术后谵妄的危险因素

认知和行为异常
- 痴呆和认知障碍[a]
- 抑郁
- 饮酒[b]
- 睡眠缺乏和障碍
- 昏迷[b]

疾病或疾病相关因素
- 主动脉手术
- 近期髋部骨折
- 严重疾病或并发症[b]
- 感染
- 肾功能不全
- 疼痛控制不佳
- 贫血
- 缺氧或高碳酸血症
- 高血压病史[b]

代谢因素
- 营养状态差
- 脱水
- 电解质异常（高钠血症或低钠血症）

功能障碍
- 听力或视力障碍
- 功能状态差
- 制动或行动受限

其他
- 65 岁以上
- 多种药物治疗并且使用精神类药物（苯二氮䓬类药物、抗胆碱药物、抗组胺药物、抗精神病药物）[b]
- 尿潴留和便秘
- 存在导尿管

a. ACS NSQIP/AGS 和 SCCM 强推荐；b. SCCM 指南中的显著危险因素
引自参考文献 [1–4]

和麻醉知情同意的能力非常重要[23]。能力的法律标准被定义为具有理解、欣赏、推理和选择的能力，因为它们与医疗决策有关，即患者必须能够理解传达给他们的信息，了解他们的临床情况和预后，通过各种选项进行推理，并从选项中进行选择。对行为能力评估方法的讨论超出了本章的范围，但在一篇优秀的综述中进行了讨论[28]。

指南建议对抑郁症、酒精或毒品依赖或

表 13-2　Mini-Cog 认知评价：三项复述和时钟绘图

1. 引起患者的注意，然后对患者说："我要说三个词，希望你随时记住。这些词是香蕉、日出和椅子。现在请重复我上述的单词。"
   - 给患者三次重复单词的机会。如果尝试三遍失败，请转到下一项

2. 按照指示的顺序对患者说："请在下面的空白处画一个时钟。首先画一个大圆圈。将所有数字放入圆圈中，然后将指针设置为 11 点 10 分。"
   - 如果患者没有在 3min 内完成时钟绘图，停止并询问复述内容，如下一项所示

3. 向患者询问："我让你记住的三个单词是什么？"

引自参考文献 [1, 2]

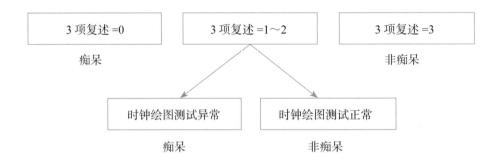

▲ 图 13-1　Mini-Cog 评分规则（www.ncbi.nlm.nih.gov/pubmed/11113982）

滥用进行筛查，并且可以通过使用经过验证的问卷来完成[23]。患者健康问卷 2（PHQ-2）是一种简单、快速且推荐的抑郁症筛查工具[23]（表 13-3）；筛查阳性的患者可以转诊行进一步评估或检查。可以通过 CAGE（减少、恼怒、内疚、睡醒后）问卷对酒精、毒品依赖或滥用进行筛查，任何"是"的答案都被视为阳性结果[23, 25]。毒品依赖或滥用筛查呈阳性的患者应考虑进行围术期戒断预防、围术期维生素补充（如硫胺素和叶酸），并在时间允许的情况下转至戒毒所或实行其他戒毒计划[23]。

老年 ICU 患者的术前心脏评估应遵循美国心脏病学会（American College of Cardiology, ACC）和美国心脏协会（American

表 13-3　患者健康问卷 2

- 在过去的 1 年中，您是否有至少 2 周的时间感到悲伤、忧郁、沮丧
- 在过去的 1 年中，您是否有至少 2 周的时间，对平时在意的事情不感兴趣，或者对平时喜欢的事情不享受

注意：如果患者对任一问题回答为"是"，则需要医生的进一步评估。引自参考文献 [1, 2]

Heart Association，AHA）指南。这些指南于 2014 年进行了更新，现在包含了一个基于网络的围术期风险计算器，取代了修订版心脏风险指数[29, 30]。这种新的心脏风险计算器根据以下五个标准来评估围术期心肌梗死或心脏骤停的概率，即年龄、ASA 等级、肌酐水平、与 ADL 相关的功能状态和手术类型[29, 30]。这种评估对指导知情同意、预后和

风险 / 收益的讨论可能会有帮助。

在评估老年 ICU 患者的肺部状况时，指南建议确定患者术后肺部并发症的危险因素，并在可能的情况下制订降低风险的策略[23]。这些策略可能不适用于急诊入住 ICU 的外伤患者，但对于择期入住 ICU 的患者，这些策略包括戒烟、优化哮喘和慢性阻塞性肺疾病（COPD）的控制、加强吸气肌锻炼、选择性肺功能和胸片检查[23]。与 2014 年 ACC/AHA 指南采用的基于网络的心脏风险计算器类似，存在一个基于网络的术后呼吸衰竭（PRF）风险计算器，定义为在手术后 48h 内未能脱离机械通气或计划外手术后 30 天内插管或再插管[31]。PRF 的风险评估基于以下五个标准，即 ASA 等级、是否存在脓毒症、紧急（与非紧急）病例、ADL 的功能状态和手术类型[31]。指南确定的术后肺部并发症（包括肺炎）的其他危险因素列于表 13-4。

功能状态和体能状态现在被认为是术后预后的重要预测因素，其中包括谵妄、手术部位感染、出院后入住照护机构，以及 30 天和 6 个月的死亡率[23]。功能状态可以通过一系列简短的筛查问题轻松评估，这些评估问题包括患者独立起床或离开椅子、穿衣服、洗澡、准备膳食和购物（如购买杂货）的能力[23]。任何"否"的回答都应进一步深入的评估和考虑转诊至物理治疗或专业治疗，并强调对主动出院计划的潜在需求。此外，还应记录听力、视力、吞咽、步态或活动能力的缺陷，并筛查跌倒风险[23, 32]。"起立——行走"计时测试（Timed Up and Go Test, TUGT）是另一种建议用于老年手术患者的筛

表 13-4 术后肺部并发症的危险因素

患者相关因素
- 年龄 > 60 岁
- 慢性阻塞性肺疾病
- ASA ≥ Ⅱ级 [a]
- 生活不能自理 [a]
- 充血性心力衰竭
- 睡眠呼吸暂停综合征
- 肺动脉高压
- 现有吸烟史
- 感觉受损
- 术前脓毒症 [a]
- 六个月内体重减轻 10%
- 血白蛋白 < 3.5mg/dl
- 血尿素氮 ≥ 7.5mmol/L（21mg/dl）
- 血肌酐 > 133μmol/L（1.5mg/dl）[b]

手术相关因素
- 手术时间延长（> 3h）
- 手术部位 [a]
- 急诊手术 [a]
- 全身麻醉
- 围术期输血
- 术后肌松药物残留

a. Gupta 危险计算器中预测术后呼吸衰竭风险的标准。引自参考文献 [1, 2, 5]
b. 译者注：原著有误，已修改

查工具[23, 32]。这是一项计时测试，患者从标准扶手椅上站起来，直线向前走 10 英尺（1 英尺 =0.3048m），转身，然后回到椅子上坐下这一系列动作[23]。任何在完成测试时遇到困难或需要 > 15s 才能完成测试的患者，都有跌倒的高风险，应考虑转诊物理治疗[23]。

衰弱是一种独立于残疾和并发症的综合征，在老年人群中非常普遍；部分学者估计，在 85 岁以上的人群中，多达 50% 的人群存在衰弱症[23, 25]。目前有多种衡量衰弱的方法，但 Fried 等所提出的定义得到了广泛认可[23, 33]。该定义基于五个标准对患者进行评估，即体重减轻、疲惫、体力活动少、行动缓慢和虚弱（表 13-5）；符合 2~3 个标准的

患者被认为是临界或衰弱前期，符合 4～5 个标准的患者则定义为衰弱[23, 33]。衰弱对术后预后有显著的负面影响[34]。由于衰弱和功能状态下降与预后较差具有相关性，因此提出了"提前康复"的概念，作为优化患者术前准备的一种方式。目前，有研究表明，旨在改善患者包括老年患者的术前功能状态的锻炼计划可能会改善康复和整体预后[35, 36]。此类研究还表明，术前康复对于改善认知也有好处[37]。

表 13-5 衰弱评分

标准	定义
体重减轻	过去一年非计划减重超过 10 磅
疲劳	自我报告能量或耐力不足
低体力活动	每周能量消耗减低
行动迟缓	走路缓慢
力量弱	握力减弱

患者每达到一个标准就得 1 分。0～1 分：不衰弱；2～3 分：中等或衰弱前期；4～5 分：衰弱
引自参考文献 [2, 6]

老年 ICU 患者的营养评估应包括记录基线身高、体重、体重指数（BMI）和血清白蛋白和前白蛋白，并询问过去 1 年是否有非预期的体重下降[23]。严重营养风险的危险因素包括 BMI < $18.5kg/m^2$、血清白蛋白 < 3.0g/dl（没有肾或肝功能障碍的证据），以及 6 个月内体重非预期下降超过 10%～15%[23]。推荐符合以上任何一个标准的患者，应接受营养师的全面营养评估，并考虑接受术前营养支持[23]。营养不良在老年患者中非常普遍，比例从社区的 5.8% 到医院的 38.7% 和康复中心的 50.5%[23]。由于营养状况不佳是感染和伤口并发症的已知风险因素，因此，评估和解决这个问题对于改善患者结局至关重要[23, 25]。

由于使用多种药物、患者对药物及其不良反应的敏感性增加，以及由于认知障碍或痴呆症而难以确定现有的药物治疗方案，因此老年人的药物管理具有挑战性[23, 25]。该人群的围术期药物管理需谨慎，并采取量身定制的方法。除仔细审查和记录所有处方药和非处方药外，指南还建议术前停用药物，包括非必需药物、Beers 标准列表中可能不适合老年人的药物（最新更新于 2015 年[38]）和中草药[23, 25]。应减少或避免使用的药物包括苯二氮䓬类、哌替啶、H1 受体拮抗药（特别是苯海拉明）和其他抗胆碱能药物[23]。围术期 β 受体拮抗药和他汀类药物的启动和给药应遵循 ACC/AHA 指南[23, 25]。肾脏清除的药物应根据肾小球滤过率给药，因为单独使用肌酐可能不足以评估老年人的肾功能[23]。

最后，在可能的情况下，应尝试为老年 ICU 患者提供咨询。咨询工作包括确保患者已指定医疗授权委托人，有生前预嘱，有足够的社会支持以及了解治疗目标、计划和并发症，其中包括可能的功能下降和（或）相关的住院治疗需求[23]。应考虑将没有足够社会支持系统的患者转诊给社会工作者[23]。

三、术中管理

老年患者的术中管理应考虑到之前强调的术前相关问题，以及老年患者生理功能储

备普遍下降。由于老年人的大脑对任何水平的药物的敏感性增加，再分布率的降低导致血药浓度升高，药物肝肾代谢能力降低导致药物半衰期升高，所以应减少催眠药、镇静药和镇痛药物的剂量[39]。关于局部麻醉技术相对于全身麻醉技术优越性（当可以在两者之间进行选择时）的争论一直存在。从理论上讲，与全身麻醉相比，局部麻醉技术至少应能降低术后认知并发症的发生率。然而，比较局部麻醉技术与全身麻醉技术的研究在认知、肺部并发症和死亡率等预后指标上显示出相互矛盾的结果，在制订明确的推荐意见之前仍需要进一步的研究[34]。

从心血管的角度来看，与年轻人群相比，随着患者年龄的增长，老年人血管和心肌的硬化会导致收缩压增高、静脉硬化、心肌肥厚和舒张功能障碍[40]。此外，交感神经张力增加会导致循环儿茶酚胺水平升高，并降低心肌对儿茶酚胺、低血压和运动的敏感性[40]。由于这些心血管变化，老年患者的心输出量更依赖心房功能，术中出现低血压和血压不稳定的情况更明显，并且对静脉容量、血管张力和心率或收缩力的变化的反应能力更差[40]。

随着年龄的增长，肺生理会发生变化，导致呼吸力学和气体交换受损。老年患者的肺弹性回缩力、呼吸肌力量、功能残气量、残气量、肺活量、扩散能力和 1 秒用力呼气量（FEV_1）会随着年龄的增长而降低[40]。因此，与年轻患者相比，老年患者更容易出现上气道阻塞、误吸、肺不张和术后肺部并发症[40]。因此，应特别注意采取措施尽量减少

术后肺部并发症的风险，包括尽量减少口胃管或鼻胃管的使用、呼气末正压（positive end-expiratory pressure，PEEP）机械通气、肺复张，尽量减少镇静药的使用或使用短效镇静药物，以及警惕术后神经肌肉阻滞的残留。

此外，其他器官系统也显示出与年龄相关的功能下降，包括胃肠道、肾脏和内分泌系统。老年人还存在胃排空时间延长和食道功能受损[40]。老年患者的肝脏药物代谢率可能会下降，尽管这个结果存在异质性[40]。肾功能下降、肌酐清除率和肾小球滤过率均下降，会导致肾脏代谢或排泄的药物清除率下降以及电解质稳态受损[40]。老年患者激素（包括胰岛素和甲状腺激素）的产生和反应性降低[40]。因此，老年患者通常需要更多地关注生理监测与仔细滴定药物剂量，以达到预期效果。

四、ICU 术后关注点

老年患者术后重症问题与因非手术原因入院的成年人并无不同。神经系统、呼吸系统、心脏和肾脏中的问题，以及疾病终末期问题已经在本文的其他地方进行了描述。然而，将衰弱作为重症老年患者预后的预测因素进行讨论是有必要的。

最近的研究显示，衰弱可以作为老年重症患者预后的预测指标。在法国进行的一项多中心前瞻性观察研究分析了衰弱对死亡率的影响[41]。研究者用了两种不同的衰弱评分系统，即衰弱表型（frailty phenotype，FP）和临床衰弱评分（clinical frailty score，CFS）。他们的研究显示，ICU 死亡的风险与 3 个或更多的虚弱表

型相关（HR=3.3，95%CI 1.6～6.6，$P < 0.001$），并且 6 个月死亡率与 CFS 评分 ≥ 5 分相关（HR=2.4，95%CI 1.49～3.87，$P < 0.001$）。Zeng 等发现衰弱指数（源自健康受损累积的比例）与死亡率之间存在相关性[42]。在这项研究中，30 天内死亡的患者的平均衰弱指数评分（0.41±0.11）高于存活至 300 天的患者（0.22±0.11，F=38.91，$P < 0.001$）。此外，该指数每增加 1%，30 天死亡风险就会增加 11%（95%CI 0.07～0.15）。衰弱指数得分 > 0.46 分的患者无法存活 > 90 天。

最近，另一组研究者发表了他们对 122 名患者的研究结果。在这项前瞻性研究中，研究者使用了从综合老年评估中得出的衰弱指数[43]。如果他们的衰弱指数得分 < 0.25，他们将患者定义为健壮，如果得分为 0.25～0.40，则将患者定义为衰弱前期，如果得分 > 0.40，则描述为衰弱。结果表明，与衰弱前期和健壮受试者相比，衰弱组的中位总生存期较低（分别为 23、31 和 140 天，$P=0.013$）。从长远来看，衰弱患者在 3 个月（80.8%）和 6 个月（84.6%）内的死亡率也明显高于其他人。尽管这些研究使用了不同

的衰弱评分系统，但很明显衰弱可以用作重症老年人预后的预测指标。因此，它可以为 ICU 团队做出暂停或撤除生命支持的临终决定提供指导[44]。最后，由于术前衰弱与该人群的术后结果密切相关[45, 46]，因此有必要在术前获得衰弱评分以预测围术期结果并指导老年患者在 ICU 中的治疗。

五、结论

围术期老年患者的管理应旨在预防可能导致并发症和死亡的问题。PSH 的概念非常适用于这一人群，因为治疗一致性和标准化更好，可以实现三个目标包括改善患者体验、改善临床结局和降低医疗成本。在术前评估方面，衰弱等新概念是一个很好的结局预测指标，文献中出现了优化患者接受手术和麻醉的"提前康复"的概念。根据老年人发生的生理变化和特定患者的需求在术中调整麻醉管理也很重要。如果患者需要 ICU 治疗，本书将提供涉及这些问题的章节。与术前阶段相似，衰弱似乎在预测老年患者的术后预后方面有很好的相关性。

参考文献

[1] Blot S, et al. Epidemiology and outcome of nosocomial bloodstream infection in elderly critically ill patients: a comparison between middle-aged, old, and very old patients. *Crit Care Med* 2009; **37**:1634–41.

[2] Bagshaw SM, et al. Very old patients admitted to intensive care in Australia and New Zealand: a multi-centre cohort analysis. *Crit Care* 2009; **13**:R45.

[3] Marik PE. Management of the critically ill geriatric patient. *Crit Care Med* 2006; **34**: S176–82.

[4] Lewis MC. *In Manual of Geriatric Anesthesia*. New York, NY: Springer, 2013: 3–13.

[5] Teno JM, et al. Change in end-of-life care for Medicare beneficiaries: site of death, place of care, and health care transitions in 2000, 2005, and 2009. *JAMA* 2013; **309**:470–77.

[6] Barrett ML, Smith MW, Elixhauser A., Honigman LS.

Utilization of intensive care services, 2011. *HCUP Statistical Brief* (Dec. 2011).

[7] Wallace DJ, Angus DC, Seymour CW, Barnato AE, Kahn JM. Critical care bed growth in the United States: a comparison of regional and national trends. *Am J Respir Crit Care Med* 2015; **191**:410–16.

[8] De Rooij SE. et al. Cognitive, functional, and quality-of-life outcomes of patients aged 80 and older who survived at least 1 year after planned or unplanned surgery or medical intensive care treatment. *J Am Geriatr Soc* 2008; **56**:816–22.

[9] Tabah A, et al. Quality of life in patients aged 80 or over after ICU discharge. *Crit Care* 2010; **14**:R2.

[10] Monk TG, Saini V, Weldon BC, Sigl JC. Anesthetic management and one-year mortality after noncardiac surgery. *Anesth Analg* 2005; **100**:4–10.

[11] Li G, Warner M, Lang BH, Huang L, Sun LS. Epidemiology of anesthesia-related mortality in the United States, 1999–2005. *Anesthesiology* 2009; **110**:759–65.

[12] Turrentine FE, Wang H, Simpson VB, Jones RS. Surgical risk factors, morbidity, and mortality in elderly patients. *J Am Coll Surg* 2006; **203**:865–77.

[13] Manku K, Bacchetti P, Leung JM. Prognostic significance of postoperative in-hospital complications in elderly patients: I. Long-term survival. *Anesth Analg* 2003; **96**:583–89.

[14] Manku K, Leung JM. Prognostic significance of postoperative in-hospital complications in elderly patients: II. Long-term quality of life. *Anesth Analg* 2003; **96**:590–94.

[15] Hamel MB, Henderson WG, Khuri SF, Daley J. Surgical outcomes for patients aged 80 and older: morbidity and mortality from major noncardiac surgery. *J Am Geriatr Soc* 2005; **53**:424–29.

[16] Wunsch H, et al. Three-year outcomes for Medicare beneficiaries who survive intensive care. *JAMA* 2010; **303**:849–56.

[17] Berwick DM, Nolan TW, Whittington J. The triple aim: care, health, and cost. *Health Aff* 2008; **27**: 759–69.

[18] Institute for Healthcare Improvement (IHI). *The IHI Triple Aim*, 2008, available at www.ihi.org/engage/initiatives/tripleaim/pages/default.aspx (accessed April 19, 2016).

[19] Vetter TR, et al. The Perioperative Surgical Home: how can it make the case so everyone wins? *BMC Anesthesiol* 2013; **13**:1–11.

[20] Vetter TR, Jones KA. Perioperative Surgical Home: perspective II. *Anesthesiol Clin* 2015; **33**:771–84.

[21] Kain ZN, et al. The Perioperative Surgical Home as a future perioperative practice model. *Anesth Analg* 2014; **118**:1126–30.

[22] Mello MT, Azocar RJ, Lewis MC. Geriatrics and the Perioperative Surgical Home. *Anesthesiol Clin* 2015; **33**:439–45.

[23] Chow WB, et al. Optimal preoperative assessment of the geriatric surgical patient: a best practices guideline from the American College of Surgeons National Surgical Quality Improvement Program and the American Geriatrics Society. *J Am Coll Surg* 2012; **215**: 453–66.

[24] American Geriatrics Society Expert Panel on Postoperative Delirium in Older Adults. American Geriatrics Society abstracted clinical practice guideline for postoperative delirium in older adults. *J Am Geriatr Soc* 2015; **63**:142–50.

[25] Nakhaie M, Tsai A. Preoperative assessment of geriatric patients. *Anesthesiol Clin* 2015; **33**:471–80.

[26] Barr J, et al. Clinical practice guidelines for the management of pain, agitation, and delirium in adult patients in the intensive care unit. *Crit Care Med* 2013; **41**:263–306.

[27] Borson S, Scanlan J, Brush M, Vitaliano P, Dokmak A. The Mini-Cog: a cognitive "vital signs" measure for dementia screening in multi-lingual elderly. *Int J Geriatr Psychiatry* 2000; **15**:1021–27.

[28] Appelbaum PS. Assessment of patients' competence to consent to treatment. *N Engl J Med* 2007; **357**:1834–40.

[29] Fleisher LA, et al. 2014 ACC/AHA guideline on perioperative cardiovascular evaluation and management of patients undergoing noncardiac surgery: executive summary. A report of the American College of Cardiology/American Heart Association Task Force on Practice Guidelines. *Circulation* 2014; **130**:2215–45.

[30] Gupta PK, et al. Development and validation of a risk calculator for prediction of cardiac risk after surgery. *Circulation* 2011; **124**:381–87.

[31] Gupta H, et al. Development and validation of a risk calculator predicting postoperative respiratory failure.

Chest 2011; **140**:1207–15.

[32] Panel on Prevention of Falls in Older Persons, American Geriatrics Society and British Geriatrics Society. Summary of the updated American Geriatrics Society/British Geriatrics Society clinical practice guideline for prevention of falls in older persons. *J Am Geriatr Soc* 2011; **59**:148–57.

[33] Fried LP, et al. Frailty in older adults: evidence for a phenotype. *J Gerontol A Biol Sci Med Sci* 2001; **56**:M146–56.

[34] Murthy S, Hepner DL, Cooper Z, Bader AM, Neuman MD. Controversies in anaesthesia for noncardiac surgery in older adults. *Br J Anaesth* 2015; **115**(Suppl 2):ii, 15–25.

[35] Oosting E, et al. Preoperative home-based physical therapy versus usual care to improve functional health of frail older adults scheduled for elective total hip arthroplasty: a pilot randomized controlled trial. *Arch Phys Med Rehabil* 2012; **93**: 610–16.

[36] Dronkers JJ, et al. Preoperative therapeutic programme for elderly patients scheduled for elective abdominal oncological surgery: a randomized controlled pilot study. *Clin. Rehabil* 2010; **24**:614–22.

[37] Saleh AJ, et al. Preoperative cognitive intervention reduces cognitive dysfunction in elderly patients after gastrointestinal surgery: a randomized controlled trial. *Med Sci Monit* 2015; **21**:798–805.

[38] American Geriatrics Society 2015 Beers Criteria Update Expert Panel. American Geriatrics Society 2015 updated Beers Criteria for potentially inappropriate medication use in older adults. *J Am Geriatr Soc* 2015; **63**:2227–46.

[39] Barash PG. *Clinical Anesthesia Baltimore*, MD: Wolters Kluwer/Lippincott Williams & Wilkins 2009.

[40] Alvis BD Hughes C G. Physiology considerations in geriatric patients. *Anesthesiol Clin* 2015; **33**:447–56.

[41] Le Maguet P, et al. Prevalence and impact of frailty on mortality in elderly ICU patients: a prospective, multicenter, observational study. *Intensive Care Med* 2014; **40**:674–82.

[42] Zeng A, et al. Mortality in relation to frailty in patients admitted to a specialized geriatric intensive care unit. *J Gerontol A Biol Sci Med Sci* 2015; **70**: 1586–94.

[43] Kizilarslanoglu MC, et al. Is frailty a prognostic factor for critically ill elderly patients? *Aging Clin Exp Res* 2016; **70**: 1586–94.

[44] McDermid RC, Stelfox HT, Bagshaw SM. Frailty in the critically ill: a novel concept. *Crit Care* 2011; **15**:301.

[45] Makary MA, et al. Frailty as a predictor of surgical outcomes in older patients. *J Am Coll Surg* **210**, 901–**908**(2010).

[46] Robinson TN, et al. Simple frailty score predicts postoperative complications across surgical specialties. *Am J Surg* 2013; **206**:544–50.

第 14 章　伦理问题：撤除治疗，不予治疗和无效治疗

Ethical Issues: Withdrawing, Withholding, and Futility

Gail A. Van Norman　**著**

陈上仲　**译**　　许强宏　**校**

要　点

- 在大多数西方司法管辖区，根据有自主决定的患者的请求，撤除或不予生命维持治疗（life-sustaining treatment, LST）在道德上是等效的，并且在伦理和法律上都得到支持。
- 与患者 / 代理人意愿相反的撤除或不予治疗的决定，可能在无效的论点上是可以支持的，但更为复杂，可能会受到法律质疑。
- 无效的概念在床旁的可用性可能有限，但在理解撤除或不予作决定的多方观点方面是一个关键的概念。
- 医生和患者或其代理人之间的公开沟通和尊重对话，是解决价值观差异和找到适当治疗途径的先决条件。

一、概述

ICU 每天都提供进行道德讨论、解决困境和解决问题的机会。问题的范围从能力和知情同意到替代决策、无效、撤除或不予生命维持治疗（LST），以及重要器官捐赠。这一章着重于在临终决策中的几个伦理问题：撤除或不予 LST 和无效治疗。

二、不予或撤除维持生命的治疗

不予治疗是指决定不开始或不升级干预，而撤除治疗是指停止已经开始的治疗。在 ICU 中，撤除和不予的决定涉及的干预措施很广，如人工输液和营养、呼吸机治疗、心肺复苏、起搏器或植入式心律转复除颤器治疗。无论涉及何种治疗，撤除或不予治疗决定背后的伦理考虑都基于类似的道德推理。

尽管有长期的共识，但临床医生仍对不予和撤除决定之间是否存在伦理上的差异感到相当不安。

在 20 世纪晚期，大约 50% 的 ICU 死亡发生在不予或撤除 LST 之后[1]。这些决定随着时间的推移而增加（图 14-1），现在全球 70%～93% 的患者死于 ICU[2-8]。研究表明，在多种文化中，越来越多的老年患者倾向于不延长 LST[3]。老龄是医生和患者撤除和不予治疗决定的重要因素[10, 11]。

● 道德平等

西方关于不予和撤除决定的主流伦理观点是基于道德对等理论[12]；如果不予和撤除之间没有道德上的区别，那么（在所有其他条件都相同时）就不存在允许不予治疗，但是不允许在治疗开始后撤除同样的治疗。让绝症患者接受受益较小的治疗，至少违反了西方医学伦理的两项基本原则，即有利（行善）和不伤害（避免伤害）原则[13, 14]。此外，如果从伦理上，一旦开始行 LST 医生就不能

撤除，那么他们可能不太愿意启动潜在获益很小的治疗，因为他们担心如果后期负担过重，患者可能会陷入治疗而无法停止[15]。这种试验性治疗是治疗和评估重症患者预后的重要策略。若对撤除试验性治疗的伦理问题存在误解而放弃这种治疗，可能会使患者无法获得潜在的益处。

许多医生认为撤除治疗和不予治疗之间存在重要的道德差异，尽管医生对濒临死亡的患者越有经验，他们就越不可能报道这些决定之间的伦理或心理差异[16]。在一项对 1100 名美国医生的调查中发现，超过 90% 的人同意应该接受有决策能力的患者撤除治疗的请求，但超过 50% 的医生也报道说，撤除 LST 在心理上比不予治疗困难得多[17]。对于不予治疗的意愿，公众似乎要小得多（分别为 40.2% 和 82.3%），尽管绝大多数人（在一项研究中为 77.7%）愿意撤除治疗[18]。这种担忧并非美国医生所独有。研究表明，与不予 LST 相比，德国医生[19]不愿意撤除 LST，

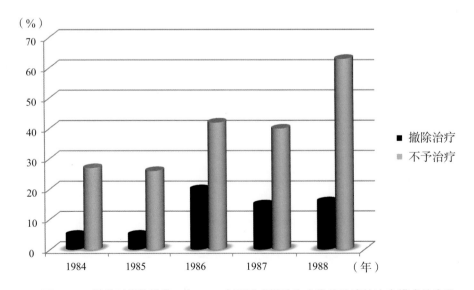

▲ 图 14-1　随着时间的推移，在 ICU 中不予或撤除生命维持治疗的决定模式的变化

撤除决定增加了，但相对于不予治疗的决定仍然明显少见。引自 Koch et al.[1]

而在印度[20]、黎巴嫩[21]和希腊[22]的重症医学专家中，与不予治疗相比，撤除治疗的决定更少见。

一些学者认为，如果开始 LST 的决定是公正的，患者有初步的权利要求在先前获得的基础上继续治疗，除非他们放弃自己的主张[23]。这一论点是基于医生对患者忠诚的原则（然而，它并不能得出撤除 LST 是不道德的结论）。反之，在未经患者同意时这样做是不道德的。问题仍然是，如果治疗被确定为"无效的"，而患者拒绝撤除治疗，到底该怎么做。患者是否有"权利"无限期地要求无效的治疗，仅仅因为它是在后来被证明是有益的假设下开始的？ 对无效的担忧是许多不予和撤除治疗困境的核心，但这是一个存在问题的概念，将在后面讨论。

- 做与允许：有重要的道德差异吗？

关于不予和撤除 LST 之间存在道德区别的另一种论据是，在行动（或做）和允许之间进行道德区分[24]。如果不启动 LST 会使患者死于其自身的疾病，而撤除已建立的 LST，则需要医生的行动，因为医生预见到这种行动可能导致患者的死亡。有人认为，行动将道德罪责归咎于执行人，而不作为则将对结果的责任归咎于患者或他们的健康。这一推论使许多医生能够接受不予 LST，但不支持开始后撤除治疗。试图区分"做"和"允许"的一个问题在于，"意图"是人类决定的一个强大的，甚至是决定性的道德方面，如果意图和结果相同，医生决定是否按下一个按钮（如停止呼吸机的"关闭"按钮）或不按下一个按钮（如停止呼吸机的"打开"按钮）在道

德上似乎无关紧要。

在质疑一项决定的道德性在做或仅仅允许之间的区别的论点时，伦理学家提出了这样的假设：做和允许在道德上是同样错误的，或者，相同的行为和结果在道德上实际上是不同的。Rachels 提出这样一个假设，比如 Smith 故意把他侄子按在浴缸里淹死他，而 Jones 看到他的侄子溺水在浴缸里，尽管能够救出他，却故意站在旁边，让他淹死[25]。两个人都是有罪的。Brock 要求我们考虑另一个不同的场景[26]。一个依赖呼吸机的人希望停止呼吸机，他的医生关掉呼吸机，他就死了。在另一种情况下，该男子贪婪的侄子期待着一大笔遗产，在晚上偷偷溜进房间，关掉了呼吸机，导致了该男子死亡。如果侄子的行为是杀人，那么医生的行为也是，即两者都涉及相同的行为和结果。然而，大多数伦理学家都一致认为，这些情况在道德上是截然不同的。这是因为并非一个事件的所有特征都是与道德相关的。Brock 案例的道德相关特征不是发生的行为，而是驱动每个行为者的动机和意图。

在大多数西方国家，伦理学家倾向于这样一种观点，即在确定不予治疗与撤除治疗存在道德相关的差异时，做和允许并不足够，甚至是无关紧要的。撤除或不予的道德相关特征是其动机和意图是在临终时能减轻患者痛苦和（或）其他负担，尊重患者自主权。由于这两个决定的动机相同，人们普遍认为，在大多数情况下，撤除和不予治疗在道德上是相同的[27-30]。这一立场得到了许多专业和国际组织的支持[2, 27-30]（表 14-1）。

表 14-1　部分医学协会确认了撤除或不予治疗决定的伦理等同性

- 美国医学会
- 美国内科医师学会
- 美国胸科医师学会
- 美国重症医学会
- 美国胸科学会
- 澳大利亚和新西兰的重症医学会
- 澳大利亚和新西兰的重症医学学院
- 奥地利重症医学会
- 比利时重症医学会
- 加拿大重症医学会
- 荷兰重症医学会
- 法国重症医学会
- 英国医学总理事会

● **法律方面的考虑**

在美国，撤除或不予 LST 的法律支持是基于尊重患者自主权的伦理原则，以及限制政府干预和保护个人隐私权的宪法条款。1976—1990 年，Karen Ann Quinlan[31] 和 Nancy Cruzan[32] 的案件在 1990 年[33] 联邦"患者自决法案"中，对患者限制或拒绝 LST 的权利进行了立法。该法律规定，有行为能力的患者有权拒绝任何医疗治疗（包括 LST）医院必须告知患者这些权利予以实施，而不歧视他们。已经有美国医院因违反这一法案而受到制裁[34]。2005 年，随着 Terry Schiavo 一案在州法院和联邦法院的曲折审理，这项法律裁决的持久性受到了反复的考验[35]。每个法院都裁定，即使 Terry 会因此死亡，撤除进食管在法律上是允许的。这一原则在佛罗里达州立法机构和美国国会试图通过立法强制 Terry 继续通过鼻饲喂养的尝试中存活下来；美国最高法院拒绝了重新考虑的请求。

有时会出现医生不顾患者或代理人的反对而想撤除或不予 LST，如 Helga Wanglie 的

案件[36, 37]。在这种情况下，法院会下令遵循家人的意愿。值得注意的是，这类案件并不质疑撤除或不予 LST 的合法性，而是质疑是否可以或应该违背患者或其代理人的意愿这样做。

有时，医生辩称，如果治疗无效，他们可以单方面撤除治疗，因为它不再是合法的医疗治疗。美国的法律裁决并不总是有利于医生，而是取决于患者对无效的看法、对脑死亡定义的混淆以及其他复杂的问题的考虑。除美国以外的西方国家倾向于支持撤除或不予治疗的做法，但其他国家的法律决定各不相同。例如，在日本，一些撤除治疗的决定导致了对凶杀案的调查[38]。

三、无效性

无效性经常被提出作为撤除和不予治疗决定的理由。在 ICU 中，无效治疗被认为是常见现象；在一项研究中，大约 20% 的 ICU 患者被判定接受了无效（11%）或可能无效（8.6%）的治疗[39]。

伦理学家或临床医生之间几乎没有分期，认为不需要提供真正无效的治疗，不应该在知情的情况下进行，而且实际上可能是不道德的。未达到患者的治疗目标或在高强度治疗时处于僵持状态，但效果不显著的治疗不仅费用昂贵，而且与医学界的专业价值相悖，会引发严重的道德冲突。然而，对于什么是"无效"达成共识，存在很大的问题。

当一种治疗给患者带来的负担大于益处时，它应该会引发关于治疗目标的讨论。将

一种治疗定义为无效，意味着获益很少或没有获益（或者至少治疗的主要目标无法实现），因此治疗将主要造成伤害。提供这种治疗将是不道德的，因为它将违反有利和不伤害的原则，这两种原则都是西方医学伦理学的支柱概念。故意提供无效的治疗会进一步威胁到医疗实践中的真实性；提供或寻求无效治疗会鼓励虚假的希望——这类似谎言。

● 医生的职权范围

直至 20 世纪 80 年代，医生拒绝依从患者和家属的治疗要求在医学伦理学中一直不是一个突出的问题。20 世纪中后期，美国医疗决策从以医生为中心（家长式的）演变为以患者为中心。这种变化是由多种因素驱动的：医疗技术看似无限的进步，引发了关于医疗性质的复杂的道德问题，越南战争阴影下反独裁哲学盛行的政治气候，以及个人自治作为一种文化价值日益突出[40, 41]。

首先，对医生权力的主要限制是患者拒绝治疗的权利，如 Quinlan[31] 和 Cruzan[32] 案例，而不是患者要求特定治疗的权利。然而，不久之后，这种正面权利的案件就出现了，如 Helga Wanglie[36, 37] 案件。尽管医生们被迫继续治疗 Wanglie 夫人，这个案例提出了关于患者要求 LST 的自主权限制的问题。

医学专业性要求治疗必须以健全的医学理论为基础，并且具有有效的医学证据支持，或者至少有一种合理的信念，认为治疗有可能起作用。早在柏拉图时期，医生就有道德义务拒绝那些不能恢复健康或满足患者现实目标的治疗要求，"即使他们比迈达斯更富有"[42]。这样的义务将医生的角色与单纯技术人员的角色区分开来，后者通过提供需要的服务而获得报酬。尊重患者自主权的原则必须与定义医疗实践是什么和不是什么的核心原则和价值观相平衡。无效性讨论已经在阐明医生对"不适当"患者需求的担忧，以及在决定治疗过程中收回关于专业教育和判断的价值的权威方面都很重要。

● 患者自主权的成本

当治疗的危害仅限于患者个体时，自主权论点最具说服力。然而，对于许多治疗方案，获益和负担不仅限于个人，而是由社会共同分担。经济成本通常分散在一些风险池中，如保险群体或政府支付者，从而由整个社会承担。Huynh 等估计，在一项包含 5 个 ICU 的研究中，在 90 天中，有超过 260 万美元的治疗费用被认为是无效的。更令人担忧的是，另一项研究发现，由于为单个患者提供了无效治疗，33 名其他需要重症治疗患者的治疗明显推迟，至少有两名患者在等待转运其他 ICU 时死亡[39]。

● 定义无效

给治疗贴上无效标签是很有效的；许多医生认为，这表面上允许他们单方面不予或撤除 LST，因为这表明，提供 LST 不符合医学伦理实践[43]。然而，现实并非如此简单。预防或停止无效治疗的一个问题（如果不是问题的话）在于准确地定义什么是"无效"治疗。正如托内利所说，"尽管人们明显接受了医学上无效的干预措施，但医生们根本无法就他们面前的无效案例达成一致意见"[44]。

治疗的临床结果只能进行回顾性统计。前瞻性地定义无效（如我们是否应该不给予这种治疗因为其可能是无效的）在于预测治疗不太可能产生预期的结果。但是，仍无法确定阳性结果被认为是无效的可能性有多大。一个常用的无效定义是，医生必须得出结论，它的成功率少于 1/100[45]。这个数字似乎是从临床研究结果 1% 的差异中推断出来的（$P < 0.01$），通常被认为是不显著的[46]。然而，在一项研究中，当医生被要求提出一个成功的概率，如果低于这个概率，这种治疗应该被认为是无效的，答案从 0%～60%。5 名医生中有 1 名选择了 20% 或更高的上限[46]。即使他们在被告知无效是成功的概率 < 0.01 之后，但 1/3 的住院医师将无效定义为成功概率是 5%[47]。

在定义无效时，什么样的结果应该是决定性的？ 即使使用像死亡率这样的"直接"结果也会带来问题，因为众所周知，医生很难准确预测住院患者死亡率。一些评分系统（APACHE Ⅳ、SAPS 3、MPM Ⅲ）已经被证明可以区分死亡风险升高的患者群体，但所有这些评分系统都高估了最终死亡率[48]。医生在进行临床判断时也高估了死亡率。在一项研究中，医生对 2 年死亡率估计的阳性预测值仅为 57.4%（尽管有趣的是，这与 APACHE Ⅱ 和预测风险评分系统相当[49]）。预测未来的结果还取决于操作者；医生经验越少，预测就越不准确[50]。Neville 等发现，ICU 专业医师平均比主治医生提早 2 天确定 LST 无效，他们无法为自己的决定提供尽可能多的理由，并且在确定将在医院死亡的患者方面不如主治医生准确。值得注意的是，研究中所有医生总体准确性很差，无

论经验如何；有相当惊人数量被判断接受无效治疗的患者（ICU 专科医生和主治医师分别认为是 38% 和 15%）最终存活了 6 个月以上[50]。Imbus 和 Zawaki 报道了他们在加州大学洛杉矶分校烧伤中心的经验，该经验强调："在患者死亡之前，没有烧伤是绝对致命的……我们既不能预言，又不愿剥夺患者可能怀有的任何希望，所以仅在回顾时才把烧伤诊断为'致命的'或'没有希望的'[51]。"这并不是说他们不敢告诉严重烧伤患者真相。他们告诉受伤最严重的患者，虽然他们无法预测未来，但据他们所知，"在以往像你这样的年龄和烧伤程度，没有人能在这种伤中幸存下来，无论是采取或不采取最大限度的治疗"。

如果一种治疗不能达到预期的医疗结果，它会自动无效吗？或者，只有在未能达到患者及其家人的社会和健康目标时，它才是无效的？患者和医生经常在什么使治疗无效和什么获益值得追求的问题上存在分歧，即使存活的可能性不大。在医生看来，不能延长几天以上的生命，治疗可能是无效的，而患者可能认为，即使延长与家人在一起的几个小时，也是一个有价值的目标[52]。在这种情况下，医生和患者用不同的测量尺度来定义益处和无效性，即医生在定量地定义无效性，而患者代理人则使用定性的定义。Jecker 将定量和定性无效的区别描述如下：定量的无效是指一种治疗无法产生预期生理效果的巨大可能性，而定性的无效描绘了这样一种情况，即无论是否能达到生理效果，它都不能给患者带来显著的获益[37]。在前一种说法中，

证据和医生的经验占主导地位。在后一种无效性的表述中，患者的观念和价值观占主导地位。

医患之间考虑无效性的分歧是基于医患之间价值观的差异[53]。解决价值观上的分歧需要讨论、相互尊重和协商[54]，持久的分歧有时会闹上法庭。一些立法工作，如"得克萨斯州预立指令法"（TADA），试图在患者和医生的利益之间取得平衡，法律规定，尽管与患者或者代理人存在分歧，但医生有权不予或撤除他们认为无效的治疗[55, 56]。

● 无效的概念应该被淘汰吗？

在探索医疗决策的哲学本质时，无效是一个关键的概念。然而，没有一个在床边指导医疗护理和解决价值观争议时有用的无效性定义的共识，现在许多伦理学家认为，至少在临床治疗的情况下，这个术语应该被搁置[41, 52]。Gallagher 等认为，对于以治疗为基础的讨论中，无效性并不是一个恰当的概念[57]。他们和其他一些人提出，无论患者、家属或医生是否要求或希望进行治疗，是否应开始或继续进行治疗的问题，应取决于了解治疗的"医疗恰当性的连续"[57, 58]。确定什么样的治疗方法是合适的，取决于疾病、治疗方法、预期结果，以及患者、家庭和医生的价值观。因此，开始或继续进行医疗治疗的"适当性"对每位患者都是独特的。

四、实践建议：让患者接近有关无效性的信息

Susan Rubin 建议，当医生和患者在治疗无效的问题上发生冲突时，停下来问以下两个问题是有帮助的，即就什么目标而言，治疗是无效的？这是谁的目标？[43] 这可能会引发关于患者和医生双方的目标和价值观的对话，这对解决问题更有意义。

Imbus 和 Zawacki 对严重烧伤患者治疗方法是基于他们的信念，即决定开始或不予最大限度的治疗更多的是一种道德判断，而不是医学判断[51]。他们采用了一个与严重烧伤患者共同决策的非判断系统，该系统认识到并尊重一个事实，即不同的人对医疗数据的价值和反应是不同的。大多数患者在面临抉择时，当得知烧伤治疗没有幸存者的情况下，拒绝了积极治疗，而选择了姑息治疗。但偶尔有患者选择了积极治疗，以追求最大的干预，正如 Rubin 指出，这应该提醒我们，如果我们认为，"一个美好死亡的单一愿景适用于每个人，而不管他（她）的价值观，那我们就错了[43]"。用 Weisman 的话来说，"在死亡中普遍存在的恐惧似乎不仅是意识的消亡，而是害怕我们经历的死亡可能不是自己能够接受的。这是死亡作为生命财产和被处死之间的唯一区别[59]"。

参考文献

[1] Prendergast TJ, Claessens MT, Luce JM. A national survey of end-of-life care for critically ill patients. *Am J Respir Crit Care Med* 1998; **158**(4):1163–67.

[2] Sprung C, Paruk F, Kissoon N, et al. The Durban World Congress ethics round table conference report: I. Differences between withholding and withdrawing life-sustaining treatments. *J Crit Care* 2014; **29**:890–95.

[3] Azoulay E, Metnitz B, Sprung CL. End-of-life practices in 282 intensive care units: data from the SAPS 3 database. *Intensive Care Med* 2009; **35**:623–30.

[4] Vincent JL, Parquier JN, Preiser JC, Brimioulle S, Kahn RJ. Terminal events in the intensive care unit: review of 258 fatal cases in one year. *Crit Care Med* 1989; **17**:530–33.

[5] Koch K, Rodeffer HD, Wears RL. Changing patterns of terminal care management in an intensive care unit. *Crit Care Med* 1994; **22**: 233–43.

[6] Keenan SP, Busche KD, Chen LM, et al. A retrospective review of a large cohort of patients undergoing the process of withholding or withdrawal of life support. *Crit Care Med* 1997; **25**:1324–31.

[7] Hall RI, Rocker GM. End-of-life care in the ICU: treatments provided when life support was or was not withdrawn. *Chest* 2000; **118**:1424–30.

[8] Sise MJ, Sise CB, Thorndike JF, et al. Withdrawal of care: a 10–year perspective at a Level I trauma center. *J Trauma Acute Care Surg* 2012; **72**:1186–89.

[9] Aita K, Miyata H, Takahashi M, Kai I. Japanese physicians' practice of withholding and withdrawing mechanical ventilation and artificial nutrition and hydration from older adults with very severe stroke. *Arch Gerontol Geriatr* 2008; **3**:263–72.

[10] Hoel H, Skjaker SA, Haagensen R, Stavem K. Decisions to withhold or withdraw life-sustaining treatment in a Norwegian intensive care unit. *Acta Anaesthesiol Scand* 2014; **58**:329–36.

[11] Guidet B, Hodgson E, Feldman C, et al. The Durban World Congress ethics roundtable conference report: II. Withholding or withdrawing of treatment in elderly patients admitted to the intensive care unit. *J Crit Care* 2014; **29**:896–901.

[12] Wilkinson D, Savulescu J. A costly separation between withdrawing and withholding treatment in intensive care. *Bioethics* 2014; **28**:127–37.

[13] President' Commission for the Study of Ethical Problems in Medicine and Biomedical and Behavioral Research. *Deciding to Forego Life-Sustaining Treatment: A Report on the Technical Medical and Legal Issues in Treatment Decisions*. Washington, DC, US Government Printing Office, 1983: 73–77.

[14] Vincent JL. Withdrawing may be preferable to withholding. *Crit Care* 2005; **9**:226–29.

[15] Truog RD, Cambell M, Curtis JR, et al. Recommendations for end-of-life care in the intensive care unit: a consensus statement by the American College of Critical Care Medicine. *Crit Care Med* 2008; **36**:953–63.

[16] Chung GS, Yoon JD, Rsinski KA, Curlin FA. US Physicians' opinions about distinctions between withdrawing and withholding life-sustaining treatment. *J Relig Health* 2016; **55**:1596–606.

[17] Melthorp G, Nistun T. The difference between withholding and withdrawing life-sustaining treatment. *Intens Care Med* 1997; **23**:1264–87.

[18] Rydvall A, Lynoe N. Withholding and withdrawing life-sustaining treatment: a comparative study of the ethical reasoning of physicians and the general public. *Crit Care* 2008; **12**:R13.

[19] Beck S, van de Loo A, Reiter-Theil S. A "little bit illegal"? Withholding and withdrawing of mechanical ventilation in the eyes of German intensive care physicians. *Med Health Care Philos* 2008; **11**:7–16.

[20] Mani RK, Mandal AK, Bal S, et al. End-of-life decisions in an Indian intensive care unit. *Intensive Care Med* 2009; **35**:1713–19.

[21] Yazigi A, Riachi M, Dabbar G. Withholding and withdrawal of life-sustaining treatment in a Lebanese intensive care unit: a prospective observational study. *Intensive Care Med* 2005; **31**:562–67.

[22] Krandidiotis G, Gerovasili V, Tasoulis A, et al. End-of-life decisions in Greek intensive care units: a multicenter cohort study. *Crit Care* 2010; **14**:R228.

[23] Sulmassy DP, Sugarman J. Are withholding and withdrawing therapy always morally equivalent? *J Med Ethics* 1994; **20**:218–22.

[24] Huddle TS. Moral fiction or moral fact? the distinction

between doing and allowing in medical ethics. *Bioethics* 2013; **27**:257–62.

[25] Rachels J. Active and passive euthanasia. *N Engl J Med* 1975; **292**:78–80.

[26] Brock D. Taking human life. *Ethics*. 1985; **95**:851–65.

[27] Sprung CL, Paruk F, Kissoon N, et al. The Durban World Congress ethics round table conference report: I. Differences between withholding and withdrawing life-sustaining treatments. *J Crit Care* 2014; **29**: 890–95.

[28] AMA Council on Ethical and Judicial Affairs. *Code of Medical Ethics of the American Medical Association.* Chicago, IL: AMA,2014–15.

[29] Snyder L. American College of Physicians Ethics Manual, 6th Edition. *Ann Intern Med* 2012; **156**: 73–104.

[30] General Medical Council. *Withholding and Withdrawing: Guidance for Doctors.* London: GMC, July 2010.

[31] *In Re* Quinlan, 355 A.2d 647 (NJ 1976).

[32] *Cruzan v. Director, Missouri Department of Health*, 497 U.S. 261 (1990).

[33] H.R. 4449. Patient Self-Determination Act of 1990, 101st Congress (1989–90).

[34] Sawicki N. A new life for wrongful living. In *LAW eCommons: Faculty Publications and Other Works.* Chicago, IL: Loyola University of Chicago School of Law, 2014, available at http://lawecommons.luc.edu/ c gi/viewcontent.cgi?article=1472&context=facpubs (accessed April 27, 2016).

[35] *Jeb BUSH, Governor of Florida, et al., Appellants v. Michael SCHIAVO, Guardian of Theresa Schiavo*, Appellee. No. SC04–925 (Supreme Court of Florida, 2004).

[36] Cranford RE. Helga Wanglie's ventilator. *Hastings Ctr Rep* 1991; **21**:23–24.

[37] Jecker NS. Medical futility: a paradigm analysis. *HEC Forum* 2007; **19**:13–32.

[38] Aita K, Kai L. Withdrawal of care in Japan. *Lancet* 2006; **368**:12–14.

[39] Huynh TN, Kleerup EC, Wiley JF, et al. The frequency and cost of treatment perceived to be futile in critical care. *JAMA Intern Med* 2013; **173**:1887–94.

[40] Pelligrino ED. The metamorphosis of medical ethics: a 30–year retrospective. *JAMA* 1993; **269**:1158–62.

[41] Paris JJ, Hawkins A. "Futility" is a failed concept in medical decision making: its use should be abandoned. *Am J Bioethics* 2015; **15**:50–52.

[42] Plato. *The Republic*, trans. G. M. A. Grube. Indianapolis, IN, Hacket, 1974.

[43] Rubin SB. If we think it's futile, can't we just say no? *HEC Forum* 2007; **19**:45–65.

[44] Toneill MR. What medical futility means to clinicians. *HEC Forum* 2007; **19**:83–93.

[45] Schneiderman LJ, Jecker NS, Jonsen AR. Medical futility: its meaning and ethical implications. *Ann Intern Med* 1990; **112**: 949–54.

[46] McCrary S, Swanson J, Young S, et al. Physicians' quantitative assessments of medical futility. *J Clin Ethics* 1994; **5**:100–5.

[47] Curtis JR Park DR, Krone MR, et al. Use of the medical futility rationale in do-notattempt resuscitation orders. *JAMA* 1995; **273**:124–28.

[48] Nassar AP, Mocelin AO Nunes ALB, et al. Caution when using prognostic models: a prospective comparison of 3 recent prognostic models. *J Crit Care* 2012; **4**:423, e1–7.

[49] Litton E, Kwok M, Webb SA. Comparison of physician prediction with 2 prognostic scoring systems in predicting 2–year mortality after intensive care admission: a linked-data cohort study. *J Crit Care* 2012; **27**:423, e9–15.

[50] Neville TH, Wiley JF, Holm ES, et al. Differences between attendings' and fellows' perceptions of futile treatment in the intensive care unit at one academic health center: implications for training. *Acad Med* 2015; **90**:324–30.

[51] Imbus SH, Zawacki BE. Autonomy for burned patients when survival is unprecedented. *N Engl J Med* 1977; **297**: 308–11.

[52] Lantos JD, Singer PA, Walker RM, et al. The illusion of futility in clinical practice. *Am J Med* 1989; **87**: 81–84.

[53] Weijer C, Singer PA, Dickens BM, Workman S. Dealing with demands for inappropriate treatment. *CMAJ* 1998; **159**: 817–21.

[54] Bruni T, Weijer C. A misunderstanding concerning futilily. *Am J Bioeth* 2015; **15**:59–60.

[55] Gallagher CM, Farroni JS, Moore JA, Nates JL, Rodriguez MA. The misleading vividness of a physician requesting futile treatment. *Am J Bioeth* 2015; **8**:54–56.

[56] Texas Legislature. 2015. Senate Bill 1163: An act relating to advance directives and health care and treatment decisions. Available at www.legis.state. tx.us/tlodocs/84 R/billtext/pdf/SB01163I.pdf#nav panes=0 (accessed April 27, 2016).

[57] Jecker NS. Futility and fairness: a defense of the Texas advance directive law. *Am J Bioeth*. 2015; **15**:43–64.

[58] Ewer MS. The definition of medical futility: are we trying to define the wrong term? *Heart Lung* 2001; **30**:3–4.

[59] Weiman AD. *On Dying and Denying: A Psychiatric Study of Terminality*. New York, NY: Behavioral Publications, 1972.

第 15 章　老年重症病房：跨学科治疗模型

Geriatric Critical Care Units: Model for Interdisciplinary Approach

Steven R. Allen　Lewis J. Kaplan　著

陈上仲　译　　许强宏　校

要　点

- 老年重症病房（geriatric critical care unit，GCCU）的跨学科团队成员应包括医生、护士、注册营养师、物理治疗师、职业治疗师、呼吸治疗师、药剂师和家庭成员。
- 以老年患者为中心的重症病房（ICU）的结构要素经过精心设计，以确保最佳和最有效地利用空间，同时满足老年患者的特殊需求。
- 全天安静的环境对老年患者的充分休息和恢复是至关重要的。
- 监测器的警报应根据患者的基线状态进行调整，警报的频率必须降到最低，以避免不必要的"噪音"，这可能会加剧睡眠障碍并可能增加谵妄的频率。
- 舒缓医疗（palliative care medicine，PCM）可能是帮助管理家属经历的各种非医疗问题的理想选择，如内疚、愤怒、恐惧、信息匮乏、不切实际的期望、误解、生活环境调整和冲突解决。事实上，在以老年患者为主的 ICU 中，舒缓医疗团队成员与 ICU 团队定期进行查房有助于实现适当的医疗方案。
- 出院后患者应尽快恢复入院前用药，因为不恢复用药会导致一些不良事件发生，例如从戒断综合征到高血糖或低血糖，最后发展为心力衰竭。

一、概述

在美国和其他西方国家，65 岁及以上的老年患者正以前所未有的速度增长。从 2003 年到 2013 年，该人口增长了近 25%（2003 年为 3590 万，2013 年为 4470 万）。预计到 2060 年，该人口将翻倍至近 9800 万。到 2040 年，美国老年人口将占美国总人口的 21.4%。"超高龄"老年人口（85 岁及以上）预计将增加两倍，即从 2013 年的 610 万增至

2040 年的 1460 万[1]。随着这场"银色海啸"的临近，优化老年重症患者的治疗，彻底了解这一人群及其固有的医疗复杂性变得至关重要。

实际年龄和生理年龄之间的相关性不一定呈线性的。例如，Ma 等调查了衰老和胰岛素分泌之间的相关性，证明了胰岛素分泌从成熟期到大约 45 岁时开始下降，在 55 岁之前下降趋势稳定，随后进一步下降[2]。各种生理状况和医学疾病的积累，或是自发的（基因突变）或是后天的（外部暴露），都可能会加速一个人的生理年龄。影响个体如何受到生理损伤积累的相互作用及其过程是复杂的，而且对其了解甚少。生理年龄的加速可能会减少一个人应对进一步挑战的储备，如脓毒性休克、受伤或脑卒中；当然，反之可能会以意想不到的速度加速恢复。这种实际年龄和生理年龄的差异，导致了各组群之间发病率和死亡率的差异，在老年人中似乎更为明显。

生理年龄较高的老年患者可能被描述为比生理年龄"年轻"的患者更衰弱。衰弱有不同的维度和定义，但衰弱的共同特征包括体重减轻、体力下降、虚脱、迟钝和活动水平降低[3]。与衰弱相关的其他方面还包括认知障碍、跌倒、贫血和已确定的并发症数量增加[4]。这种虚弱的状态使人容易受到各种应激原的影响，并可能表现为与医疗有关的发病率和死亡率，包括更糟糕的围术期预后[5-8]。多个评估衰弱的工具已经被开发出来，进而能够客观地评估衰弱。老年病综合评估（Comprehensive Geriatric Assessment，CGA）涵盖了老年衰弱的所有领域，包括认知功能、活动能力、日常生活（activity of daily living，ADL）功能、情绪和营养。由于 CGA 的工作量较大，研究者开发了其他较短的问卷来评估老年人的衰弱，包括约翰斯霍普金斯衰弱评分、埃德蒙顿衰弱量表和格罗宁根衰弱指标（Groningen Frailty Indicator，GFI）。一项研究表明，格罗宁根衰弱指标评分 > 3 分与院内死亡率增加、严重并发症增加和住院时间增加有关[9]。这些评估衰弱程度的工具对于评估手术风险是非常有价值的，可以适当地告知患者和家属手术干预的相关风险。

由于老年人群的特殊性，其中包括生理年龄的显著差异，可能与年龄不符，以及相关的衰弱，老年人群需要特别重视优化疾病或手术干预后的预后，并避免不良预后，如器官衰竭、增加居家护理、认知障碍、慢性疼痛、义务失败、长期住院和慢性护理机构内死亡[10]。与其他领域一样，专注于卓越领域的有目标的团队获得了有效的改善，老年重症的治疗也是如此。

二、成功的跨学科老年重症病房的组成

● 团队成员

一个成功的跨学科老年重症病房的组成（geriatric critical care unit，GCCU），其跨学科团队成员与其他高功能重症病房的团队成员几乎没有区别，但有一个重要的例外。GCCU 还特别纳入了在老年内科和外科治疗方面，具有特殊专业知识的其他关键团队成

员。与更年轻的患者相比，这些独特的团队成员是解决老年重症患者各方面治疗需求的关键。在下文我们将进一步详细讨论团队成员和他们的具体角色，以及他们在 ICU 中的结构组成。重要的是要认识到，大多数机构不会有一个独立的、专门指定的 GCCU，而是有一个功能性的 GCCU，即在一个更普通的 ICU 环境中存在 GCCU 团队（图 15-1）。

- 以老年患者为主的 ICU 的结构要素

以老年患者为中心的 ICU 的医疗机构与围绕和治疗患者的团队一样重要。这个病区必须经过精心设计，以确保最佳空间、最有效地利用，同时符合老年患者的特殊需求。与所有 ICU 一样，房间的布置应使患者能够从病房内的多个位置都能被轻松地看到。考虑到老年人群很有可能出现谵妄，这样可以

确保所有患者都得到充分的观察。所有房间都应该有直接通向大窗户的通道，可以看到外面的景色，并能获得明亮的自然光。这将使患者的睡眠 - 觉醒周期的正常化尝试得到优化，因为睡眠对此类人群至关重要。其次，每个房间都应该有大的滑动玻璃门，在关闭时可以充分控制噪音，并且可以充分地观察患者。同时，一天中的任何时间都有安静的环境，这对于老年患者的充分休息和康复至关重要。此外，监护仪的警报应根据患者的基线状态进行调整，警报的频率必须降到最低。这种不必要的"噪音"可能会加剧睡眠障碍，而此类人群是非常依赖安稳的睡眠来减少谵妄的发生。

卫生也是老年 ICU 患者的基本要素。患者和医务人员在进入和离开患者房间时，必

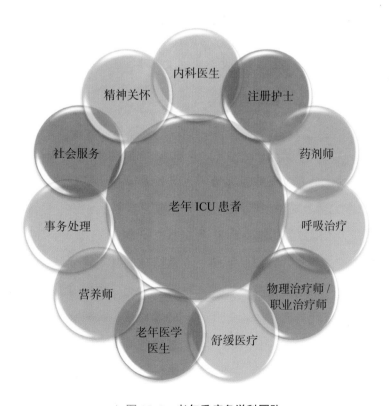

▲ 图 15-1　老年重症多学科团队

该图显示了老年重症患者治疗团队成员的多重性，以达到最佳治疗效果

须随时使用清水、肥皂和手部消毒剂。每个病房都必须配备淋浴和马桶，这些设施都是无障碍的，并有安全扶手、防滑地板和坚固的座椅以确保安全。理想状况下，淋浴间应足够大，进而容纳患者和进行协助的医务人员，并且能够容纳物理治疗师或职业治疗师，以便进行使用卫生辅助设备的培训。马桶应该升高，以确保患者能够舒适地坐下和站起来，以免导致不平衡和不慎跌倒。病房也应该足够大，以容纳家庭成员。必要时，为家属提供一个休息区也是很理想的，特别是在长期重症疾病期间。不同的重症医学组织为满足这些要素专门提供了一系列 ICU 的设计。

优化老年重症病房有效性的其他要素包括在房间内设置大字体、高对比度的标牌，以便于在房间里能够经常重新定位。更新日期和时间以及护理人员的轮班机制，对于加强定位至关重要；需要注意的是，应确保准确性，并在必要时经常更新，尤其是在护理人员更换时。向患者和患者家属传达每日目标和不断变化的治疗计划的机制有助于形成预期，并为家属提供投入和教育的机会。需要特别注意的是，应确保信息可见并且足够大，以便让可能存在视力障碍的患者阅读。

● 以老年患者为主的 ICU 的功能要素

老年 ICU 有多种功能要素，它们必须结合在一起，以确保有效和高效的治疗，并优化结果。这些要素包括现场物理治疗，以及促进护理人员、患者及其家属之间充分沟通的各种要素。同时不应忽视辅助设备，如处方眼镜、为患者讲解或翻译不同语言的电子设备、能与听觉或发声能力受损的人进行有

效沟通的助听器。大量的应用程序和其他程序可用于笔记本电脑、平板电脑和手持设备。较大的电视显示器和控制装置可以适应握力下降的情况，以及因关节炎和相关疾病导致的脚趾灵活性下降，从而进一步使有障碍的患者感到舒适和交流，并减少挫折感。当老年患者在陌生的医院／重症环境中出现依赖时，它们还能为其提供一些对环境的控制。

为老年患者设计的 ICU 的设备应有足够的会议室空间，供所有团队成员使用。该空间应与电子健康记录（包括影像）相关联，适合教育会议演示，并且还能够显示基于网络的课程。该空间的理想任务是作为治疗过渡交接和跨学科治疗规划的隐秘空间。一个更舒适和不太正式的独立空间，可能是家庭会议的理想场所，但对于更大的会议，也可以使用会议室。当然，日常计划和治疗目标也可能是查房过程的一部分，以便在适当时继续让患者参与这些计划。

三、日常运作

鉴于需要 ICU 治疗的老年外科患者在围术期治疗的复杂性，多团队的医疗和护理人员对这些患者的全面护理至关重要。这种团队协作的方式确保了患者在每个治疗方面都得到优化。理想情况下，每个对治疗有影响的学科都应有代表参加查房，以确保他们领域的问题得到解决，并无缝地纳入日常的整体护理计划中。由于部分医疗成员可能被纳入多个 ICU 团队，因此向无法参加查房的团队成员传达计划和询问的机制是至关重要的。

白板、玻璃门板和目标表（电子和纸质）都已成功使用。

多专业查房应包括但不限于医生、护士、注册营养师、物理治疗师和职业治疗师、呼吸治疗师、药剂师，以及对每个老年患者的治疗都不可或缺的家庭成员。需要每个团队成员的投入，以确保制订一个单一的、一致的计划。这可以防止不同团队成员之间可能出现的沟通中断，允许每个团队成员发表他们当天的具体计划，并解决与每位患者治疗相关的任何问题或疑虑。

家属作为治疗团队的成员参与日常查房也是有益的。家属的参与不仅可以确保日常治疗计划得到明确的传达，还可以让团队的其他成员和家属之间进行实时讨论和解决问题。有一个参与和知情的家庭，可以促进治疗目标的制订。事实上，这种讨论可以被纳入查房，并消除与"下午家庭会议"相关的潜在尴尬。此外，在查房中与家属直接交流似乎可以减少护士在一天中为收集信息而打电话的次数，从而可以有更多的时间用于床边治疗。指定一个发言人也有助于促进家庭内部的沟通。由于以老年患者为主的 ICU 可能会定期使用几位顾问，在固定的时间将大量的信息传递给家属，这不仅是明智的，而且也为患者（当他们能够参与时）、家属和团队成员设定了合理的期望。当出现需要专家评估的伴随性医疗状况而不是入院的主要原因时，团队的成员会扩大。

因各种手术问题而需要在 ICU 治疗的老年患者，往往有较多预先存在的医疗状况，使出现的问题治疗起来更加复杂。此外，患有严重外科疾病的患者，在既往几乎没有就医的情况下，能够诊断出许多以前存在但未被诊断的疾病。因此，新诊断的内科并发症往往控制不佳，使外科疾病的治疗更加困难。2008 年对医疗保险的死亡者（n=1 802 029 名患者）进行了调查，死亡前 1 年内、1 个月内和 1 周内分别有 31.9%、18.8% 和 8% 的患者进行了手术，这说明了老年人，甚至超高龄老年人很多会接受外科手术治疗[11]。死者的年龄从 65—98 岁。不足为奇的是，那些接受手术的患者在 ICU 的时间和住院时间更长，再次入院的频率更高，而且总费用更高。对手术治疗的耐受能力和恢复能力受到并发症及其对老年患者的影响，这可以使用衰弱评分来评估。

● 衰弱的评估

衰弱是指多个器官系统的生理功能下降，使即是很小的外源性应激原都容易累及患者[12]。在 65 岁以上的患者中，衰弱的发病率接近 15%，在 85 岁以上的患者中，衰弱的发病率高达 30%。正如 Bandeen-Roche 等的研究[13] 显示，慢性病会大大加重衰弱程度。在这项研究中，每种慢性病都有一个陡峭的患病率梯度，从强壮（或不衰弱）到衰弱。这种增长在糖尿病、心脏病、肺病、骨质疏松症和脑卒中方面最为突出。此外，与独立生活的人相比，那些在日常生活中不能自理的人更有可能被认为是衰弱的。住在养老院而非照护机构患者，比独立生活的患者衰弱的可能性高一倍[13]。

衰弱的老年人发生术后并发症的风险很高。因此，如果可能的话，应该在术前对老年人群进行衰弱评估。有几个工具可以测量衰弱程度，如定时起立和行走测试，格罗宁根衰弱指数（表15-1），埃德蒙顿衰弱量表（Edmonton Frailty Scale，EFS），该量表已在择期手术的术前评估中得到验证。De Vries 等发表的一篇详尽的综述认为，尽管可用的评估工具很多，但衰弱指数是最适合的评估预后的工具[14]。有充分的证据表明，衰弱的外科患者比强壮的患者表现更差，因此术前评估应包括对衰弱的评估，以考虑预后和治疗的问题。通过对衰弱程度的评估，可以对患者和家属进行适当的建议和讨论，了解真实的预后和潜在的并发症。此外，从功能评估的角度来看，那些被认为是衰弱的人可以被

转到早期且强化的物理治疗评估和治疗（即优化），以改善急诊手术后的预后和长期生活质量。因此，在老年 ICU 中，应在适当的时候对每个患者进行衰弱度评估，以确定基线和符合这些结论的治疗计划，以改善临床结局。

● 治疗已有的疾病

许多老年患者在入院时都有慢性疾病，更多的患者在入 ICU 时被发现有既往没有认识到的疾病，如控制不佳的糖尿病、慢性阻塞性肺病（COPD）和冠状动脉疾病。对于那些已知的疾病，重症专业医生必须决定是否应该继续或修改先前的治疗方案。医生必须权衡每种药物的风险和益处，并评估家庭用药与用于治疗导致入院的急性疾病的药物的潜在相互作用。最典型的例子包括用于心房颤动或其他血栓栓塞预防的维生素 K 拮抗药或抗血小板药物。通常情况下，在入院前就已经做出了决定，而重症专业医师必须决定恢复这些药物的时间。在以老年患者为主的 ICU 中，一个包括外科在内的综合团队，有利于促进诸如表中的讨论。

由于老年患者药物治疗的复杂性，老年医学专业的药师是 ICU 团队的理想成员。专业的药师可以协助进行药物的调节和剂量的调整。专注于老年重症患者治疗的药师会了解伴随着衰老的生理和药理变化。了解肾脏和肝脏功能的变化以及这些变化对药物清除率的影响，有助于对这些药物的剂量进行适当的调整。这些药师可以协助处理负面的药物相互作用，并向医生和护理团队提供有关老年患者使用某些药物可能出现的不良反应的建议（即苯二氮䓬类

表 15-1　格罗宁根衰弱指数的主要评估

活 动	是否可以在没有协助的情况下执行以下任务 1. 买菜 2. 走到户外 3. 穿脱衣服 4. 如厕
视 力	患者是否因视力受损而遇到问题
听 力	患者是否因听力受损而遇到问题
营 养	在过去的 6 个月中，患者是否经历了非预期的体重下降（6kg 每 6 个月或 3kg 每 3 个月）
伴发疾病	患者是否使用四种或更多类型的药物
认 知	患者是否有关于记忆的问题或抱怨
社会心理	1. 患者是否感到空虚 2. 患者是否曾经怀念人的存在 3. 患者是否感到孤独 4. 患者最近是否感到情绪低落或郁闷 5. 患者是否感到紧张或焦虑
身体素质	患者如何评价自己的身体状况强度（0～10；0= 非常差，10= 非常好）

改编自 Bielderman et al. [43]

药物和 Beers 清单上的任何一种药物）。在一项针对 90 名服用 5 种或更多药物的患者（不包括心力衰竭患者）的研究中，将家庭用药清单与急诊提供的清单进行了比较。总共审查了1045 种家庭用药，其中 290 种在患者入院前的处方和医疗机构认为患者的处方之间存在差异，最常见的差异是剂量优化（45.5%）。其余的差异包括增加治疗（27.6%）、其他（15.2%）和停止治疗（11.7%）。药师对近 50% 的队列进行了干预，假设每个患者平均有 1.6 次干预，每个可预防的药物不良事件的平均成本为8750 美元，预计单个医院可节约成本超过 200万美元[15]。

出院后恢复用药是一个从系统性治疗中获益的关键事件。未能恢复入院前的用药，会导致从戒断综合征、高血糖或低血糖到心力衰竭等各种意外事件[16]。与这种独特的失败有关的因素包括匆忙出院、出院医嘱匮乏、患者或护理人员认知能力受损、缺乏出院用药咨询和用药协调。在以老年患者为主的 ICU 中接受治疗患者的来说，一个专业的药师或高级执业医师，在从住院患者到门诊患者的成功过渡中可望发挥关键作用[17]。

四、疼痛和谵妄的评估

● 谵妄

谵妄被定义为一种精神状态的急性变化，这种变化时好时坏，是由普遍的医疗状况引起的。在所有住院患者中谵妄的发生率为14%～56%，在 ICU 患者中为 80%，在老年人群中的发生率更高。此外，谵妄与近 33%

的死亡率有相关性[18]。

谵妄有多种类型包括兴奋型、抑制型和混合型。兴奋型谵妄的患者经常躁动，很容易识别，而抑制型谵妄可能更难识别和诊断。在抑制型谵妄中，患者往往看似在睡眠或精神低落的状态中。因此，这种形式的谵妄没有被认识到，也没有得到治疗。由于这些原因，并且由于谵妄在老年人群中非常普遍，护理人员应该在每个班次都对患者进行谵妄评估。应使用客观的测量方法来诊断谵妄。若要诊断各种类型的谵妄，患者必须保持合理的意识水平，这一点可以通过 Richmond躁动 — 镇静量表（Richmond Agitation and Sedation，RASS）来评估。一旦确定了这一点，评估谵妄的客观方法包括谵妄评分表 – 修订版（Delirium Rating Scale-Rerised，DRS-R）、ICU 谵妄症状检查表（Intensive Care Delirium Symptoms Checklist，ICDSC）和记忆性谵妄评估量表（Memorial Delirium Assessment Scale，MDAS）。然而，由于Confusion Assessment Method-ICU（CAM-ICU）易于管理，已经成为许多 ICU 的首选评估方法。这些工具在第 5 章有更详细的讨论。

从逻辑上讲，治疗谵妄的最好方法是预防谵妄。在老年患者为主的 ICU 中，有多种措施可以用来预防谵妄。有听力或视力障碍的患者应有机会使用助听器和眼镜。这样可以让患者更容易地进行交流和定向。应定期调整患者的定向力，使其了解人、地点、日期和时间，而不是发现他们存在定向力障碍时才调整；重新定向比在一开始就保持定向力更为困难。

另一个预防谵妄的非药物手段是维持正常的睡眠-觉醒周期。这可以通过环境干预来实现，例如在晚间可以用窗帘遮挡环境光线。电视机应在夜间关闭，适当时应将门关闭以减少来自ICU护士站内的噪音。护理人员应该有意识地尽量减少病房内的噪音水平，以利于改善睡眠卫生。此外，调整护理工作流程，以避免每小时与患者进行互动，进而保证睡眠，而不是让睡眠中断成为工作流程计划的一部分。例如，避免在晚上11点钟更换静脉管，在凌晨2点钟进行静脉部位的评估和重新标记，在凌晨4点钟进行床浴等，将可以安排的任务转移到清醒时间而不是晚上。同样，早上的胸部X光检查可以在早上6点钟进行而不是5点钟，实验室抽血可以在胸部X光检查后进行。这可能需要改变专职医疗人员的轮班，或调整科室人员的一些工作，但这应该是以老年患者为主的ICU整体计划的一个重要部分。

如果老年患者出现谵妄，应迅速明确危及生命但可逆转的医疗状况，如缺氧、败血症、心肌梗死等。药物治疗最好是作为减少谵妄进一步发展的最后措施。医生应对疼痛、焦虑和躁动进行鉴别。疼痛应采用适当的镇痛方案包括乙酰氨基酚、阿片类药物或非甾体药物。必要时应使用抗焦虑剂来治疗焦虑。值得注意的是，一些老年患者在使用苯二氮䓬类药物治疗时，可能反而表现为躁动，而不是镇静；目前还不能更精确地界定高危人群的情况。因此，许多学者建议在老年人群中使用典型或非典型的抗精神病药物作为苯二氮䓬类药物的首选替代品。有一种特殊的

情况值得注意，就是对于已经在服用常规剂量苯二氮䓬类药物的老年患者来说，停止使用苯二氮䓬类药物可能会引发戒断症状；这种患者群体不太可能在继续治疗时表现为躁动[19]。最后，应通过安抚和恢复定向力的方式来解决躁动问题，在非药物治疗失败或者为了保护患者和工作人员安全时才考虑使用镇静药。

● 疼痛管理

疼痛是手术和非手术治疗的常见伴随症状。水肿是经常被忽视的一个的来源，它是由皮肤神经牵拉和痛觉感受器激活引起的持续不适。尽管如此，老年患者可能不会像年轻患者那样报告或感知疼痛。老年患者在描述或承认疼痛方面可能存在困难。患者的疼痛可能表现为心率加快或其他心律失常或高血压。患有慢性认知障碍，如阿尔茨海默病的患者可能不会说话，因而难以评估。除了面部体征（腹部检查时龇牙咧嘴或畏缩）或自主或不自主的保护以外，所描述的那些微小征象可能是患者疼痛的唯一表现。

对于老年患者的疼痛控制，最佳做法是确保从一开始就给予充分的镇痛。我们必须尽量尝试减少阿片类药物的使用。在没有禁忌证的情况下，可以考虑在镇痛方案中加入常备的对乙酰氨基酚。此外，如果患者的肾功能正常，可以考虑使用短效的非甾体抗炎药（NSAID），如布洛芬或酮咯酸，以减少阿片类药物的使用。在有肋骨骨折等损伤的老年患者中，积极使用椎旁阻滞或胸腔硬膜外麻醉是非常有价值的，可以优化疼痛控制，而不会出现意外的镇静。充分的疼痛控制非

常重要，可以保证良好的肺部清洁以减少肺炎和肺不张的风险[20, 21]，同时也有助于早期活动和移动，以防止静脉血栓栓塞事件。阿片类药物和卧床休息会加重便秘，从而引起疼痛和明显的不适。应通过定期排便计划来预防便秘。由于随着年龄的增长，口渴的感觉下降，所以粪便凝结难以避免，应该辅以药物来增强粪便流动。回想一下，结肠擅长吸收盐和水，以帮助修复血浆高渗状态，如脱水。灌洗液有助于避免滥用泻药的后遗症，并为粪便补水提供一些水分。

- 谵妄和疼痛对潜在认知缺陷和痴呆的影响

手术和重症疾病患者经常使用的药物包括镇静药、阿片类药物和神经肌肉阻断剂（neuromuscular blocking，NMB），这些药物都对长期的神经心理功能有深刻的影响，并已被证明会导致重症患者的长期认知障碍（long-tenm cognitive impairment after a critical illness，LTCI-CI）。这些药物中都已被证明与这些人群，特别是老年人的谵妄恶化存在相关性。虽然 NMB 药物在 ICU 中的使用频率比前几十年要低，但它们可用于急性呼吸窘迫综合征（ARDS）的治疗。NMB 药物与持续的虚弱有相关性，可能难以与重症疾病中的多发性神经病变或伴随 ICU 后综合征的虚弱相区别。每日中断镇静药物以评估神经轴的完整性，被证明对所有人群都有益，应纳入以老年患者为主的 ICU 的治疗中[22]。

既往存在的认知障碍和痴呆症即使在一次谵妄发作后也会恶化。这些影响会导致长期的后果，时间可在住院后长达 6 年[23-25]。

目前还不清楚每天或每次的镇静间隔是否会对谵妄的发生产生有益的影响，但已经注意到它们可以减少使用呼吸机的天数。与此相关的是，最近已证实，与原 ICU 的治疗团队相比，在远程 ICU 进行治疗的患者，谵妄的发生率有所增加[26]；多种因素可能会影响这一观察结果，其中包括通过电话进行远程治疗、查房顺序排在最后，以及其他尚未建立直接因果关系的因素。然而，这些观察结果有力地支持将老年患者收入重点关注他们治疗的 ICU，并系统地消除他们在治疗中的混杂因素。

五、老年人的肺部支持

老年人的肺部支持原则上与年轻人的支持基本相同，但有几个明显的例外。这些特殊情况可以简单归纳为以下几类。

1. 由于随着年龄的增长，肌肉质量减少，对于任何给定数量的瘦体重损失，力量和耐力都会不成比例地减少。

2. 在应用全脸面罩进行无创通气时，肌肉质量的下降和牙齿的变化可能导致密封性不足。

3. 假体、脱水和糖尿病会导致口腔生物膜增加，这可能会改变与吸入性肺炎相关的菌群，在经验性选择新发肺部感染的抗生素时应予以考虑。

由于存在这三个因素，集中精力尽快脱离机械通气是非常有意义，努力保持瘦体重也是如此。因此，强化物理治疗包括但不限于早期行走、机械通气时的行走和运动、早期营养支持和口腔卫生等，都是内部一致的干预措施，可以改善预后[27]。最近的努力已经破除了许多弥漫在 ICU 患者固定化实践中存在的很多误解，证明在机械通气或使用心室辅助装置的情况下，进行运动和锻炼确实是可行的[28]。有兴趣的读者可以查阅最近的一份生物膜的综述，其中概述了生物膜的基本特征和当前的管理方法[29]。

六、老年人的营养支持

营养支持对于维持瘦体重以及增强宿主防御能力至关重要。值得注意的是，大多数试验都会明确地将超高龄患者排除在外。因此，能以循证医学的方式指导决策的数据很少。然而，从研究得出的数据中，有一些因素可以转化为老年人群。根据 Choosing Wisely Campaign 对重症患者的建议，对于营养充足的患者，在 7 天之前不需要提供营养支持。从反方向理解，这条建议是支持对老年患者进行早期营养支持的，因为他们很少会营养充足[30]。考虑到宿主防御能力随年龄增长的固有下降（包括共病、营养不良和重症），使用胃肠道进行营养支持可以减少老年人在 ICU 中的感染。此外，肠内的营养支持还能起到滋养肠道黏膜的作用，保存黏膜屏障功能，这对限制菌群移位很重要[31]。糖萼的保留也使得非要素肠内营养成为可能，而不是提供要素的剂型，这种物质不需要进一步加工就能直接通过肠道吸收。当然，在糖萼不完整（比如 NPO > 3 天）的患者中使用非要素饮食可能会导致腹泻，应减少或停止肠内营养，同时对增加的

粪便量进行评估[32, 33]。

认识到低白蛋白可能是稀释、消耗或对血浆负电荷增加的反应，其他营养健康的指标也是适用的[34]。前白蛋白是一个较好的指标，但需要与 C 反应蛋白（CRP）一起测量，因为这两个指标成反比；事实上，前白蛋白作为营养健康的衡量标准需要 CRP 水平正常才能准确解释[35]。对于在 ICU 住院时间较长的患者来说，也可以通过尿中的尿素氮测定等检测方法来评估目标营养处方是否满足患者的蛋白质需求，以达到正氮平衡的目的[36]。需要注意的是，重症患者在饮食上不应该限制蛋白质，即使在非蛋白质热量的摄入上可以减少［即 22kcal/（kg·d）］以避免肝脏脂肪变性[37]。通常情况下，增加蛋白质的目标，如 1.5～2.0g/（kg·d），对重症患者比较合适，特别是脓毒性休克或多发性创伤的患者。可以通过咨询营养师来建立一个将评估、处方和监测纳入一致框架的方案[38]。此外，维生素和微量营养素的缺乏经常被忽视，如铁、维生素 D、维生素 B_{12}、锌、硒和其他微量营养素的缺乏。经验性的治疗方法以及那些特定水平监测的方法，已经成功地用于改善老年人的预后[39, 40]。

七、舒缓医疗方案

理想状态下，ICU 的每位患者都应该制订治疗目标，但这并不现实。对许多人来说，进入 ICU 是意料之外的，而且还伴随着严重的疾病，结果无法准确预测。此外，即使疾病是可治的，如果患者对这些干预措施存在

想法，则干预也不一定能被接受。重症疾病常常需要气管插管、应用镇痛和镇静药物，而且感染和其他状况常常会影响神志。因此，患者往往无法表达他们对自己状况和治疗目标的愿望。因此，临床医生不得不接受来自家庭成员或其他人（最好是拥有医疗授权人）对治疗目标的判断。由于关于重症患者的讨论往往很复杂，而且对于老年人来说，可能会因各种非医疗问题而变得复杂，包括但不限于内疚、愤怒、恐惧、信息匮乏、不切实际的期望和误解，因此帮助解决这些问题是最佳的。舒缓医疗（PCM）可能是帮助这些问题并作为家庭联络人的理想选择。事实上，在以老年患者为主的 ICU 中，让 PCM 团队的成员定期与 ICU 团队进行查房，不仅有明确的意义，而且有助于实现适当的医疗治疗。

虽然舒缓医疗最常被要求解决终末期的问题，但这种团队也从事其他多种功能，包括生活环境的调整和冲突的解决。新诊断癌症、进展到需要的透析的肾功能衰竭、肢体缺失、过渡到有监督的生活以及进入照护机构，只是舒缓医疗可以提供的生活环境调整中的几个例子。疼痛、焦虑和抑郁通常伴随着这种生活的改变，而舒缓医疗团队的专业知识不仅对住院患者的治疗非常有价值，也可以协调门诊患者的治疗。事实上，在 ICU 中，舒缓医疗的参与可以改善资源利用、延长寿命和提高患者满意度[41]。尽管许多重症专业医生在急性疼痛的治疗上很专业，但他们的治疗往往随着患者转出 ICU 而结束。PCM 可以在 ICU 外继续与患者和家属保持适当的联系，在所有医务人员和患者 – 家庭单

位之间提供必要的联系，这是一个重要的因素，因为舒缓医疗已经超越了医院住院治疗的范畴。

在临终讨论中，患者与家属之间、家庭成员之间、临床医生与不同临床团队之间，往往充斥着意见分歧、期望偏差以及看似不可调和的观点差异。PCM 团队成员经常作为团队或个人之间的中间人来处理矛盾。由于 PCM 团队的成员与每个人都相处了相当长的时间，他们往往能够理解影响不同立场的每个观点，并帮助冲突中的人达成解决方案。然而，这样的角色使 PCM 团队成员处于一个潜在的尴尬境地，因为他们也直接参与了治疗。相反，冲突管理团队可能是解决冲突的另一种方法，因为这种方法允许 PCM 小组成员保留他们作为治疗的一部分的角色，而不是成为调解人。

八、ICU 中的冲突管理团队

作为使用 PCM 团队成员来解决 ICU 中明显棘手冲突的替代方案，冲突调解和冲突调解员提供了一个未被充分利用的替代方案。冲突调解并不是一个新的概念，很多团队存在于医学之外，特别是在执法和法律系统中。当冲突各方无法自行解决时，这些团队是理想的选择。

如前所述，调解员可以是医生，也可以是其他医学或非医学领域的成员。在遵守伦理原则的同时，调解员不参与回答伦理问题——那是临床伦理咨询小组的职权范围。需要注意的是，在冲突背景下，真正需要回

答的伦理问题相对较少，因此，临床伦理顾问并不适合用于典型的冲突解决。

冲突调解人的一个关键方面是，调解人与冲突的任何一方都没有利害关系，而是致力于帮助各方达成一个双方都能接受的解决方案——无论这个解决方案是什么。因此，调解人不应该是治疗团队的成员，也不应该直接参与患者或家属的工作，而是保持中立，不偏向任何一方。由于其性质是找到双方都同意的立场，调解员参与的是一种可以被称为"一体化形式的谈判"，因为一般来说，双方都参与妥协以达成解决方案。沟通失败往往是ICU发生冲突的基础，积极的倾听和重新措辞的技巧是调解人提出问题的基本要素。这些技能是可以学习的，而且通常不是直观的。最近的一篇有关ICU冲突管理团队的综述，为ICU冲突管理团队的设计和部署提供

了更多地深入阅读和指导[42]。

九、结论

目前，人口正在以前所未有的速度老化。随着人口的老龄化，医生和其他医护人员将面临越来越多的老年患者因各种疾病过程而受伤或成为重症患者。此外，老年患者的治疗可能会因许多先前存在的疾病而变得更加困难，这些疾病不仅使他们的治疗变得复杂，而且还导致了他们的衰弱。这些慢性疾病和严重的衰弱对这部分患者的短期和长期治疗都有不利的影响。老年患者需要专门的治疗来获得良好的预后。专门的GCCU，或拥有按需提供的老年医学专业知识的治疗团队，可能允许以患者为中心优化这一特殊人群的治疗。

参考文献

[1] *A Profile of Older Americans: 2014*. Available at www.acl.gov/sites/default/files/Aging%20 and%20 Disability%20in%20America/2014 (accessed November 18, 2015).

[2] Ma XH, Muzumdar R, Yang XM, et al. Aging is associated with resistance to effects of leptin on fat distribution and insulin action. *J Gerontol A Biol Sci Med Sci* 2002; **57**:B225–31.

[3] Scandrett KG, Zuckerbraun BS, Peitzman AB. Operative risk stratification in the older adult. *Surg Clin North Am* 2015; **95**:149–72.

[4] Robinson TN, Wu DS, Pointer L, et al. Simple frailty score predicts postoperative complications across surgical specialties. *Am J Surg* 2013; **206**:544–50.

[5] Dasgupta M, Rolfson DB, Stolee P, Borrie MJ, Speechley M. Frailty is associated with postoperative complications in older adults with medical problems. *Arch Gerontol Geriatr* 2009; **48**:78–83.

[6] Makary MA, Segev DL, Pronovost PJ, et al. Frailty as a predictor of surgical outcomes in older patients. *J Am Coll Surg* 2010; **210**:901–8.

[7] Robinson TN, Eiseman B, Wallace JI, et al. Redefining geriatric preoperative assessment using frailty, disability and co-morbidity. *Ann Surg* 2009; **250**: 449–55.

[8] Oresanya LB, Lyons WL, Finlayson E. Preoperative assessment of the older patient: a narrative review. *JAMA* 2014; **311**:2110–20.

[9] Theou O, Brothers TD, Pena FG, Mitnitski A, Rockwood K. Identifying common characteristics of frailty across seven scales. *J AmGeriatr Soc* 2014; **62**:901–6.

[10] Cooper Z, Courtwright A, Karlage A, Gawande A, Block S. Pitfalls in communication that lead to nonbeneficial emergency surgery in elderly patients with serious illness: description of the problem and elements of a solution. *Ann Surg* 2014; **260**:949–57.

[11] Kwok AC, Semel ME, Lipsitz SR, et al. The intensity and variation of surgical care at the end of life: a retrospective cohort study. *Lancet* 2011; **378**:1408–13.

[12] Partridge JS, Fuller M, Harari D, et al. Frailty and poor functional status are common in arterial vascular surgical patients and affect postoperative outcomes. *Int J Surg* 2015; **18**:57–63.

[13] Bandeen-Roche K, Seplaki CL, Huang J, et al. Frailty in older adults: a nationally representative profile in the United States. *J Gerontol A Biol Sci Med Sci* 2015; **70**: 1427–34.

[14] de Vries NM, Staal JB, van Ravensberg CD, et al. Outcome instruments to measure frailty: a systematic review. *Ageing Res Rev* 2011; **10**:104–14.

[15] Smith L, Mosley J, Lott S, et al. Impact of pharmacy-led medication reconciliation on medication errors during transition in the hospital setting. *Pharm Pract (Granada)* 2015; **13**:634.

[16] Lovig KO, Horwitz L, Lipska K, et al. Discontinuation of antihyperglycemic therapy after acute myocardial infarction: medical necessity or medical error? *Jt Comm J Qual Patient Saf* 2012; **38**:403–7.

[17] Tan WA. *The Role of a Pharmacist in a Transdisciplinary Geriatric Surgery Team.* New York, NY: Springer, 2015.

[18] Collinsworth AW, Priest EL, Campbell CR, Vasilevskis EE, Masica AL. A review of multifaceted care approaches for the prevention and mitigation of delirium in intensive care units. *J Intensive Care Med* 2016; **31**:127–41.

[19] Luijendijk HJ, Tiemeier H, Hofman A, Heeringa J, Stricker BH. Determinants of chronic benzodiazepine use in the elderly: a longitudinal study. *Br J Clin Pharmacol* 2008; **65**:593–99.

[20] Gage A, Rivara F, Wang J, Jurkovich GJ, Arbabi S. The effect of epidural placement in patients after blunt thoracic trauma. *J Trauma Acute Care Surg* 2014; **76**:39–45; discussion 46.

[21] Yeh DD, Kutcher ME, Knudson MM, Tang JF. Epidural analgesia for blunt thoracic injury–which patients benefit most? *Injury* 2012; **43**:1667–71.

[22] Brummel NE, Balas MC, Morandi A, et al. Understanding and reducing disability in older adults following critical illness. *Crit Care Med* 2015; **43**:1265–75.

[23] Rothenhausler HB, Ehrentraut S, Stoll C, Schelling G, Kapfhammer HP. The relationship between cognitive performance and employment and health status in long-term survivors of the acute respiratory distress syndrome: results of an exploratory study. *Gen Hosp Psychiatry* 2001; **23**:90–96.

[24] Morandi A, Pandharipande PP, Jackson JC, et al. Understanding terminology of delirium and long-term cognitive impairment in critically ill patients. *Best Pract Res Clin Anaesthesiol* 2012; **26**:267–76.

[25] Hopkins RO, Suchyta MR, Farrer TJ, Needham D. Improving post–intensive care unit neuropsychiatric outcomes: understanding cognitive effects of physical activity. *Am J Respir Crit Care Med* 2012; **186**:1220–28.

[26] Pascual JL, Blank NW, Holena DN, et al. There's no place like home: boarding surgical ICU patients in other ICUs and the effect of distances from the home unit. *J TraumaAcute Care Surg* 2014; **76**:1096–102.

[27] Girard TD, Kress JP, Fuchs BD, et al. Efficacy and safety of a paired sedation and ventilator weaning protocol for mechanically ventilated patients in intensive care (Awakening and Breathing Controlled trial): a randomised controlled trial. *Lancet* 2008; **371**:126–34.

[28] King MS, Render ML, Ely EW, Watson PL. Liberation and animation: strategies to minimize brain dysfunction in critically ill patients. *Semin Respir Crit Care Med* 2010; **31**:87–96.

[29] Hall MR, McGillicuddy E, Kaplan LJ. Biofilm: basic principles, pathophysiology, and implications for clinicians. *Surg Infect (Larchmt)* 2014; **15**:1–7.

[30] Halpern SD, Becker D, Curtis JR, et al. An official American Thoracic Society/American Association of Critical-Care Nurses/American College of Chest Physicians/Society of Critical Care Medicine policy statement: the Choosing Wisely Top 5 list in critical care medicine. *Am J Respir Crit Care Med* 2014; **190**:818–26.

[31] Wade CE, Kozar RA, Dyer CB, et al. Evaluation of nutrition deficits in adult and elderly trauma patients. *JPEN J Parenter Enteral Nutr* 2015; **39**:449–55.

[32] Poley JR. The scanning electron microscope: how valuable in the evaluation of small bowel mucosal pathology in chronic childhood diarrhea? *Scanning Microsc* 1991; **5**:1037–62; discussion 62–63.

[33] Zonta S, Doni M, Alessiani M, et al. Elemental enteral nutrition preserves the mucosal barrier and improves the trophism of the villi after small bowel transplantation in piglets. *Transplant Proc* 2007; **39**:2024–27.

[34] Piper GL, Kaplan LJ. Fluid and electrolyte management for the surgical patient. *Surg Clin North Am* 2012; **92**:189–205, vii.

[35] Chiari MM, Bagnoli R, De Luca PD, Monti M, Rampoldi E, Cunietti E. Influence of acute inflammation on iron and nutritional status indexes in older inpatients. *J Am Geriatr Soc* 1995; **43**:767–71.

[36] Gaillard C, Alix E, Boirie Y, Berrut G, Ritz P. Are elderly hospitalized patients getting enough protein? *J Am Geriatr Soc* 2008; **56**:1045–49.

[37] Hennebelle M, Roy M, St-Pierre V, et al. Energy restriction does not prevent insulin resistance but does prevent liver steatosis in aging rats on a Western-style diet. *Nutrition* 2015; **31**:523–30.

[38] Directors, Clinical Guidelines Task Force. Guidelines for the use of parenteral and enteral nutrition in adult and pediatric patients. *JPEN J Parenter Enteral Nutr* 2002; **26**:1SA–138SA.

[39] Bunker VW, Clayton BE. Research review: studies in the nutrition of elderly people with particular reference to essential trace elements. *Age Ageing* 1989; **18**:422–29.

[40] Manal B, Suzana S, Singh DK. Nutrition and frailty: a review of clinical intervention studies. *J Frailty Aging* 2015; **4**:100–6.

[41] Barnett MD, Williams BR, Tucker RO. Sudden advanced illness: an emerging concept among palliative care and surgical critical care physicians. *Am J Hosp Palliat Care* 2016; **33**:321–26.

[42] Maung AA, Toevs CC, Kayser JB, Kaplan LJ. Conflict management teams in the intensive care unit: a concise definitive review. *J Trauma Acute Care Surg* 2015; **79**:314–20.

[43] Bielderman A, van der Schans CP, van Lieshout MR, et al. Multidimensional structure of the Groningen Frailty Indicator in community-dwelling older people. *BMC Geriatr* 2013; **13**:86.